T0175519

Supportivtherapie in der Onkologie

Petra Feyer, Petra Ortner (Hrsg.),
im Namen der ASORS

Supportivtherapie in der Onkologie

URBAN & VOGEL

Prof. Dr. med. Petra Feyer
Vivantes-Klinikum Neukölln
Rudower Straße 48
12351 Berlin
petra.feyer@vivantes.de

Dr. rer. nat. Petra Ortner
Von-Erckert-Straße 48
81827 München
ortner@pomme-med.de

Arbeitsgemeinschaft Supportive Maßnahmen in der Onkologie,
Rehabilitation und Sozialmedizin der Deutschen Krebsgesellschaft
www.asors.de

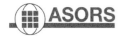

Bibliografische Information der Deutschen Bibliothek
Die Deutsche Bibliothek verzeichnet diese Publikation in der Deutschen Nationalbibliografie; detaillierte
bibliografische Daten sind im Internet über http://dnb.ddb.de abrufbar.

Die Wiedergabe von Gebrauchsnamen, Handelsnamen, Warenbezeichnungen usw. in diesem Werk berechtigt
auch ohne besondere Kennzeichnung nicht zu der Annahme, dass solche Namen im Sinne der Warenzeichen-
und Markenschutz-Gesetzgebung als frei zu betrachten wären und daher von jedermann benutzt werden
dürften.
Produkthaftung: Für Angaben über Dosierungsanweisungen und Applikationsformen kann vom Verlag keine
Gewähr übernommen werden. Derartige Angaben müssen vom jeweiligen Anwender im Einzelfall anhand
anderer Literaturstellen auf ihre Richtigkeit überprüft werden.

Alle Rechte vorbehalten
© Urban & Vogel GmbH, München 2009
Urban & Vogel ist ein Unternehmen der Fachverlagsgruppe Springer Science+Business Media

Lektorat: Veronika Harris, Dr. Hildegard Hausmann
Redaktionelle Mitarbeit: Mascha Pömmerl, Holzkirchen
Satz: Fotosatz Detzner, Speyer
Druck: fgb · freiburger graphische Betriebe, www.fgb.de
Printed in Germany

ISBN 978-3-89935-253-5

Inhalt

Geleitwort

Die modernen onkologischen Therapiekonzepte stellen uns vor Herausforderungen hinsichtlich des Managements von Nebenwirkungen, mit denen wir bisher nicht konfrontiert waren. Neue Erkenntnisse über molekularbiologische Prozesse, die zur Entstehung, Progression und Metastasierung von Tumoren beitragen, haben zu Möglichkeiten geführt, diese Signalübertragungswege gezielt zu blockieren. Solche „Targeted Therapies" – ebenso wie die Entwicklung neuer Zytostatika und endokriner Therapiemaßnahmen sowie Fortschritte im Bereich der Radioonkologie und der onkologischen Chirurgie – haben die Bedeutung supportiver Maßnahmen noch erhöht. Diese ermöglichen die Durchführung intensiver Therapieprotokolle, verringern therapie- und krankheitsbedingte Nebenwirkungen und erhalten oder verbessern die Lebensqualität der Patienten.

Eine adäquate onkologische Therapie erfordert daher nicht nur tumortherapeutisches Fachwissen, sondern auch spezifische Kenntnisse supportiver Maßnahmen und insbesondere ein Bewusstsein dafür, welche Bedeutung diese für die Durchführbarkeit tumorspezifischer Therapien und die Lebensqualität der Patienten haben.

In dem vorliegenden praxisnahen, in Zusammenarbeit mit der Arbeitsgemeinschaft Supportive Maßnahmen in der Onkologie, Rehabilitation und Sozialmedizin (ASORS) der Deutschen Krebsgesellschaft entstandenen Buch diskutieren namhafte Experten relevante Nebenwirkungen onkologischer Therapien sowie deren Prophylaxe und Behandlung. Zudem gibt das Buch detailliert Auskunft über Möglichkeiten und Aufgaben der Psychoonkologie, der Palliativmedizin und der Rehabilitation, die der erfreulicherweise steigenden Zahl Krebsüberlebender bei der Wiedereingliederung in ein Leben mit einem veränderten Körper hilft.

Tübingen, Juli 2009
Prof. Dr. med. Michael Bamberg
Präsident der Deutschen
Krebsgesellschaft 2004–2008

Vorwort

Onkologische Therapieverfahren sind in den letzten Jahren deutlich differenzierter geworden. So haben zahlreiche neue Zytostatika, „Targeted Therapies" und antihormonelle Therapien die Behandlungsmöglichkeiten erweitert. Eine erfolgreiche onkologische Therapie erfordert aber nicht nur effiziente Medikamente sowie moderne operative und strahlentherapeutische Verfahren, sondern auch adäquate supportive Strategien. Diese ermöglichen eine Intensivierung onkologischer Therapien, ohne dass assoziierte Nebenwirkungen für den Patienten spürbar verstärkt werden.

Das vorliegende Buch stellt Prophylaxe und Therapie ausgewählter Tumortherapie-assoziierter Toxizitäten mittels leitliniengerechter Verfahren dar, diskutiert aber auch komplementäre Methoden. Optimierte rehabilitative Verfahren, von denen die zunehmende Zahl langzeitüberlebender Tumorpatienten profitiert, werden ebenso behandelt wie supportive Maßnahmen zur Erhaltung der Lebensqualität im palliativen Therapieansatz, eine adäquate psychoonkologische Betreuung und ethische Aspekte.

Dieser aktuelle Überblick über die wichtigsten Gebiete supportiver Maßnahmen in der Onkologie soll allen Interessierten als praktischer Ratgeber und Leitfaden dienen.

Berlin/München, Juli 2009
Prof. Dr. med. Petra Feyer
Dr. rer. nat. Petra Ortner

1 Antiemese

Einleitung

Erbrechen und insbesondere Übelkeit zählen nach wie vor zu den häufigen und von den Patienten sehr gefürchteten Nebenwirkungen von Chemo- und Strahlentherapie [5]. Eine suffiziente antiemetische Prophylaxe und Therapie ist daher Grundvoraussetzung einer erfolgreichen Behandlung. Um eine maximale Wirksamkeit für den Patienten zu erzielen, sollten die verfügbaren Antiemetika wie 5-HT3-Rezeptor-Antagonisten (5-HT3-RA), Neurokinin1-Rezeptor-Antagonisten (NK1-RA) und Steroide leitliniengerecht eingesetzt werden.

Auf spezielle Aspekte der Strahlentherapie wird in Kapitel 15 (Seite 180–182) eingegangen.

Definitionen

Erbrechen/Übelkeit infolge von Chemo- oder Strahlentherapie wird nach zeitlichen Gesichtspunkten in drei Formen eingeteilt, wobei im klinischen Alltag die ersten beiden Formen die Hauptrolle spielen:

» **akut:** innerhalb der ersten 24 h nach Chemo-/Strahlentherapie auftretend, hauptsächlich durch *Serotonin-Freisetzung* aus enterochromaffinen Zellen im Dünndarm vermittelt

» **verzögert:** 24 h bis 5 Tage nach Chemo-/Strahlentherapie auftretend, hauptsächlich durch *Substanz-P-Vermittlung*

» **antizipatorisch:** Auftreten erst nach vorausgegangener, mit Übelkeit und Erbrechen verbundener Chemo-/Strahlentherapie, Folge klassischer Konditionierung, medikamentös nicht ausreichend behandelbar

Risikofaktoren für Übelkeit und Erbrechen

Das emetogene Potenzial der Chemotherapie gilt als Hauptrisikofaktor für das Zytostatika-induzierte Erbrechen. Die einzelnen Chemotherapeutika werden dementsprechend in vier Risikoklassen eingeteilt (Tab. 1 und Tab. 2). Die Auswahl der erforderlichen antiemetischen Prophylaxe setzt die Kenntnis dieser Risikoklassen voraus. Bei der Kombination von z. B. zwei gering emetogenen Chemotherapeutika bleibt das Emesisrisiko gering, d. h., es ergibt sich kein additiver Effekt [18, 26].

Als patientenbezogene Risikofaktoren für Erbrechen gelten: regelmäßiger geringer Alkoholgenuss, weibliches Geschlecht, Alter < 35 Jahre, vorbestehende Reisekrankheit, ängstliche Persönlichkeit und vorausgegangene Chemotherapie sowie vorbestehende Übelkeit. Interessanterweise verringert regelmäßiger exzessiver

Tab. 1: **Emetogenes Potenzial intravenös applizierter Zytostatika.**

Hoch (Emesisrisiko ohne antiemetische Prophylaxe > 90 %)

Carmustin (BCNU)	Lomustin
Cisplatin	Mechlorethamin
Cyclophosphamid (> 1500 mg/m²)	Pentostatin
Dacarbazin (DTIC)	Streptozocin
Dactinomycin (Actinomycin D)	

Moderat (Emesisrisiko ohne antiemetische Prophylaxe 30–90 %)

Altretamin	Epirubicin
Azacitidin	Idarubicin
Bendamustin	Ifosfamid
Carboplatin	Irinotecan
Clofarabin	Melphalan i.v.
Cyclophosphamid (< 1500 mg/m²)	Mitoxantron (> 12 mg/m²)
Cytarabin (> 1 g/m²)	Oxaliplatin
Daunorubicin	Treosulfan
Doxorubicin	Trabectedin

Gering (Emesisrisiko ohne antiemetische Prophylaxe 10–30 %)

Alemtuzumab	Methotrexat (> 100 mg/m²)
Asparaginase	Mitoxantron (< 12 mg/m²)
Bortezomib	Paclitaxel
Catumaxumab	Panitumumab
Cetuximab	Pegaspargase
Cytarabin (< 1 g/m²)	Pemetrexed
Docetaxel	Teniposid
Etoposid i.v.	Thiopeta
5-Fluorouracil	Topotecan
Gemcitabin	Trastuzumab
Ixabepilon	

Minimal (Emesisrisiko ohne antiemetische Prophylaxe < 10 %)

Bleomycin	α-, β-, γ-Interferone
Bevacizumab	Mercaptopurin
Busulfan	Methotrexat (< 100 mg/m²)
Chlorambucil	Thioguanin
Cladribin	Vinblastin
Cytarabin (< 100 mg/m²)	Vincristin
Fludarabin	Vindesin
Hormone	Vinorelbin
Hydroxyurea	

Tab. 2: **Emetogenes Potenzial oral applizierter Zytostatika[1].**

Hoch (Emesisrisiko ohne antiemetische Prophylaxe > 90 %)

Hexamethylmelamin	Procarbazin

Moderat (Emesisrisiko ohne antiemetische Prophylaxe 30–90 %)

Cyclophosphamid	Temozolomid
Imatinib	Vinorelbin

Gering (Emesisrisiko ohne antiemetische Prophylaxe 10–30 %)

Capecitabin	Lapatinib
Etoposid	Lenalidomid
Everolimus	Sunitinib
Fludarabin	Thalidomid

Minimal (Emesisrisiko ohne antiemetische Prophylaxe < 10 %)

Chlorambucil	Melphalan
Erlotinib	Methotrexat
Gefitinib	Sorafenib
Hydroxyurea	6-Thioguanin

[1] Bei den oral applizierten Zytostatika kann die antiemetische Prophylaxe mitunter von dem in Tabelle 8 angegebenen Schema abweichen und muss individualisiert werden.

Alkoholgenuss das Risiko von Übelkeit und Erbrechen nach Chemotherapie.

Differenzialdiagnostik

Neben Chemo- oder Strahlentherapie kommen natürlich auch andere Ursachen für Übelkeit und Erbrechen in Betracht (Beispiele s. Tab. 3). Zunächst sollte aber überprüft werden, ob eine leitliniengerechte antiemetische Prophylaxe vorausgegangen ist. Eine differenzialdiagnostische Abklärung der Beschwerden ist insbesondere dann erforderlich, wenn das Erbrechen in größerem zeitlichen Abstand zur Chemotherapie auftritt.

Antiemetische Therapiestrategien

Selbst unter Berücksichtigung cisplatinhaltiger Chemotherapien können heute Übelkeit und Erbrechen in 70–90 % der Fälle verhindert werden. Im Wesentlichen orientieren sich die antiemetischen Prophylaxeempfehlungen an den aktualisierten „MASCC/ESMO Guidelines 2009" (Multinational Association of Supportive Care in Cancer, www.mascc.org) und den „ASCO Guidelines". Eine autorisierte Übersetzung der MASCC-Guidelines und empfehlenswerte weiterführende Literatur findet man im Internet unter www.asors. de auf der Seite der ASORS (Arbeitsgemeinschaft Supportive Maßnahmen in der

Tab. 3: **Differenzialdiagnose der Ursache von Übelkeit und Erbrechen (Beispiele).**

Organisch	Metabolisch	Medikamentös	Psychisch
zerebrale Metastasen	Hyperkalzämie	Antibiotika	antizipatorisch
Gastroenteritis	Hypoglykämie	Antidepressiva	assoziativ (Ekel)
gastrointestinale GvHK[1]	Hypokaliämie	Carbidopa	Depression
Glaukom	Leberinsuffizienz	Digitalis	Geruchshalluzination
Hirnödem	NNR-Insuffizienz	Eisenpräparate	Schlaflosigkeit
hypertensive Krise	Urämie	Ergotamine	
Ileus		Kaliumpräparate	
Meningeosis		Levodopa	
Migräne		NSAID[2]	
Mukositis/Ösophagitis		Opioide	
Pankreatitis		Östrogene	
Peritonitis			
Schwindel			
Ulcera duodeni/ventriculi			
Verschlussikterus			

[1] Graft-versus-Host-Krankheit, [2] nichtsteroidale Antiphlogistika

Onkologie, Rehabilitation und Sozialmedizin der Deutschen Krebsgesellschaft) [18, 23, 26].

Antiemetische Medikamente
Die wichtigsten Substanzklassen sind die 5-HT3-RA, Steroide und NK1-RA. Substituierte Benzamide wie z. B. das Metoclopramid haben an Bedeutung verloren [15, 17]. In Tabelle 4 sind die derzeit verfügbaren Antiemetika mit ihrem jeweiligen Angriffspunkt und ihrer antiemetischen Wirkung aufgeführt.

5-HT3-Rezeptor-Antagonisten
Die 5-HT3-RA haben die antiemetische Therapie zu Beginn der 90er Jahre förmlich revolutioniert. Sie sind zur Prophylaxe des akuten Erbrechens bei moderat und hoch emetogenen Chemotherapien indiziert (Tab. 5), während ihr Stellenwert in der Prophylaxe des verzögerten Erbrechens mit Ausnahme von Palonosetron eher als mäßig einzuschätzen ist. Bei äquipotenter Dosierung sind die verschiedenen 5-HT3-RA im Wesentlichen ebenbürtig [13]. Bei dem neuen 5-HT3-RA Palonosetron ist aufgrund seiner langen Halbwertszeit von einer Wirksamkeit in der Prophylaxe des verzögerten Erbrechens auszugehen, wie aktuelle Studienergebnisse zeigen [17, 27].

Einige Grundregeln sollten bei der Gabe der 5-HT3-RA beachtet werden [12]:
» geringste wirksame Dosis ist ausreichend
» tägliche Einmalgabe ist ausreichend
» orale Gabe ist der intravenösen Gabe gleichwertig

Tab. 4: **Wirkungsmechanismus der einzelnen Antiemetika.**

Angriffspunkt	Substanzgruppe	Wirkstoff (Beispiele)	Antiemetische Wirkung	
			akutes Erbrechen	verzögertes Erbrechen
5-HT3-Rezeptor	5-HT3-Rezeptor-Antagonisten	Ondansetron, Granisetron	++	(+)
multipel	Glukokortikoide	Dexamethason, Methylpred-nisolon	+(+)	+(+)
Neurokinin1-Rezeptor	Neurokinin1-Rezep-tor-Antagonisten	Aprepitant, Casopitant[1]	+	++
Dopamin-D2-Rezeptor	substituierte Benzamide	Metoclopramid, Alizaprid	(+)	+
GABA-Chloridkanal-Rezeptorkomplex	Benzodiazepine	Lorazepam, Diazepam	(+)	(+)
Dopamin-D2-Rezeptor	Neuroleptika	Promethazin, Haloperidol	(+)	(+)
multipel	atypisches Neuro-leptikum	Olanzapin	+	+
nicht genau bekannt	Cannabinoide	Dronabinol	(+)	(+)
Muscarin-Cholin-Rezeptoren	Antihistaminika	Dimenhydrinat	–	–

[1] Zulassung von Casopitant in 2009 erwartet

Tab. 5: **5-HT3-Rezeptor-Antagonisten: leitliniengemäße Dosierungen.**

5-HT3-Rezeptor-Antagonist	Intravenös	Oral
Ondansetron (z. B. Zofran®)	8 mg	16–24 mg
Granisetron (z. B. Kevatril®)	1 mg	2 mg
Tropisetron (z. B. Navoban®)	5 mg	5 mg
Dolasetron (z. B. Anemet®)	100 mg	200 mg
Palonosetron (Aloxi®)	0,25 mg	(in D derzeit nur i.v. verfügbar) 0,5 mg

13

Steroide

Die antiemetische Potenz der Steroide wird häufig zu Unrecht unterschätzt. Der genaue antiemetische Wirkmechanismus ist unbekannt. In den Leitlinien gelten die Steroide bei fehlenden Kontraindikationen als fester Bestandteil jeder antiemetischen Prophylaxe (Tab. 6). Sie werden sowohl für die Prophylaxe der akuten als auch der verzögerten Form des Erbrechens eingesetzt [8]. Das Nebenwirkungspotenzial von Dexamethason ist bei der kurzen Therapiedauer eher gering.

Neurokinin1-Rezeptor-Antagonisten

Aprepitant ist derzeit der einzige zugelassene NK1-RA zur Prophylaxe der Emesis bei cisplatinhaltiger Chemotherapie und moderat emetogener Chemotherapie (Tab. 7). Neben der oralen Form ist es nunmehr als Fosaprepitant auch zur intravenösen Applikation verfügbar.

Studien zufolge kann bei hoch emetogenen Chemotherapien das Auftreten von akutem und inbesondere von verzögertem Erbrechen durch die zusätzliche Gabe von Aprepitant um 20 % gesenkt werden [11]. Aprepitant besitzt wie auch die 5-HT3-Antagonisten ein günstiges Nebenwirkungsprofil. Appetitlosigkeit ist das am häufigsten beschriebene Symptom, gelegentlich kommt es zu Schluckauf. Da Aprepitant ein moderater CYP3A4-Inhibitor ist, kann bei kombinierter Anwendung die Dexamethason-Dosis halbiert werden. Dies gilt aber ausschließlich für die Gabe von 20 mg Dexamethason, nicht für die Gabe von 8 mg oder 12 mg Dexamethason. Vermutete Interaktionen von Aprepitant mit der Chemotherapie konnten bisher in mehreren Studien nicht bestätigt werden [24, 28].

Demnächst wird die Zulassung von Casopitant, einem zweiten NK1-RA, erwartet. Die bisher dazu vorliegenden Ergebnisse zeigen eine ebenso gute Wirksamkeit wie bei Aprepitant [7, 10].

Weitere Antiemetika

Metoclopramid: Dieses Benzamid ist nur noch als sogenannte „Rescue-Medikation"

Tab. 6: **Glukokortikoid: Dosierung.**

Glukokortikoid	Intravenös	Oral
Dexamethason (z. B. Fortecortin®)	8–12 mg	8–12 mg

Tab. 7: **Neurokinin1-Rezeptor-Antagonist: Dosierung.**

Neurokinin1- Rezeptor-Antagonist	Applikationsform	Empfohlene Dosis
Aprepitant (Emend®)	oral	125 mg Tag 1, 80 mg Tag 2 + 3
Fosaprepitant (Ivemend®)	i.v.	115 mg[1] Tag 1, 80 mg oral Tag 2 + 3

[1] bioäquivalent zu 125 mg Aprepitant oral

bei Therapieversagern indiziert. In niedrigen Dosierungen wirkt Metoclopramid über eine D2-Rezeptor-Blockade, in höheren Dosierungen tritt ein zusätzlicher 5-HT3-Rezeptor-Antagonismus auf [6].

Üblicherweise werden 3- bis 4-mal tgl. 30–40 Trpf. (8–10 mg) Metoclopramid gegeben. Der First-line-Einsatz zur Prophylaxe des akuten Erbrechens wird gemäß den Leitlinien heute nicht mehr empfohlen. Die alltägliche klinische Praxis zeigt allerdings, dass Metoclopramid nach wie vor häufig angewendet wird. Für die Prophylaxe des *akuten Erbrechens*, unabhängig vom emetogenen Potenzial, besteht dafür sicherlich keine Indikation mehr. Metoclopramid ist in dieser Indikation keine „preiswerte" Alternative zu einem 5-HT3-Rezeptor-Antagonisten. In der Prophylaxe des *verzögerten Erbrechens* bei der moderat emetogenen Chemotherapie ist Metoclopramid jedoch als Alternative zu einem 5-HT3-RA vertretbar.

Klassische Neuroleptika: Der antiemetische Effekt der Neuroleptika (z. B. Haloperidol, Promethazin) ist wesentlich geringer als der von Metoclopramid. Wie auch bei den Benzodiazepinen steht eher die gewünschte psychische Distanzierung im Vordergrund dieser Therapie. Phenothiazine (Levopromazin, Promethazin, Triflupromazin) weisen einen stärker sedierenden Effekt auf als Butyrophenone (Haloperidol, Droperidol). Dafür sind die extrapyramidalen Nebenwirkungen (Parkinsonoid) bei den Phenothiazinen wesentlich geringer ausgeprägt als bei den Butyrophenonen. Als eine sehr seltene Nebenwirkung der Butyrophenone wurden Spätdyskinesien beschrieben, die bereits nach einer einmaligen Applikation mit einer mehrjährigen Latenz auftreten können.

Atypisches Neuroleptikum Olanzapin: In den letzten Jahren hat das atypische Neuroleptikum Olanzapin (Zyprexa®) als „Rescue-Medikation" an Bedeutung gewonnen [25]. In aktuelleren Studien wurden mit Olanzapin in Kombination mit einem 5-HT3-RA und einem Steroid klinisch relevante Ergebnisse erzielt [22]. Die empfohlene Dosierung liegt bei 5–10 mg in einer täglichen Einmalgabe. Extrapyramidale Nebenwirkungen werden bei Olanzapin nur sehr selten beobachtet.

Benzodiazepine: Benzodiazepine (z. B. Lorazepam, Diazepam) haben keine primäre antiemetische Wirkung. Allerdings sollte diese Substanzgruppe nicht unterschätzt werden, da sie durch ihre anxiolytische Wirkung und ihren sedierenden Effekt insbesondere beim antizipatorischen Erbrechen und beim unstillbaren Erbrechen sehr wirkungsvoll sein kann. Eine praktikable Darreichungsform ist Lorazepam (z. B. Tavor Expidet® 1mg) als Schmelztablette, die unmittelbar über die Mundschleimhaut aufgenommen wird.

Antihistaminika: Obwohl sie noch häufig verwendet werden, konnte für Antihistaminika keine antiemetische Aktivität beim chemotherapiebedingten Erbrechen nachgewiesen werden. Wirkungsvoll sind Antihistaminika bei labyrinthär ausgelöstem Schwindel. Da z. B. Dimenhydrinat extrapyramidale Störungen verhindern kann, wurde es früher als Adjuvans in Kombination mit Metoclopramid eingesetzt.

Antiemetische Prophylaxe und Therapie, praktisches Vorgehen

Zunächst sollte das emetogene Potenzial der Chemotherapie (Tab. 1 und Tab. 2) festgelegt werden. Für die Therapie ist das Zytostatikum mit dem höchsten emetogenen Potenzial ausschlaggebend; es ergibt sich kein additiver Effekt durch weitere Zytostatika. Eine prophylaktische Antiemese vor Start der Chemotherapie ist unverzichtbar, dies gilt insbesondere auch für die verzögerte Phase des Erbrechens. Bei ambulanten Patienten ist strikt darauf zu achten, dass zur Prophylaxe des verzögerten Erbrechens ein entsprechender schriftlicher Einnahmeplan mitgegeben wird. Die orale Gabe der Antiemetika ist der intravenösen Gabe ebenbürtig. Die einmal tägliche Gabe der Antiemetika ist ausreichend [15].

Prophylaxe des akuten Erbrechens (innerhalb der ersten 24 Stunden nach Chemotherapie)

Hoch emetogene Chemotherapie: Jeder Patient sollte eine antiemetische Kombinationstherapie aus einem 5-HT-RA, einem NK1-RA und einem Steroid erhalten (Tab. 8).

Moderat emetogene Chemotherapie: Bei einer *Anthracyclin-/Cyclosphosphamid-basierten Chemotherapie* sollte die antiemetische Medikation in Analogie zur hoch emetogenen Chemotherapie aus einem 5-HT3-RA, einem NK1-RA und einem Steroid bestehen.

Bei einer *anderen moderat emetogenen Chemotherapie* sollten die Patienten standardgemäß eine Kombination aus 5-HT3-RA (Palonosetron ist hier aufgrund der überzeugenden Studienlage zu bevorzugen) und Steroid erhalten. Aufgrund der aktuellen positiven Studienergebnisse ist künftig von einer Indikationserweiterung für die NK1-RA bei moderat emetogener Chemotherapie auszugehen; diese Indikationserweiterung ist allerdings noch nicht Bestandteil der aktualisierten „MASCC/ESMO 2009"-Leitlinien.

Gering emetogene Chemotherapie: Hier ist die alleinige Gabe eines Steroids ausreichend wirksam. Eine grundsätzliche Prophylaxe mit einem 5-HT3-RA ist *nicht* vorgesehen. Erfahrungsgemäß kommt es gerade in diesem Bereich häufig zur Übertherapie; z.B. benötigt ein Patient unter Paclitaxel-Therapie routinemäßig keinen 5-HT3-RA.

Minimal emetogene Chemotherapie: Hier ist keine antiemetische Prophylaxe erforderlich.

Prophylaxe des verzögerten Erbrechens (Tag 2–5 nach Chemotherapie)

Insbesondere Cisplatin, Doxorubicin und Cyclophosphamid verursachen langandauernd verzögerte Übelkeit und Erbrechen. Das Auftreten von verzögertem Erbrechen wird häufig unterschätzt, so dass oft nicht adäquat vorgebeugt wird [9].

Hoch emetogene Chemotherapie: Die standardgemäße Prophylaxe sollte aus der Kombination eines NK1-RA mit einem Steroid bestehen (Tab. 8). Die zusätzliche Gabe eines 5-HT3-RA ist nicht notwendig.

Moderat emetogene Chemotherapie: War ein NK1-RA Bestandteil der Prophylaxe des akuten Erbrechens, wird empfohlen, die Verabreichung des NK1-RA als Monotherapie für zwei weitere Tage fortzuführen. Zusätzlich kann, wie in den Leitlinien der Deutschen Krebsgesellschaft

(DKG) empfohlen, ein Steroid appliziert werden.

Enthielt die Prophylaxe des akuten Erbrechens keinen NK1-RA, wird die Gabe eines Steroids als Monotherapie empfohlen. Bei Kontraindikationen gegen Steroide kann alternativ ein 5-HT3-RA oder auch Metoclopramid eingesetzt werden,

Tab. 8: **Antiemetische Prophylaxe am Tag 1 (akute Phase) und an den Tagen 2 bis 5 (verzögerte Phase) nach den interdisziplinären Leitlinien der DKG [4] und den MASCC/ESMO-Leitlinien 2009 [2].**

Emetogenes Potenzial	Akute Phase (bis 24 h nach Chemotherapie)	Verzögerte Phase (ab Stunde 24 bis Tag 5 nach Chemotherapie)
Hoch	5-HT3-RA Granisetron 2 mg p.o /1 mg i.v.; Ondansetron 16–24 mg p.o./8 mg i.v.; Tropisetron 5 mg p.o./i.v.; Dolasetron 200 mg p.o./100 mg i.v.; Palonosetron 0,25 mg i.v. + Steroid Dexamethason 12 mg p.o /i.v. + NK1-RA Aprepitant; 125 mg p.o.	Steroid Dexamethason 8 mg p.o/i.v. für 3 Tage + NK1-RA Aprepitant 80 mg p.o. für 2 Tage
Moderat	1. Bei Anthrazyklin-/Cyclophosphamid(AC)-basierten Chemotherapien: wie bei hoch emetogener Chemotherapie	1. Bei Anthrazyklin-/Cyclophosphamid (AC)-basierten Chemotherapien: NK1-RA Aprepitant 80 mg p.o. für 2 Tage + Steroid Dexamethason 8 mg p.o/ i.v. für 2 Tage
	2. Bei anderen Chemotherapien: 5-HT3-RA (Palonosetron bevorzugt) + Steroid Dexamethason 8 mg p.o/ i.v.	2. Bei anderen Chemotherapien: Steroid Dexamethason 8 mg p.o/i.v. für 2 Tage oder (nicht 1. Wahl) 5-HT3-RA (Dosis s.o.) oder Metoclopramid 3–4 x tgl. 30–40 Trpf.
Gering	Steroid Dexamethason 8 mg p.o/ i.v.	keine Routineprophylaxe
Minimal	keine Routineprophylaxe	keine Routineprophylaxe

obwohl Letzteres in den „MASCC/ESMO 2009"-Leitlinien nicht mehr empfohlen wird.

Gering und minimal emetogene Chemotherapie: Eine antiemetische Prophylaxe für die verzögerte Phase des Erbrechens wird nicht empfohlen.

Therapie des antizipatorischen Erbrechens

Konventionelle Antiemetika sind beim antizipatorischen Erbrechen wirkungslos. Allerdings kann eine Behandlung mit niedrigdosierten Benzodiazepinen, insbesondere vor der Chemotherapie, erfolgreich sein. Da es sich beim antizipatorischen Erbrechen aber um einen erlernten Prozess handelt, sollten psychologische Interventionsmaßnahmen Mittel der Wahl sein, wobei die Umsetzung in die tägliche Praxis sicherlich nicht immer einfach ist [19]. Dazu zählen die progressive Muskelrelaxation, die systemische Desensibilisierung, die Hypnose und die kognitive Distraktion [4].

Therapie bei nicht ausreichender antiemetischer Wirksamkeit

Kommt es trotz antiemetischer Prophylaxe zu Erbrechen, sollte zunächst überprüft werden, ob der Patient eine leitliniengerechte Antiemese erhalten hat. Das weitere therapeutische Vorgehen ist unabhängig vom emetogenen Potenzial. Die wiederholte Gabe zuvor verabreichter Antiemetika führt meist nicht zum Erfolg; dies gilt insbesondere auch für 5-HT3-RA [3]. Auch der Wechsel des 5-HT3-RA bietet meist keinen zusätzlichen Nutzen, wobei dies wahrscheinlich nicht auf den neuen 5-HT3-RA Palonosetron zutrifft [20]. Bei Patienten, die eine Kombination aus 5-HT3-RA und Steroid erhalten haben, sollte zusätzlich Aprepitant gegeben werden. Allerdings ist bisher nicht geklärt, ob der NK1-RA in der Lage ist, bereits gebundene Substanz P aus der Bindungsstelle am Neurokinin-Rezeptor zu lösen [1]. Bei anhaltendem Erbrechen kann auch der Einsatz von Metoclopramid, Benzodiazepinen oder Neuroleptika wirksam sein [12]. Folgende Medikamente können gegeben werden:

» Metoclopramid (z. B. Paspertin®) 20–40 mg p.o. alle 4–6 Stunden (z. B. 4-mal 30 Trpf.) oder 1 Ampulle (= 10 mg) i.v.
» Olanzapin (Zyprexa®) 1-mal 5–10 mg Tbl.
» Benzodiazepine: Lorazepam 1- bis 2-mal 1 mg Tbl.; Alprazolam 0,25–1,0 mg Tbl.
» Haloperidol (z. B. Haldol®) 1–2 mg p.o. alle 8–12 Stunden (z. B. 1- bis 2-mal 20 Trpf.) oder ¼ – ½ Ampulle (1 Ampulle = 5 mg) als Kurzinfusion
» Promethazin (z. B. Atosil®) 1- bis 3-mal 20 Trpf. oder ½ Ampulle (1 Ampulle = 50 mg) als Kurzinfusion
» Diphenhydramin (herstellerabhängig)
» Dronabinol 5–10 mg p.o. alle 3–6 Stunden (maximale empfohlene Tagesdosis 50 mg)

Parallel zur medikamentösen Therapie müssen stets andere Ursachen, wie z. B. emetogene Komedikation, Hirnmetastasen oder gastrointestinale Obstruktionen, als Ursache der Symptomatik bedacht bzw. abgeklärt werden [11].

Vorgehen bei Mehrtages-Cisplatin-Chemotherapie

An den Tagen der jeweiligen Cisplatintherapie (akute Phase) sollte eine Kombination aus 5-HT3-RA und Steroid appliziert werden. Der bevorzugte 5-HT3-RA gemäß den aktualisierten MASCC-Leitlinien ist Palonosetron. Aufgrund seiner langen Halbwertszeit wird die Applikation an den Tagen 1, 3 und 5 bei der 5-Tages-PEB-Chemotherapie (Cisplatin, Etoposid, Bleomycin) empfohlen. Die Prophylaxe an den Tagen 2 bis 3 nach Ende der Chemotherapie (verzögerte Phase) besteht aus der Gabe eines Steroids. Die zusätzliche Gabe von Aprepitant kann erwogen werden [14, 21, 26].

Vorgehen bei Hochdosis-Chemotherapie

An den Tagen der Hochdosis-Chemotherapie (akute Phase) sollte ein 5-HT3-RA plus Steroid gegeben werden. Die Prophylaxe an den Tagen 2 bis 3 nach Ende der Hochdosis-Chemotherapie (verzögerte Phase) besteht ebenfalls aus der Gabe eines Steroids. Die zusätzliche Gabe von Aprepitant ist möglich [2, 21].

Fazit

» Festlegung des emetogenen Potenzials der Chemotherapie (s. Tab.1 und 2). Für die Therapie ausschlaggebend ist das Zytostatikum mit dem höchsten emetogenen Potenzial. Es ergibt sich kein additiver Effekt bei einer Kombinationschemotherapie. Das individuelle Risikoprofil des Patienten sollte ebenfalls berücksichtigt werden (s. S. 9).

» Eine prophylaktische Antiemetikagabe ist unverzichtbar! Wichtig: Das Auftreten von verzögertem Erbrechen wird häufig unterschätzt, deshalb unbedingt an die Prophylaxe an den Tagen 2 bis 5 denken.

» Antiemetische Prophylaxe siehe Tabelle 8.

» Bei Mehrtagestherapien mit unverändertem emetogenem Potenzial Gabe der Antiemetika wie an Tag 1. Nach Ende der Chemotherapie Prophylaxe des verzögerten Erbrechens einleiten.

» Bei anhaltender Übelkeit/anhaltendem Erbrechen sollten immer Differenzialdiagnosen bedacht werden (s. Tab. 3).

Literatur

1. MK 869. Aprepitant, L 754030, MK 0869. Drugs 2002; R D 3: 200–203.
2. Prevention of chemotherapy- and radiotherapy-induced emesis: results of Perugia Consensus Conference. Antiemetic Subcommittee of the Multinational Association of Supportive Care in Cancer (MASCC), Update June 2009. www.mascc.org.
3. **Aapro MS.** How do we manage patients with refractory or breakthrough emesis? Support Care Cancer 2002; 10: 106–109.
4. **Aapro MS, Molassiotis A, Olver I.** Anticipatory nausea and vomiting. Support Care Cancer 2005; 13: 117–121.
5. **Feyer P, Kleeberg UR, Steingräber M, Günther W, Behrens M.** Frequency of side effects in outpatient cancer care and their influence on patient satisfaction – a prospective survey using the PASQOC questionnaire. Support Care Cancer 2008; 16: 567–575.
6. **Gralla RJ, Itri LM, Pisko SE, et al.** Antiemetic efficacy of high-dose metoclopramide: randomized trials with placebo and prochlorperazine in patients with chemotherapy-induced nausea and vomiting. N Engl J Med 1981; 305: 905–909.

7. **Grunberg S, Zeba A, Shaharyar A, et al.** Phase III results of a novel neurokinin-1 (NK-1) receptor antagonist, casopitant: single oral and 3-day oral dosing regimen for chemotherapy-induced nausea and vomiting (CINV) in patients receiving moderately emetogenic chemotherapy (MEC). J Clin Oncol 2008; 26: abstract 9540.

8. **Grunberg SM**. Antiemetic activity of corticosteroids in patients receiving cancer chemotherapy: dosing, efficacy, and tolerability analysis. Ann Oncol 2007; 18: 233–240.

9. **Grunberg SM, Deuson RR, Mavros P, et al**. Incidence of chemotherapy-induced nausea and emesis after modern antiemetics. Cancer 2004; 100: 2261–2268.

10. **Herrstedt J, Grunberg S, Rolski J, et al.** Phase III results of a novel neurokinin-1 (NK-1) receptor antagonist, casopitant: single oral dosing regimen for chemotherapy-induced nausea and vomiting (CINV) in patients receiving highly emetogenic chemotherapy (HEC). J Clin Oncol 2008; 26: abstract 9549.

11. **Herrstedt J**. Nausea and emesis: still an unsolved problem in cancer patients? Support Care Cancer 2002; 10: 85–87.

12. **Hesketh PJ**. Chemotherapy-induced nausea and vomiting. N Engl J Med 2008; 358: 2482–2494.

13. **Hesketh PJ, Grunberg SM, Gralla RJ, et al**. The oral neurokinin-1 antagonist aprepitant for the prevention of chemotherapy-induced nausea and vomiting: a multinational, randomized, double-blind, placebo-controlled trial in patients receiving high-dose cisplatin – the Aprepitant Protocol 052 Study Group. J Clin Oncol 2003; 21: 4112–4119.

14. **Jordan K, Kinitz I, Voigt W, et al.** Safety and efficacy of a triple antiemetic combination with the NK-1 antagonist aprepitant in highly and moderately emetogenic multiple-day chemotherapy. Eur J Cancer 2009; 45: 1184–1187.

15. **Jordan K, Bokemeyer C, Langenbrake C, Link H.** Antiemetische Prophylaxe und Therapie gemäß den MASCC und ASCO Guidelines: In: Kurzgefasste interdisziplinäre Leitlinien 2008 der Deutschen Krebsgesellschaft. Germering/München: Zuckschwerdt, 2008: 348–354.

16. **Jordan K, Hinke A, Grothey A, et al.** A meta-analysis comparing the efficacy of four 5-HT3-receptor antagonists for acute chemotherapy-induced emesis. Support Care Cancer 2007; 15(9): 1023–1033.

17. **Jordan K, Schmoll HJ, Aapro MS**. Comparative activity of antiemetic drugs. Crit Rev Oncol Hematol 2007; 61: 162–175.

18. **Kris MG, Hesketh PJ, Somerfield MR, et al.** American Society of Clinical Oncology guideline for antiemetics in oncology: update 2006. J Clin Oncol 2006; 24: 2932–2947.

19. **Morrow GR, Roscoe JA, Hynes HE, Flynn PJ, Pierce HI, Burish T**. Progress in reducing anticipatory nausea and vomiting: a study of community practice. Support Care Cancer 1998; 6: 46–50.

20. **Navari RM**. Pathogenesis-based treatment of chemotherapy-induced nausea and vomiting – two new agents. J Support Oncol 2003; 1: 89–103.

21. **Navari RM**. Prevention of emesis from multiple-day and high-dose chemotherapy regimens. J Natl Compr Canc Netw 2007; 5: 51–59.

22. **Navari RM, Einhorn LH, Loehrer PJ Sr, et al**. A phase II trial of olanzapine, dexamethasone, and palonosetron for the prevention of chemotherapy-induced nausea and vomiting: a Hoosier oncology group study. Support Care Cancer 2007; 15(11): 1285–1291.

23. **NCCN (ed.)** National Comprehensive Cancer Network: Antiemesis, Clinical Practice Guidelines in Oncology – v.3; 2009.

24. **Nygren P, Hande K, Petty KJ, et al.** Lack of effect of aprepitant on the pharmacokinetics of docetaxel in cancer patients. Cancer Chemother Pharmacol 2005; 55(6): 609-616.

25. **Passik SD, Navari RM, Jung SH, et al**. Phase I trial of olanzapine (Zyprexa) for the prevention of delayed emesis in cancer patients: a Hoosier Oncology Group study. Cancer Invest 2004; 22: 383–388.

26. **Roila F, Hesketh PJ, Herrstedt J**. Prevention of chemotherapy- and radiotherapy–induced emesis: results of the 2004 Perugia International Antiemetic Consensus Conference. Ann Oncol 2006; 17: 20–28.

27. **Saito M, Aoqi K, Sekine J, et al.** Palonosetron plus dexamethasone versus granisetron plus dexamethasone for prevention of nausea and vomiting during chemotherapy: a double-blind, double-dummy, randomised, comparative phase III trial. Lancet Oncol 2009; 10(2): 115–124.

28. **Shadle CR, Lee Y, Majumdar AK, et al.** Evaluation of potential inductive effects of aprepitant on cytochrome P450 3A4 and 2C9 activity. J Clin Pharmacol 2004; 44: 215–223.

2 Infektionen bei Neutropenie[1]

HARTMUT LINK

Einleitung

Infektionen sind die häufigste therapiebedingte Todesursache bei Krebspatienten. Fieber im Rahmen einer Chemotherapie-assoziierten Neutropenie ist in über 95 % der Fälle auf eine Infektion zurückzuführen. Dennoch lässt sich bei 50–70 % der Patienten kein Erreger nachweisen. Der sofortige Einsatz von Breitspektrum-Antibiotika ist daher erforderlich, um der Weiterentwicklung zu einer potenziell lebensbedrohlichen Infektion vorzubeugen bzw. diese sofort und effektiv zu behandeln [8, 9, 10, 11].

Das Risiko einer febrilen Neutropenie (FN) bzw. lebensbedrohlicher Infektionen korreliert mit der Schwere und Dauer der Neutropenie [2]. Die Mortalität durch Infektionen bei Chemotherapie-bedingter Neutropenie beträgt 2,8 %, und die frühe Mortalität liegt bei insgesamt 5,7 % [7]. Dokumentierte Infektionen bei Neutropenie haben eine signifikant schlechtere Prognose als die febrile Neutropenie [5, 6, 10]. Mit multivariater Analyse ergaben sich die folgenden Risikofaktoren für einen tödlichen Verlauf der FN (Angabe des relativen Risikos): gramnegative Sepsis 4,92, invasive Aspergillose 3,48, invasive Candidiasis 2,55, Lungenerkrankung 3,94, zerebrovaskuläre Erkrankung 3,26, Nierenerkrankung 3,16, Lebererkrankung 2,89, Pneumonie 2,23, grampositive Sepsis 2,29, Hypotension 2,12, Lungenembolie 1,94, Herzerkrankung 1,58, Leukämie 1,48, Lungenkrebs 1,18, Alter ≥ 65 Jahre 1,12 [6].

Definitionen

Neutropenie (Granulozytopenie)

Neutrophile Granulozyten (Segment- und Stabkernige) $< 500/\text{mm}^3$ oder $<1000/\text{mm}^3$ mit erwartetem Abfall $< 500/\text{mm}^3$ innerhalb der nächsten 2 Tage.

Risikozuordnung der Patienten nach erwarteter Neutropeniedauer und Risikofaktoren

» Niedrigrisiko: Neutropeniedauer ≤ 5 Tage; ohne Ausschlussgrund (Tab. 1, Checkliste A)
» Mittleres Risiko: Neutropeniedauer 6–9 Tage
» Hochrisiko: Neutropeniedauer ≥ 10 Tage

[1] Teile dieses Beitrags sind der Publikation „Infektionen bei Neutropenie: Diagnostik und Therapie 2006 – Empfehlungen für die Praxis" entnommen, die von der Arbeitsgemeinschaft Infektionen in der Hämatologie und Onkologie (AGIHO) der Deutschen Gesellschaft für Hämatologie und Onkologie e.V. (DGHO) erarbeitet wurde [9]. Die vollständige Publikation ist unter www.dgho-infektionen.de abrufbar.

Infektionen

Fieber unklarer Genese bzw. unerklärtes Fieber

Als unerklärtes Fieber („fever of unknown origin", FUO) wird neu aufgetretenes Fieber ohne richtungweisende klinische oder mikrobiologische Infektionsbefunde gewertet: Fieber einmalig (oral gemessen), ohne erkennbare Ursache, von $\geq 38,3\,°C$ oder $\geq 38,0\,°C$ für mindestens eine Stunde anhaltend oder zweimal innerhalb von 12 Stunden; dieses Fieber muss als Infektionszeichen gewertet werden.

Klinisch gesicherte Infektion

Fieber in Verbindung mit diagnostisch wegweisendem, lokalisiertem Befund, z. B. Pneumonie, Haut-Bindegewebe-Infektion u. a.

Mikrobiologisch gesicherte Infektion mit oder ohne Bakteriämie oder Fungämie

Erregernachweis zeitlich und mikrobiologisch plausibel neben lokalisierbarem Infektionsbefund oder Infektionserreger in der Blutkultur.

Bei Koagulase-negativen Staphylokokken und Corynebacterium Species ist der zweimalige Nachweis aus separat entnommenen Blutkulturen beweisend, bei einmaligem Nachweis: V.a. Kontamination.

Aspergillus-Galactomannan-Antigen im Serum: Positive, ansteigende Werte deuten auf eine Aspergillose hin und erfordern weitere Diagnostik (hochauflösende Thorax-CT).

Lungeninfiltrate

Mikrobiologisch gesichert, wenn folgende Erreger nachgewiesen werden:

» *Mycobacterium tuberculosis; Aspergillus spp.; Pneumocystis jirovecii* aus bronchoskopisch gewonnenem Material oder Sputum; *Cytomegalievirus* (CMV) aus Schnellkultur oder Nachweis des CMV-„Immediate Early Antigen"

» Nachweis von Pneumokokken, vergrünenden Streptokokken oder gramnegativen Aerobiern aus der Blutkultur; jeglicher Keimnachweis aus Biopsiematerial; Legionellen-Antigen im Urin

Hinweis auf invasive Aspergillus-Infektion: Aspergillus-Galactomannan-Antigen aus Blut.

Ätiologisch unbedeutende mikrobiologische Befunde für Lungeninfiltrate: siehe Tab. 1, Checkliste B.

Abdominelle Infektionssymptome

Clostridium difficile mit Toxinnachweis aus der Stuhlprobe als Erregersicherung akzeptiert; andere potenziell pathogene Erreger in mindestens zwei konsekutiven Stuhlproben.

Venenkatheter-assoziierte Infektionen

Positive Blutkultur und gleicher Infektionserreger aus entferntem Kathetermaterial oder im Abstrich von entzündeter Einstichstelle.

Harnwegsinfektionen

Pathogene Erreger in signifikanter Keimzahl.

Wundinfektionen

Keimnachweis aus Abstrich- oder Punktionsmaterial.

Diagnostik

Klinische Diagnostik bei Therapiebeginn

Vor Beginn der antimikrobiellen Therapie ist eine sorgfältige klinische Untersuchung erforderlich; besonders zu beachten sind: Haut, Schleimhäute, Atemwege, Abdomen, Eintrittsstellen zentraler oder peripherer Venenzugänge, Punktionsstellen, Perianalregion. Die klinische Untersuchung ist bei anhaltendem Fieber (mehrfach) täglich zu wiederholen.

» Bildgebende und sonstige Untersuchungen, je nach Risiko und Symptomatik, siehe Tab. 1, Checkliste C

» Mikrobiologische Initialdiagnostik: Mindestens zwei separate Paare venöser Blutkulturen aus peripherer Vene für die kulturelle Untersuchung (aerob/anaerob) sofort nach Fieberanstieg, d. h. unmittelbar vor Beginn der antibiotischen Therapie; bei liegendem zentralen Venenkatheter: ein Paar der Blutkulturen (aerob/anaerob) aus dem Katheter. Weitere mikrobiologische Diagnostik nur bei entsprechender Infektionssymptomatik, siehe Tab. 1, Checkliste D

» Klinisch-chemische Diagnostik: Mindest-Labordiagnostik vor und während der Therapie, mindestens 2-mal wöchentlich: BB mit Differenzialblutbild, Routinelabor mit CRP; bei Hinweisen auf Sepsis: Laktat, D-Dimere quantitativ, Quick, aPTT

» *Vollständige Initialdiagnostik bei persistierendem Fieber jeweils nach 72–96 Std. wiederholen; hochauflösende Thorax-CT bei persistierender Neutropenie obligat!*

Therapiestrategien

Empirische Therapie und Management

Indikation zur sofortigen antimikrobiellen Therapie

» Neutropenie und Fieber
Ausnahme: nicht infektbedingtes Fieber
- Neutropenie und mikrobiologisch dokumentierte Infektion
- Neutropenie und klinisch oder radiologisch dokumentierte Infektion

» Zeichen der Infektion (auch ohne Fieber) und neutrophile Granulozyten $< 500/mm^3$ oder $< 1000/mm^3$ mit erwartetem Abfall unter $500/mm^3$

» Patienten mit Symptomen oder Befunden einer Infektion oder klinischer Diagnose einer Sepsis

Der Beginn der Therapie ist *empirisch bzw. kalkuliert,* ein mikrobiologischer Infektionsnachweis kann nicht abgewartet werden.

Die Therapie muss innerhalb von zwei Stunden beginnen, die Diagnostik darf den Therapiebeginn nicht verzögern!

Therapie

» Ambulante Therapieprotokolle für Niedrigrisikopatienten siehe Abb.1; Ausschlusskritierien siehe Tab. 1, Checkliste A;
Chinolon oral (Cipro- oder Levofloxacin) kombiniert mit Amoxicillin + Clavulansäure oral;
Behandlung aller anderen Patienten: Initialtherapie wie bei mittlerem Risiko. Sollte sich im Verlauf der Therapie eine höhere Risikokategorie für den Patienten ergeben, kann, falls erforder-

Tab. 1: **Checklisten.**

A: Risikofaktoren, die gegen eine ambulante Therapie sprechen, bei Patienten der Niedrigrisikogruppe (Neutropeniedauer ≤5 Tage)

》 ECOG-Performance Score > 2; Definition ECOG-Leistungs-Index (Score) 3 oder 4:
- Score 3: nur begrenzte Selbstversorgung möglich, Patient ist 50% oder mehr der Wachzeit an Bett oder Stuhl gebunden
- Score 4: völlig pflegebedürftig, keinerlei Selbstversorgung möglich, völlig an Bett oder Stuhl gebunden

》 Hinweise auf ZNS-Infektion, schwere Pneumonie, Venenkatheterinfektion

》 Zeichen von Sepsis oder Schock

》 Kontraindikationen gegen eine orale Therapie: ausgeprägte abdominelle Beschwerden (Diarrhöen), intravenöse Supportivtherapie (z.B. Ernährung), Dehydratation, rezidivierendes Erbrechen

》 Notwendigkeit der ständigen oder engmaschigen Überwachung (z.B. entgleister Diabetes mellitus, Hyperkalzämie)

》 orale Chinolonprophylaxe/-therapie innerhalb der letzten 4 (–7) Tage

》 medizinische Betreuung nicht sichergestellt (verschiedene Optionen):
- Patient lebt allein, Patient/Mitbewohner haben kein Telefon
- Klinik mit Erfahrung in der Behandlung neutropenischer Patienten nicht innerhalb 1 h erreichbar
- Patient eingetrübt, kein Verständnis für Risiken einer ambulanten Therapie

》 Compliance für eine orale Medikation nicht zu erwarten.

B: Ätiologisch unbedeutende mikrobiologische Befunde für Lungeninfiltrate

》 Enterokokken aus der Blutkultur, aus Abstrichen, Sputum oder BAL; koagulasenegative Staphylokokken oder *Corynebacterium spp.* aus jedwedem Material; *Candida spp.* aus Abstrichen, Saliva, Sputum, Trachealsekret oder bronchoalveolärer Lavage; jeglicher Keimnachweis aus Überwachungskulturen, Stuhl- oder Urinkulturen

》 CAVE: Es kann dennoch eine kausale Relevanz dieses Keimnachweises für anderweitige Infektionen vorliegen.

》 Anderweitige Befunde, beispielsweise *Staphylococcus aureus* oder Legionellen aus respiratorischen Sekreten, bedürfen jeweils der kritischen Gewichtung hinsichtlich ihrer ätiologischen Bedeutung (Beratung mit Infektiologie oder Mikrobiologie empfohlen), bevor sie zum Anlass genommen werden, die antimikrobielle Therapie zu modifizieren.

C: Weiterführende bildgebende und andere Untersuchungen; je nach Risikosituation und Symptomatik erforderlich

》 Röntgen-Thorax (2 Ebenen); hochauflösende Thorax-CT, Nasennebenhöhlen-CT oder -MRT, Sonographie Oberbauch, Echokardiographie, Augenhintergrund usw.

(Fortsetzung Tab. nächste Seite)

Tab. 1: **Checklisten** (Fortsetzung).

D: Weiterführende mikrobiologische Diagnostik

» Aspergillus-Galactomannan-Antigen im Serum
» Urinkultur
» Stuhlkultur einschließlich Nachweis von *Clostridium-difficile*-Enterotoxin bei Durchfällen
  oder Verdacht auf Enteritis oder Kolitis; ggf. Virusdiagnostik: Rota-/Noro-Virus
» Wundabstrich (Nasopharynx, Analregion)
» Liquor: Kultur auf Bakterien, Pilze, ggf. PCR auf HSV
» Punktionsmaterial (Histologie + Kultur)
» Bronchoalveoläre Lavage (BAL): Kultur + Mikroskopie; ggf.: CMV, HSV, RSV, Mykobakterien,
  Legionellen, *Pneumocystis jirovecii*, andere Pilze
» bei V.a. Venenkatheter-assoziierte Infektion entfernte zentrale Venenkatheter (ZVK)
  mikrobiologisch untersuchen lassen

Diagnostische Methode ggf. mit Spezialisten absprechen

lich, die entsprechende Therapiestrategie (s.u.) verfolgt werden.
» Die Abbildungen 2 und 3 zeigen das Vorgehen bei mittlerem und hohem Risiko.

Definierte Therapie bei mikrobiologisch oder klinisch dokumentierter Infektion

Unverzügliche Konsultation eines Hämatologen/internistischen Onkologen mit Erfahrung im Management von Patienten mit Infektionen in der Neutropenie erforderlich.

Weitere Detailinformationen

Arbeitsgemeinschaft Infektionen in der Hämatologie und Onkologie (AGIHO) der Deutschen Gesellschaft für Hämatologie und Onkologie e.V. (DGHO), www.dgho-infektionen.de

Infektionsprophylaxe

Eine routinemäßige Infektionsprophylaxe mit Antibiotika wird wegen des Risikos der Resistenzentwicklung nicht empfoh-

len. Ausnahmen sind Patienten mit Risikofaktoren für Infektionen.

Auch bei neutropenischen Patienten mit einem höheren Infektionsrisiko sollte nicht die Neutropenie allein für die Prophylaxe mit Levofloxacin ausschlaggebend sein, sondern es sollten weitere Faktoren berücksichtigt werden, wie z. B. Infektionen bei vorangegangenen Therapien, frühere und bestehende Schleimhautschäden und ausgeprägte Komorbidität. Eine Routineprophylaxe mit Levofloxacin ist bei Neutropenie nicht indiziert [1].

Soll eine Prophylaxe durchgeführt werden, wird das folgende Protokoll vorgeschlagen.
» Antibakterielle Prophylaxe bei Risikopatienten [3]: Levofloxacin 1-mal 500 mg/Tag p.o.; während der Neutropenie
» Antimykotische Prophylaxe bei akuter Leukämie und vergleichbaren Therapien [4]: Posaconazol 3-mal 200 mg/Tag p.o.; in den Induktionszyklen, Beginn nach Chemotherapieende bis Regeneration

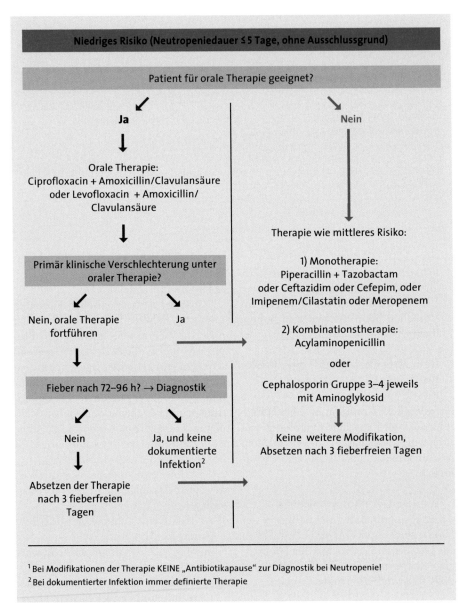

Niedriges Risiko (Neutropeniedauer ≤ 5 Tage, ohne Ausschlussgrund)

Patient für orale Therapie geeignet?

Ja

Nein

Orale Therapie:
Ciprofloxacin + Amoxicillin/Clavulansäure
oder Levofloxacin + Amoxicillin/
Clavulansäure

Therapie wie mittleres Risiko:

Primär klinische Verschlechterung unter
oraler Therapie?

1) Monotherapie:
Piperacillin + Tazobactam
oder Ceftazidim oder Cefepim, oder
Imipenem/Cilastatin oder Meropenem

Nein, orale Therapie
fortführen

Ja

2) Kombinationstherapie:
Acylaminopenicillin

oder

Fieber nach 72–96 h? → Diagnostik

Cephalosporin Gruppe 3–4 jeweils
mit Aminoglykosid

Nein

Ja, und keine
dokumentierte
Infektion[2]

Keine weitere Modifikation,
Absetzen nach 3 fieberfreien Tagen

Absetzen der Therapie
nach 3 fieberfreien
Tagen

[1] Bei Modifikationen der Therapie KEINE „Antibiotikapause" zur Diagnostik bei Neutropenie!
[2] Bei dokumentierter Infektion immer definierte Therapie

Abb. 1: **Vorgehen bei niedrigem Risiko.**[1]

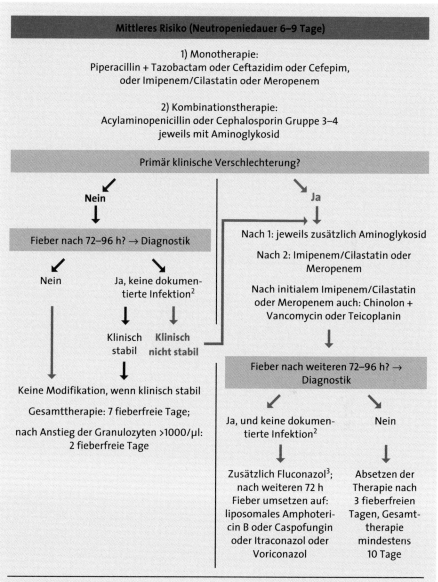

Mittleres Risiko (Neutropeniedauer 6–9 Tage)

1) Monotherapie:
Piperacillin + Tazobactam oder Ceftazidim oder Cefepim,
oder Imipenem/Cilastatin oder Meropenem

2) Kombinationstherapie:
Acylaminopenicillin oder Cephalosporin Gruppe 3–4
jeweils mit Aminoglykosid

Primär klinische Verschlechterung?

Nein → Ja

Fieber nach 72–96 h? → Diagnostik

Nach 1: jeweils zusätzlich Aminoglykosid

Nach 2: Imipenem/Cilastatin oder Meropenem

Nach initialem Imipenem/Cilastatin oder Meropenem auch: Chinolon + Vancomycin oder Teicoplanin

Nein — Ja, keine dokumentierte Infektion[2]

Klinisch stabil — Klinisch nicht stabil

Keine Modifikation, wenn klinisch stabil

Gesamttherapie: 7 fieberfreie Tage;

nach Anstieg der Granulozyten >1000/µl: 2 fieberfreie Tage

Fieber nach weiteren 72–96 h? → Diagnostik

Ja, und keine dokumentierte Infektion[2] — Nein

Zusätzlich Fluconazol[3]; nach weiteren 72 h Fieber umsetzen auf: liposomales Amphoteri-cin B oder Caspofungin oder Itraconazol oder Voriconazol

Absetzen der Therapie nach 3 fieberfreien Tagen, Gesamt-therapie mindestens 10 Tage

---

[1] Bei Modifikationen der Therapie KEINE „Antibiotikapause" zur Diagnostik bei Neutropenie!
[2] Bei dokumentierter Infektion immer definierte Therapie
[3] Nur wenn keine Azolprophylaxe und kein Risiko einer Fadenpilzinfektion

Abb. 2: **Vorgehen bei mittlerem Risiko.**[1]

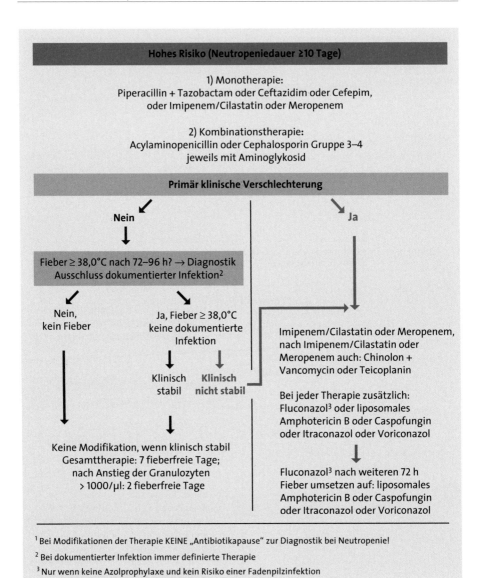

Hohes Risiko (Neutropeniedauer ≥10 Tage)

1) Monotherapie:
Piperacillin + Tazobactam oder Ceftazidim oder Cefepim,
oder Imipenem/Cilastatin oder Meropenem

2) Kombinationstherapie:
Acylaminopenicillin oder Cephalosporin Gruppe 3–4
jeweils mit Aminoglykosid

Primär klinische Verschlechterung

Nein — Ja

Fieber ≥ 38,0°C nach 72–96 h? → Diagnostik
Ausschluss dokumentierter Infektion[2]

Nein,
kein Fieber

Ja, Fieber ≥ 38,0°C
keine dokumentierte
Infektion

Klinisch stabil — Klinisch nicht stabil

Keine Modifikation, wenn klinisch stabil
Gesamttherapie: 7 fieberfreie Tage;
nach Anstieg der Granulozyten
> 1000/µl: 2 fieberfreie Tage

Imipenem/Cilastatin oder Meropenem,
nach Imipenem/Cilastatin oder
Meropenem auch: Chinolon +
Vancomycin oder Teicoplanin

Bei jeder Therapie zusätzlich:
Fluconazol[3] oder liposomales
Amphotericin B oder Caspofungin
oder Itraconazol oder Voriconazol

Fluconazol[3] nach weiteren 72 h
Fieber umsetzen auf: liposomales
Amphotericin B oder Caspofungin
oder Itraconazol oder Voriconazol

[1] Bei Modifikationen der Therapie KEINE „Antibiotikapause" zur Diagnostik bei Neutropenie!

[2] Bei dokumentierter Infektion immer definierte Therapie

[3] Nur wenn keine Azolprophylaxe und kein Risiko einer Fadenpilzinfektion

Abb. 3: **Vorgehen bei hohem Risiko.**[1]

Literatur

1. **Baden LR**. Prophylactic antimicrobial agents and the importance of fitness. N Engl J Med 2005; 353: 1052–1054.
2. **Bodey GP, Buckley M, Sathe YS, Freireich EJ**. Quantitative relationships between circulating leukocytes and infection in patients with acute leukemia. Ann Int Med 1966; 64: 328–340.
3. **Bucaneve G, Micozzi A, Menichetti F, et al**. Levofloxacin to prevent bacterial infection in patients with cancer and neutropenia. N Engl J Med 2005; 353: 977–987.
4. **Cornely OA, Maertens J, Winston DJ, et al**. Posaconazole vs. fluconazole or itraconazole prophylaxis in patients with neutropenia. N Engl J Med 2007; 356: 348–359.
5. **Elting LS, Rubenstein EB, Rolston KV, Bodey GP**. Outcomes of bacteremia in patients with cancer and neutropenia: observations from two decades of epidemiological and clinical trials. Clin Infect Dis 1997; 25: 247–259.
6. **Kuderer NM, Dale DC, Crawford J, Cosler LE, Lyman GH**. Mortality, morbidity, and cost associated with febrile neutropenia in adult cancer patients. Cancer 2006; 106: 2258–2266.
7. **Kuderer NM, Dale DC, Crawford J, Lyman GH**. Impact of primary prophylaxis with granulocyte colony-stimulating factor on febrile neutropenia and mortality in adult cancer patients receiving chemotherapy: a systematic review. J Clin Oncol 2007; 25: 3158–3167.
8. **Link H, Bohme A, Cornely OA, et al**. Antimicrobial therapy of unexplained fever in neutropenic patients – guidelines of the Infectious Diseases Working Party (AGIHO) of the German Society of Hematology and Oncology (DGHO), Study Group Interventional Therapy of Unexplained Fever, Arbeitsgemeinschaft Supportivmaßnahmen in der Onkologie (ASO) of the Deutsche Krebsgesellschaft (DKG-German Cancer Society). Ann Hematol 2003; 82 Suppl 2: S105–S117.
9. **Link H, Buchheidt D, Maschmeyer G, et al**, Arbeitsgemeinschaft Infektionen in der Hämatologie und Onkologie (AGIHO) der DGHO e.V., Arbeitsgemeinschaft Supportivmaßnahmen in der Onkologie (ASO), Deutschsprachige Mykologische Gesellschaft e.V.(DMykG). Infektionen bei Neutropenie: Diagnostik und Therapie 2006 – Empfehlungen für die Praxis.
10. **Link H, Maschmeyer G, Meyer P, et al,** for the study group of the Paul Ehrlich Society for Chemotherapy. Interventional antimicrobial therapy in febrile neutropenic patients. Ann Hematol 1994; 69: 231–243.
11. **Schiel X, Link H, Maschmeyer G, et al.** A prospective, randomized multicenter trial of the empirical addition of antifungal therapy for febrile neutropenic cancer patients: results of the Paul Ehrlich Society for Chemotherapy (PEG) Multicenter Trial II. Infection 2006; 34: 118–126.

3 G-CSF zur Prophylaxe und Therapie der Neutropenie

HARTMUT LINK

Einleitung

Fieber im Rahmen einer Chemotherapie-assoziierten Neutropenie ist in über 95 % der Fälle auf eine Infektion zurückzuführen. Dennoch lässt sich bei 50–70 % der Patienten kein Erreger nachweisen. Der sofortige Einsatz von Breitspektrum-Antibiotika ist daher erforderlich, um die Entwicklung einer potenziell lebensbedrohlichen Infektion zu verhindern [6, 7, 8, 12] (s. Kap. 2).

Definitionen

Eine febrile Neutropenie (FN) ist definiert durch [3, 6]:
» erhöhte Temperatur (≥ 38°C oral)
» gleichzeitig erniedrigte Granulozyten-konzentration < 500/µl bzw. <1000/µl, wenn ein Absinken auf Werte unter 500/µl in den folgenden 48 Stunden absehbar ist.

Risikofaktoren für febrile Neutropenien (FN)

Die wichtigsten Risikofaktoren sind der Chemotherapietyp sowie die Dosisintensität.

Chemotherapietyp

Kombinationschemotherapien erhöhen das Risiko im Vergleich zu Monotherapien, ebenso die Therapie mit stark myelotoxischen oder schleimhauttoxischen Zytostatika. Ein besonders hohes Risiko für schwere bzw. febrile Neutropenien wurde für hochdosiertes Cyclophosphamid sowie hochdosierte Anthrazykline (beim frühen Mammakarzinom) beschrieben [3].

Eine Übersicht über häufig eingesetzte Regime mit hohem (> 20 %), moderatem (10–20 %) oder geringem (<10 %) FN-Risiko gibt Tabelle 1.

Neben dem Chemotherapietyp beeinflussen weitere chemotherapie- und patientenbezogene Faktoren das FN-Risiko (Tab. 2).

Relative Dosisintensität der Chemotherapie

Viele Therapieprotokolle können nur dann die erforderliche relative Dosisintensität, d. h. die geplante erforderliche Menge an Zytostatika in einem definierten Zeitintervall, erreichen, wenn die Neutropenie und die febrile Neutropenie vermieden bzw. in einem klinisch akzeptablen Bereich gehalten werden können [13]. Dies gilt insbesondere für dosisdichte Protokolle mit kurzen Intervallen zwischen den Therapiezyklen und gesteigerter Dosisintensität [2, 11].

Tab. 1: **Häufig eingesetzte Chemotherapieregime mit hohem (>20 %), moderatem (10–20 %) oder geringem (<10 %) FN-Risiko in Studien[1] (aus: EORTC-Leitlinien 2006 [1], ASCO-Guidelines 2006 [13].**

Tumor	FN-Risiko (%)	Regime
Mammakarzinom	>20	AC → Docetaxel; Doxorubicin/Docetaxel; Doxorubicin/Paclitaxel; TAC
	10–20	AC; EC; Docetaxel; FE120C (q4 Wochen); CEF
	<10	CMF
Kleinzelliges Lungenkarzinom	>20	ACEt; Topotecan; ICEt
	10–20	Etoposid/Carboplatin; Topotecan/Cisplatin
	<10	Paclitaxel/Carboplatin
Nicht-kleinzelliges Lungenkarzinom	>20	Docetaxel/Carboplatin; Etoposid/Cisplatin
	10–20	Paclitaxel/Cisplatin; Docetaxel/Cisplatin; Vinorelbin/Cisplatin
	<10	Paclitaxel/Carboplatin; Gemcitabin/Cisplatin
Non-Hodgkin-Lymphom	35	R-CHOP (Rituximab-Cyclophosphamid/Doxorubicin/Vincristin/Prednison)
	>20	CHOP DHAP (Cisplatin, HD-AraC, Dexamethason)
Ovarialkarzinom	>20	Docetaxel; Paclitaxel
	10–20	Topotecan
	<10	Paclitaxel/Carboplatin
Kolonkarzinom	10–20	5-FU/Folinsäure FOLFIRI (5-FU/Folinsäure/Irinotecan)
	<10	FOLFOX (5-FU/Folinsäure/Oxaliplatin)

[1] Sämtliche Zahlenangaben zur febrilen Neutropenie sind den Originalpublikationen entnommen und müssen auf die Zytostatikadosierungen der jeweiligen Chemotherapieprotokolle bezogen werden.

A: Doxorubicin, E: Epirubicin C: Cyclophosphamid, Cb: Carboplatin, Et: Etoposid, F, 5-FU: 5-Fluorouracil, FO: Folinsäure, I: Ifosfamid, IRI: Irinotecan, M: Methotrexat, O: (Oncovin) Vincristin, Ox: Oxaliplatin, P: Prednison, T: Docetaxel

Therapiestrategien

Indikation zur Primärprophylaxe mit Granulocyte-Colony Stimulating Factor (G-CSF)

Eine febrile Neutropenie führt häufig zu Dosisreduktionen und Zyklusverschie-bungen der Chemotherapie und ist potenziell lebensbedrohlich [4].

Die aktuellen NCCN-, ASCO- bzw. EORTC-Leitlininen empfehlen, basierend auf randomisierten Studien, G-CSF bereits bei einem Risiko der febrilen Neutropenie ≥ 20 % einzusetzen. Diese Studien zeigen

31

hinsichtlich der Rate febriler Neutropenien und der Rate tödlicher Infektionen, dass Patienten mit einem FN-Risiko zwischen 20 % und 40 % von G-CSF signifikant profitieren [5, 10, 14].

Wird eine Chemotherapie mit moderatem FN-Risiko (10–20 %) geplant, empfehlen NCCN, ASCO und EORTC, vor jedem Chemotherapiezyklus das individuelle FN-Gesamtrisiko zu beurteilen und dabei patienten- und chemotherapiebezogene Risikofaktoren zu berücksichtigen (Tab. 2).

Abbildung 1 fasst die Empfehlungen zur Primärprophylaxe mit G-CSF zusammen.

Sekundärprophylaxe und Behandlung mit G-CSF bei definierten Patientengruppen mit Neutropenie

Sekundärprophylaxe

Eine Sekundärprophylaxe (nach Auftreten neutropenischer Komplikationen in einem vorhergehenden Zyklus ohne Primärprophylaxe) wird empfohlen, wenn eine Dosisreduktion der Chemotherapie die Prognose verschlechtern würde [13].

Behandlung bei afebriler Neutropenie

Für die routinemäßige Behandlung der afebrilen Neutropenie gibt es keine Daten,

Tab. 2: **Risikofaktoren der febrilen Neutropenie (nach National Comprehensive Cancer Network, NCCN 2008) [3, 9].**

Chemotherapiebezogene Risikofaktoren
)) Chemotherapietyp
)) schwere Neutropenie unter vergleichbarer Chemotherapie in der Anamnese
)) >80 % der geplanten relativen Dosisintensität
)) vorbestehende Neutropenie (<1000/µl) oder Lymphozytopenie
)) vorausgegangene extensive (ausgedehnte) Chemotherapie
)) gleichzeitige oder vorherige Strahlenbehandlung mit Beteiligung des Knochenmarks

Patientenbezogene Risikofaktoren
)) Alter (>65 Jahre)
)) weibliches Geschlecht
)) reduzierter Allgemeinzustand (ECOG ≥ 2)[1]
)) schlechter Ernährungsstatus
)) eingeschränkte Immunfunktion

Mit erhöhtem Infektionsrisiko assoziierte Risikofaktoren
)) offene Wunde
)) aktive Infektion

Komorbidität
)) chronisch obstruktive Lungenkrankheit
)) kardiovaskuläre Krankheit
)) Erkrankungen der Leber (Bilirubin, alkalische Phosphatase erhöht)
)) Diabetes mellitus
)) niedriger Hämoglobinspiegel bei Diagnose

[1] ECOG = Eastern Cooperative Oncology Group; Definition S. S. 24

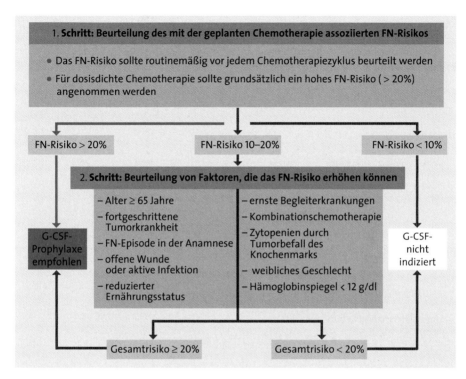

Abb. 1: **Algorithmus für die Abschätzung einer Primärprophylaxe mit G-CSF (nach ASCO Guidelines 2006) [13].**

die eine Empfehlung rechtfertigen würden [13].

Behandlung bei febriler Neutropenie

G-CSF sollte bei FN nicht routinemäßig zusätzlich zu Antibiotika eingesetzt werden. Er ist aber bei Patienten indiziert, die nicht auf eine adäquate Antibiotikabehandlung ansprechen oder eine lebensbedrohliche Infektion entwickeln [1]. Nach den ASCO-Empfehlungen [13] sollte G-CSF auch bei Patienten mit einem hohen Risiko infektionsassoziierter Komplikationen bzw. ungünstigen pro-gnostischen Faktoren in Betracht gezogen werden, z. B. prolongierte (>10 Tage) oder ausgeprägte (<100/µl) Neutropenie, Alter > 65 Jahre, unkontrollierte Tumorkrankheit, Pneumonie, Hypotonie, Sepsis oder stationäre Behandlung.

G-CSF: Dosierungen und Therapiedauer

Folgende Dosierungen werden laut Fachinformationen der Hersteller empfohlen (Präparate in alphabetischer Reihenfolge):
» Filgrastim: 5 µg/kg Körpergewicht pro Tag s.c. oder i.v. innerhalb von 1–3 Tagen nach Chemotherapie

33

❱❱ Lenograstim: 150 µg/m² Körperoberfläche pro Tag s.c. oder i.v. innerhalb von 1–3 Tagen nach Chemotherapie

❱❱ Pegfilgrastim: ca. 24 Stunden nach Chemotherapie eine einmalige Dosis von 6 mg s.c. pro Zyklus

Literatur

1. **Aapro MS, Cameron, D.A, Pettengell R, et al.** European Organisation for Research and Treatment of Cancer (EORTC) Granulocyte Colony-Stimulating Factor (G-CSF) Guidelines Working Party. EORTC guidelines for the use of granulocyte-colony stimulating factor to reduce the incidence of chemotherapy-induced febrile neutropenia in adult patients with lymphomas and solid tumours. Eur J Cancer 2006; 42: 2433–2453.

2. **Citron ML, Berry DA, Cirrincione C, et al.** Randomized trial of dose-dense versus conventionally scheduled and sequential versus concurrent combination chemotherapy as postoperative adjuvant treatment of node-positive primary breast cancer: first report of Intergroup Trial C9741/Cancer and Leukemia Group B Trial 9741. J Clin Oncol 2003; 21: 1431–1439.

3. **Crawford J.** NCCN® Practice Guidelines in Oncology - v.1.2009; Myeloid Growth Factors. NCCN, ed. National Comprehensive Cancer Network 2008.

4. **Kuderer NM, Dale DC, Crawford J, Cosler LE, Lyman GH.** Mortality, morbidity, and cost associated with febrile neutropenia in adult cancer patients. Cancer 2006; 106: 2258–2266.

5. **Kuderer NM, Dale DC, Crawford J, Lyman GH.** Impact of primary prophylaxis with granulocyte colony-stimulating factor on febrile neutropenia and mortality in adult cancer patients receiving chemotherapy: a systematic review. J Clin Oncol 2007; 25: 3158–3167.

6. **Link H, Bohme A, Cornely OA, et al.** Antimicrobial therapy of unexplained fever in neutropenic patients – guidelines of the Infectious Diseases Working Party (AGIHO) of the German Society of Hematology and Oncology (DGHO), Study Group Interventional Therapy of Unexplained Fever, Arbeitsgemeinschaft Supportivmaßnahmen in der Onkologie (ASO) of the Deutsche Krebsgesellschaft (DKG – German Cancer Society). Ann Hematol 2003; 82 Suppl 2: S105–S117.

7. **Link H, Buchheidt D, Maschmeyer G, et al.** Arbeitsgemeinschaft Infektionen in der Hämatologie und Onkologie (AGIHO) der DGHO e.V., Arbeitsgemeinschaft Supportivmaßnahmen in der Onkologie (CASO), Deutschsprachige Mykologische Gesellschaft e.V. (DMykG). Infektionen bei Neutropenie: Diagnostik und Therapie 2006 – Empfehlungen für die Praxis.

8. **Link H, Maschmeyer G, Meyer P, Hiddemann W, Stille W, Helmerking M, Adam D,** for the study group of the Paul Ehrlich Society for Chemotherapy. Interventional antimicrobial therapy in febrile neutropenic patients. Ann Hematol 1994; 69: 231–243.

9. **Lyman GH.** Guidelines of the National Comprehensive Cancer Network on the use of myeloid growth factors with cancer chemotherapy: a review of the evidence. J Natl Compr Canc Netw 2005; 3: 557–571.

10. **Martin M, Lluch A, Segui MA, et al.** Toxicity and health-related quality of life in breast cancer patients receiving adjuvant docetaxel, doxorubicin, cyclophosphamide (TAC) or 5-fluorouracil, doxorubicin and cyclophosphamide (FAC): impact of adding primary prophylactic granulocyte-colony stimulating factor to the TAC regimen. Ann Oncol 2006; 17: 1205-1212.

11. **Moebus V, Lueck HJ, Thomssen C, et al.** Dose-dense sequential chemotherapy with epirubicin (E), paclitaxel (T) and cyclophosphamide (C) (ETC) in comparison to conventional dosed chemotherapy in high-risk breast cancer patients (4+ LN). Mature results of an AGO-trial. San Antonio Breast Cancer Symposium: Abstract 43, 2006.

12. **Schiel X, Link H, Maschmeyer G, et al.** A prospective, randomized multicenter trial of the empirical addition of antifungal therapy for febrile neutropenic cancer patients: results of the Paul Ehrlich Society for Chemotherapy (PEG) Multicenter Trial II. Infection 2006; 34: 118–126.

13. **Smith TJ, Khatcheressian J, Lyman GH, et al.** Update of recommendations for the use of white blood cell growth factors: an evidence-based clinical practice guideline. J Clin Oncol 2006; 24: 3187–3205.

14. **Vogel CL, Wojtukiewicz MZ, Carroll RR, et al.** First and subsequent cycle use of pegfilgrastim prevents febrile neutropenia in patients with breast cancer: a multicenter, double-blind, placebo-controlled phase III study. J Clin Oncol 2005; 23: 1178–1184.

4 Anämie bei Krebs

HARTMUT LINK

Einleitung

Blutarmut, die klinische Symptome hervorrufen kann, tritt bei vielen Patienten mit Krebs auf [20]. Tumorkrankheit, Tumortherapie, weitere Erkrankungen oder Nährstoffmängel können ursächlich sein. Je nach Tumortyp und -stadium beträgt die Anämiewahrscheinlichkeit bereits bei Diagnose solider Tumoren ca. 50 % [20, 26]. So treten beispielsweise bei 70,8 % der Patientinnen mit Mammakarzinom im Laufe der Chemotherapie Anämien auf [23].

Definitionen

Anämie ist definiert als ein Abfall des Hämoglobins (Hb) unter 12 g/dl. Sie sollte immer abgeklärt und, falls erforderlich, entsprechend ihrer Ursache behandelt werden.

Die sogenannte Tumoranämie ist die durch Aktivierung des Immunsystems ausgelöste Anämie bei chronischer Erkrankung (ACD, anemia of chronic disease) [29], die mit einem relativen Erythropoetinmangel und einer Eisenverwertungsstörung einhergeht.

Risikofaktoren

Mögliche Ursachen der ACD sind insbesondere Tumorerkrankungen (sowohl hämatologische Neoplasien als auch solide Tumoren), darüber hinaus akute und chronische Infektionen, Autoimmunopathien und Entzündungen im Rahmen chronischer Nierenerkrankungen.

Chemo- und Strahlentherapien induzieren Anämien infolge ihres myelosuppressiven Effekts, platinhaltige Chemotherapien möglicherweise zusätzlich über eine Nierenschädigung. Dosisintensivierte bzw. dosisdichte Therapien sind mit einem höheren Anämierisiko assoziiert als konventionelle Therapien. Auch die neueren zielgerichteten (targeted) Therapien können zu Anämie und Knochenmarkinsuffizienz führen.

Diagnostik

Eine genaue Diagnostik ist die Voraussetzung einer wirksamen Behandlung der Anämie (Tab. 1).

Laborbefunde bei Anämie bei chronischer Erkrankung (ACD)

Die ACD zeigt sich im peripheren Blut mit normochromen, normozytären oder hypochromen, mikrozytären Erythrozyten (MCV, MCH normal bis erniedrigt) mit Anisozytose und Poikilozytose. Die Retikulozytenzahl kann normal oder vermindert sein; häufig liegt eine Hypochromie der Retikulozyten vor.

In der klinischen Chemie sind folgende Parameter erhöht: Ferritin, Transferrin-

Tab. 1: **Ausschluss zusätzlicher Ursachen der Anämie und Basisdiagnostik bei Verdacht auf ACD.**

Ausschluss zusätzlicher Ursachen der Anämie
» Eisenmangel
» Blutung
» Vitamin B_{12} (Cobolamin)- und Folsäuremangel
» Hämolyse
» Nierenfunktionsstörung
» Hämatologische Systemerkrankung

Labordiagnostik
» Blutbild mit MCV, MCH, quantitative Retikulozytenzahl
» Differenzialblutbild
» Routinelabor mit Leber- und Nierenfunktionsparametern: Bilirubin, Transaminasen, Albumin, Quick, Kreatinin, Harnstoff
» Eisenstatus: Ferritin, Transferrin, Transferrinsättigung
» Entzündungsparameter: BSG, Fibrinogen, CRP, Haptoglobin, LDH
» Holo-Trans-Cobalamin (Vitamin B_{12}), Folsäure
» ggf. Erythropoetinspiegel
» Hämoccult-Test, Coombs-Test,
» Blutgruppe (für den Fall der Transfusion)

Ergänzende Labordiagnostik
» hypochrome Erythrozyten
» Retikulozytenhämoglobin (CHr)
» löslicher Transferrinrezeptor
» intraerythrozytäres Zinkprotoporphyrin (ZPP)

Eisenbindungskapazität, BSG, Fibrinogen, CRP und Haptoglobin.

Das Serum-Erythropoetin ist zwar absolut erhöht, aber in Relation zur Anämie nicht ausreichend angestiegen.

Funktioneller Eisenmangel bei Eisen-restringierter Hämatopoese

Die Stimulation der Erythropoese führt zu einem erhöhten Bedarf an verfügbarem Eisen. Dieser Bedarf kann trotz ausreichender Eisenspeicher nicht gedeckt werden, weil das Eisen nicht aus den Speichern mobilisiert werden kann, so dass es für die Hämsynthese nicht verfügbar ist. Diese Eisenrestriktion entsteht bei vielen chronischen Erkrankungen, wie Infektionen oder Krebs, durch die Hochregulation des hepatisch synthetisierten Proteins Hepcidin.

Für einen funktionellen Eisenmangel wird von mehreren Autoren folgende Definition empfohlen: Transferrinsättigung <20 %, hypochrome Erythrozyten >5 % und Zunahme der hypochromen Retikulozyten [4, 15, 18, 27]. Die hypochromen Erythrozyten und Retikulozyten können mit modernen durchflusszytometrischen Laboranalysegeräten gemessen werden. CHr-Werte < 26 pg (Retikulozytenhämoglobin) sind beweisend für eine eisendefizitäre Erythropoese, ebenso ein Anteil hypochromer Erythrozyten > 5 % bzw. nur der reifen (maturen) hypochromen Erythrozyten HYPOm >6 % [12].

Therapiestrategien

Die Therapie ist abhängig von der Grunderkrankung oder der spezifischen Ursache der Anämie.

Indikation zur Transfusion von Erythrozytenkonzentraten

Bei akutem Blutverlust und hämatologischen oder onkologischen Patienten muss die Transfusionsindikation bei einem Hb < 8 g/dl individuell geprüft werden. Bei chronischer Anämie werden zum Teil deutlich niedrigere Hb-Werte zwischen 6 und 8 g/dl ohne Symptome toleriert, deswegen besteht in diesen Fällen keine zwingende Indikation zur Erythrozytentransfusion. Bei Patienten mit koronarer Herzkrankheit oder wenn die Gefahr zerebraler Perfusionsstörungen besteht, sollten bereits bei einem Hb-Wert von 10 g/dl Erythrozytenkonzentrate transfundiert werden.

Patienten mit manifester Tumorlast, die eine Strahlentherapie erhalten, sollten einen Hämoglobinwert von 11–12 g/dl aufweisen, weil mit der damit erzielten besseren Tumoroxygenierung die Strahlentherapie wirksamer ist [24]. Ein Hb-Wert < 8 g/dl ist für Strahlentherapie unzureichend.

Therapie bei Eisenmangelanämie

Eisensubstitution oral: Gabe von Eisen-(II)-sulfat oder anderen zweiwertigen Eisenverbindungen, 100 mg/d. Orales Fe^{2+} kann bis zu einer lokalen Konzentration von 5 mg über den DMT1 (Divalent Metal Transporter) transportiert werden. Bei höheren Werten (z. B. 100 mg orales Eisensulfat) kommt es zur „passiven Diffusion" und transienten Transferrinübersättigung.

Bei gleichzeitig vorliegender Anämie chronischer Erkrankung (ACD) ist die orale Eisentherapie jedoch unwirksam, weil die intestinale Eisenresorption durch das Akute-Phase-Protein Hepcidin gehemmt wird.

Eisensubstitution parenteral: Bei ACD oder bei oraler Unverträglichkeit ist die parenterale Gabe von Eisen(III)-Carb-

oxymaltose, Eisen(III)-natrium-gluconat-Komplex oder Eisen(III)-hydroxid-Sucrose eine effiziente Alternative.

Cave: Bei älteren Präparaten unerwünschte Arzneimittelwirkungen (u. a. lokale Schmerzen, Kopfschmerzen, Hitzegefühl, Übelkeit und Erbrechen, Unverträglichkeitsreaktionen bis hin zum anaphylaktischen Schock). Eisendextran sollte daher nicht verwendet werden.

Um eine Eisenüberladung zu vermeiden, ist unbedingt eine genaue Kalkulation durchzuführen (s. u.). Tägliche Dosen von 100 mg Fe(III)-sucrose bzw. 62 mg Eisen(III)-natrium-D-gluconat-sucrose-Komplex sollten nicht überschritten werden.

Von Eisen(III)-Carboxymaltose können bis zu 1000 mg als Kurzinfusion oder 200 mg als Injektion verabreicht werden.

Berechnung des Körpereisenbedarfs:
Körpereisenbedarf (mg) = [Ziel-Hb – Patienten-Hb (g/dl)] × Körpergewicht (kg) × 3.
Beispiel: Hb-Wert 8 g/dl, Körpergewicht 60 kg:
(13 – 8) × 60 × 3 = 5 × 60 × 3 = 900 mg.

Die Eisengabe erfolgt für etwa 6 Monate bis zur Normalisierung des Ferritins.

Therapie bei megaloblastären Anämien

Vitamin-B$_{12}$-Substitution: Cyanocobalamin 1 mg i.m. (bei Thrombozytopenie s.c. oder i.v.), initial einmal wöchentlich für 4 Wochen, dann alle 3 Monate zur Erhaltungstherapie (oder Hydroxycobalamin alle 2 Monate). Auch eine orale Vitamin B$_{12}$-Substitution (1 mg täglich) ist effektiv[17].

Tab. 2: **Therapie mit Erythropoese-stimulierenden Agenzien (ESA) (EORTC Stand 9/2007).**

Auszugsweise basierend auf den EORTC-Guidelines 2004 und 2007 [1, 10, 11]; aktualisiert 20.9.2007

Rechts sind die Empfehlungsgrade angegeben

VORBEMERKUNG
Eine Anämie kommt bei Tumorpatienten häufig vor und sollte sorgfältig beurteilt werden. Ursachen einer Anämie, wie z.B. absoluter Eisenmangel, Blutung, Mangel- oder Fehlernährung, hämatologische Systemerkrankung, Hämolyse oder Infektionen, sollten vor der Therapie mit Erythropoese-stimulierenden Agenzien untersucht werden. Die folgenden Empfehlungen beziehen sich auf erwachsene Krebspatienten mit soliden Tumoren oder hämatologischen malignen Erkrankungen.

HINWEIS
Wenn Erythropoese-stimulierende Agenzien außerhalb der zugelassenen Indikationen (s. aktuell und vollständig unter Fachinformationen: www.fachinfo.de) verwendet werden, und/oder der Zielhämoglobinwert von 12 g/dl überschritten wird, können klinische Probleme bei bestimmten Patientengruppen auftreten.

Die primären Ziele sollen die Verbesserung der Lebensqualität	A
und die Vermeidung von Transfusionen sein	A
Bei Chemotherapie oder Radiochemotherapie soll eine Erythropoetintherapie bei Hb von 9–11 g/dl, je nach Anämiesymptomen, begonnen werden	A, C
Tumoranämie **ohne** Chemo- oder Radiochemotherapie: Erythropoetintherapie kann bei Hb von 9–11 g/dl, je nach Anämiesymptomen, bei ausgewählten Patienten und sorgfältiger Indikationsstellung durchgeführt werden; **nicht zugelassene Indikation (s. Hinweis oben)**	B
Die Therapie mit Erythropoese-stimulierenden Agenzien sollte bei ausgewählten asymptomatischen anämischen Krebspatienten unter Chemotherapie mit einem Hb-Wert unter 12 g/dl zur Vermeidung eines weiteren Hb-Abfalls erwogen werden (nach individuellen Faktoren: Art, Intensität, Dauer der Chemotherapie, Basis-Hb usw.)	B
Bei einem Hb-Wert unter 9 g/dl sollte die Indikation zu einer Bluttransfusion geklärt werden. Eine zusätzliche Gabe von ESA kann je nach klinischen Symptomen und Komorbidität erfolgen	B
Der Ziel-Hb-Wert von 12 g/dl sollte nicht überschritten werden	B
Es sollten feste Dosierungen verwendet werden	B
Dosis	
⟩⟩ 40.000 E Erythropoetin alpha pro Woche	A
⟩⟩ 30.000 E Erythropoetin beta pro Woche	A
⟩⟩ Darbepoetin alpha 2,25 μg/kg pro Woche	A
⟩⟩ Darbepoetin alpha alle 3 Wochen	A

(Fortsetzung Tab. nächste Seite)

Tab. 2: **Therapie mit Erythropoese-stimulierenden Agenzien (ESA) (EORTC Stand 9/2007)** (Fortsetzung).

Eine Dosiserhöhung bei Nichtansprechen nach 4–8 Wochen wird nicht empfohlen	B
ESA werden nicht empfohlen, um das Überleben oder die Ansprechrate der Tumortherapie zu verbessern	A
Keine Empfehlung zur Therapie mit Erythropoese-stimulierenden Agenzien bei normalem Hb und zur Prophylaxe bei Therapiebeginn	A
Dauer der Therapie mit Erythropoese-stimulierenden Agenzien: bis Hb 12 g/dl und symptomatische Besserung erreicht wird; bei Ansprechen Dosistitrierung empfohlen	C
Erhöhtes Risiko thromboembolischer Erkrankungen: 1,6-fach	A
Orale Eisensubstitution: unwirksam	B
Intravenöse Eisensubstitution: wirksam Intravenöses Eisen nur bei Patienten mit absolutem oder relativem Eisenmangel (Transferrinsättigung <20 %)	B

Folsäuresubstitution: 5 mg tgl. p.o. über 14 Tage substituieren bzw. bis zur hämatologischen Besserung (1 mg reicht aus, entsprechende Tabletten sind bei uns aber nicht verfügbar) [30].

Therapie bei weiteren Ursachen
Die mannigfaltigen weiteren möglichen Ursachen einer Anämie müssen in Kooperation mit einem Internisten (Hämatologen) diagnostiziert und behandelt werden.

Therapie der chemotherapieinduzierten Anämie
Erythrozytenkonzentrate: bei Anämiesymptomatik (s.o.).

Erythropoese-stimulierende Agenzien (ESA; Darbepoetin oder Erythropoetin): siehe Tabelle 2 und Abbildung 1.

Die Therapie mit Erythropoese-stimulierenden Agenzien ist effektiv, steigert den Hb-Wert, reduziert die Transfusionsbedürftigkeit und verbessert die Lebensqualität der Patienten [6, 11, 13, 14, 16, 22, 25, 28, 31].

Nachdem acht Studien negative Ergebnisse bei der Überlebenszeit von Patienten berichtet hatten, die ESA erhielten [7, 19], wurden diese Studien im Zusammenhang mit allen bis dahin publizierten Studien von der FDA, der EMEA und Fachgesellschaften kritisch bewertet [1, 3, 26]. Dabei zeigte sich, dass diese Negativ-Studien erhebliche Mängel und Fehler im Studiendesign aufwiesen [3]. Einige untersuchten klinische Situationen und Hämoglobinwerte, die nicht durch die aktuellen Leitlinien der EORTC, ASCO und ASH gedeckt werden. Alle acht Studien wurden außerhalb des aktuell empfohlenen Indikationsbereichs für den Einsatz von ESA und der entsprechenden Fachinformation durchgeführt. So wurde die ESA-Therapie z.T. bei nichtanämischen Patienten durchgeführt, der angestrebte Ziel-Hb-Wert

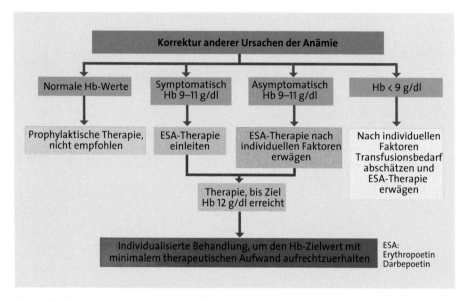

Abb. 1: **Algorithmus der EORTC zur Anämiebehandlung bei Krebspatienten mit Chemotherapie, Update 2007, aktualisiert [1, 3].**

war deutlich höher als aktuell empfohlen (12 g/dl), und die Patienten erhielten zum Teil keine Chemotherapie.

Metaanalysen, die alle relevanten Studien auswerteten, hatten den Nachteil, dass nur die aggregierten Daten aus den Publikationen und nicht die Originaldaten verwendet wurden. Daher konnten keine Sicherheitsdaten der ESA bei verschiedenen Hämoglobinwerten analysiert werden. Eine Metaanalyse mit den Originaldaten von 12 Studien mit Erythropoetin-beta und der Therapie entsprechend den aktuellen Leitlinien ergab keinen Unterschied in der Überlebenszeit zwischen den mit Erythropoetin behandelten Patienten und der Kontrollgruppe [2].

Andere Metaanalysen zeigten keine eindeutige Erhöhung der Mortalität oder Tumorprogression nach ESA-Therapie [2, 7, 9]. In drei Analysen wurde eine erhöhte Inzidenz von thromboembolischen Ereignissen gefunden.

Eine Metaanalyse mit den Originaldaten von 53 randomisierten Studien mit Erythropoese-stimulierenden Agenzien ergab 2008 eine signifikant erhöhte Mortalität von 17 % [8]. Allerdings wurden nicht nur Patienten mit chemotherapieinduzierter Anämie, sondern auch Patienten mit Strahlentherapie sowie Patienten ohne Therapie oder ohne Anämie eingeschlossen. Wurden nur die Daten von Patienten mit Chemotherapie (n = 10.441) analysiert, war der Effekt nicht signifikant (relatives Risiko 1,10, Konfidenzintervall

0,98–1,24; p = 0,12). Problematisch ist bei dieser Analyse, dass auch Studien schlechter Qualität oder mit fragwürdigem Studiendesign in die Analyse mit einbezogen wurden. Dementsprechend leidet auch die Qualität der Metaanalyse.

Wünschenswert wären Metaanalysen der gut konzipierten Studien, mit einem Basis-Hämoglobinwert von 10 g/dl und einem Ziel-Hb-Wert von 12 g/dl, wie es den Leitlinien und der Zulassung der ESA entspricht.

Fazit

ESA dürfen nur innerhalb der zugelassenen Indikation bei Chemotherapie und nur bei anämischen Patienten (Hb-Wert unter 11g/dl) mit Anämiesymptomen verwendet werden. Außerdem darf der Hb-Wert unter ESA-Therapie nicht über 12 g/dl angehoben werden [3]. Die Leitlinien wurden 2007 und 2008 entsprechend aktualisiert und angepasst [1, 11, 25].

Die Wirksamkeit der intravenösen im Gegensatz zur oralen Eisensubstitution bei Therapie mit Erythropoese-stimulierenden Agenzien ist belegt und sollte immer bedacht werden [5, 21].

Die Anämietherapie nur auf Erythrozytentransfusionen zu stützen, wäre nicht adäquat, da bei korrekter Anwendung und einer zusätzlichen intravenösen Eisentherapie mit den Erythropoese-stimulierenden Agenzien eine effektive und einfache Anämietherapie nach Chemotherapie besteht. Die Entscheidung zur Art der Anämietherapie sollte bei jedem Patienten individuell getroffen werden.

Literatur

1. **Aapro M, Link H.** Update on EORTC guidelines and anemia management with erythropoiesis stimulating agents (ESAs). Oncologist 2008; 13 Suppl 3: 33–36.
2. **Aapro M, Scherhag A, Burger HU.** Effect of treatment with epoetin-beta on survival, tumour progression and thromboembolic events in patients with cancer: an updated meta-analysis of 12 randomised controlled studies including 2301 patients. Br J Cancer 2008; 99:14–22.
3. **Aapro MS, Birgegard G, Bokemeyer C, et al.** Erythropoietins should be used according to guidelines. Lancet Oncol 2008; 9: 412–413.
4. **Auerbach M, Ballard H, Trout JR, et al.** Intravenous iron optimizes the response to recombinant human erythropoietin in cancer patients with chemotherapy-related anemia: a multicenter, open-label, randomized trial. J Clin Oncol 2004; 22:1301–1307.
5. **Auerbach M.** Should intravenous iron be the standard of care in oncology? J Clin Oncol 2008; 26: 1579–1581.
6. **Bastit L, Vandebroek A, Altintas S, et al.** Randomized, multicenter, controlled trial comparing the efficacy and safety of darbepoetin alfa administered every 3 weeks with or without intravenous iron in patients with chemotherapy-induced anemia. J Clin Oncol 2008; 26: 1611–1618.
7. **Bennett CL, Silver SM, Djulbegovic B, et al.** Venous thromboembolism and mortality associated with recombinant erythropoietin and darbepoetin administration for the treatment of cancer-associated anemia. JAMA 2008; 299: 914–924.
8. **Bohlius J, Brillant C, Clarke M, et al.** Recombinant Human Erythropoiesis Stimulating Agents in Cancer Patients: individual patient data meta-analysis on behalf of the EPO IPD Meta-Analysis Collaborative Group. ASH Annual Meeting Abstracts. Blood 2008; 112: LBA-6.
9. **Bohlius J, Wilson J, Seidenfeld J, et al.** Recombinant human erythropoietins and Cancer Patients: updated meta-analysis of 57 studies including 9353 patients. J Natl Cancer Inst 2006; 98: 708–714.
10. **Bokemeyer C, Aapro MS, Courdi A, et al.** EORTC guidelines for the use of erythropoietic proteins in anaemic patients with cancer. Eur J Cancer 2004; 40: 2201–2216.

11. **Bokemeyer C, Aapro MS, Courdi A, et al.** EORTC guidelines for the use of erythropoietic proteins in anaemic patients with cancer: 2006 update. Eur J Cancer 2007; 43: 258–270.

12. **Bovy C, Gothot A, Delanaye P, Warling X, Krzesinski JM, Beguin Y.** Mature erythrocyte parameters as new markers of functional iron deficiency in haemodialysis: sensitivity and specificity. Nephrol Dial Transplant 2007; 22: 1156–1162.

13. **Chang J, Couture F, Young S, McWatters KL, Lau CY.** Weekly epoetin alfa maintains hemoglobin, improves quality of life, and reduces transfusion in breast cancer patients receiving chemotherapy. J Clin Oncol 2005; 23: 2597–2605.

14. **Corwin HL.** The role of erythropoietin therapy in the critically ill. Transfus Med Rev 2006; 20: 27–33.

15. **Ervasti M, Sankilampi U, Heinonen S, Punnonen K.** Novel red cell indices indicating reduced availability of iron are associated with high erythropoietin concentration and low ph level in the venous cord blood of newborns. Pediatr Res 2008; 64: 135-140.

16. **Hedenus M, Adriansson M, San MJ, et al.** Efficacy and safety of darbepoetin alfa in anaemic patients with lymphoproliferative malignancies: a randomized, double-blind, placebo-controlled study. Br.J Haematol 2003; 122: 394–403.

17. **Hvas AM, Nexo E.** Diagnosis and treatment of vitamin B12 deficiency – an update. Haematologica 2006; 91: 1506–1512.

18. **Katodritou E, Terpos E, Zervas K, et al.** Hypochromic erythrocytes (%): a reliable marker for recognizing iron-restricted erythropoiesis and predicting response to erythropoietin in anemic patients with myeloma and lymphoma. Ann Hematol 2007; 86: 369–376.

19. **Khuri FR.** Weighing the hazards of erythropoiesis stimulation in patients with cancer. N Engl J Med 2007; 356: 2445–2448.

20. **Knight K, Wade S, Balducci L.** Prevalence and outcomes of anemia in cancer: a systematic review of the literature. Am J Med 2004; 116 Suppl 7A: 11S-26S.

21. **Littlewood RA.** The use of intravenous iron in patients with cancer-related anaemia. Br J Haematol 2008; 141: 751–756.

22. **Littlewood TJ, Bajetta E, Nortier JW, Vercammen E, Rapoport B.** Effects of epoetin alfa on hematologic parameters and quality of life in cancer patients receiving nonplatinum chemotherapy: results of a randomized, double-blind, placebo-controlled trial. J Clin Oncol 2001; 19: 2865–2874.

23. **Ludwig H, Van BS, Barrett-Lee P, et al.** The European Cancer Anaemia Survey (ECAS): a large, multinational, prospective survey defining the prevalence, incidence, and treatment of anaemia in cancer patients. Eur J Cancer 2004; 40: 2293–2306.

24. **Ressel A, Weiss C, Feyerabend T.** Tumor oxygenation after radiotherapy, chemotherapy, and/or hyperthermia predicts tumor free survival. Int J Radiat Oncol 2001; Biol Phys 49: 1119–1125.

25. **Rizzo JD, Somerfield MR, Hagerty KL, et al.** Use of epoetin and darbepoetin in patients with cancer: 2007 American Society of Hematology/American Society of Clinical Oncology clinical practice guideline update. Blood 2008; 111: 25–41.

26. **Schmitz S, Chatsiproios D, Sandermann A, Link H.** Hohe Anämie-Prävalenz bei ambulanten Tumorpatienten in Deutschland: Eine zweitägige Umfrage. Onkologie 2008; 31 (suppl 4): 220.

27. **Sowade O, Sowade B, Brilla K, et al.** Kinetics of reticulocyte maturity fractions and indices and iron status during therapy with epoetin beta (recombinant human erythropoietin) in cardiac surgery patients. Am J Hematol 1997; 55: 89–96.

28. **Vansteenkiste J, Pirker R, Massuti B, et al.** Double-blind, placebo-controlled, randomized phase III trial of darbepoetin alfa in lung cancer patients receiving chemotherapy. J Natl Cancer Inst 2002; 94: 1211–1220.

29. **Weiss G, Goodnough LT.** Anemia of chronic disease. N Engl J Med 2005; 352: 1011–1023.

30. **Willett WC, Stampfer MJ.** What vitamins should I be taking, doctor? N Engl J Med 2001; 345: 1819–1824.

32. **Witzig TE, Silberstein PT, Loprinzi CL, et al.** Phase III, randomized, double-blind study of epoetin alfa compared with placebo in anemic patients receiving chemotherapy. J Clin Oncol 2005; 23: 2606–2617.

5 Nephrotoxizität

HANS-PETER LIPP

Einleitung

Verschiedene Tumortherapeutika können die Nierenfunktion des Patienten im Laufe der Therapie verschlechtern und spezifische Läsionen in den Tubuli oder Glomeruli setzen (Tab. 1) [5]. Neben der Verschlechterung der individuellen Nierenfunktion bringt eine substanzassoziierte Nephrotoxizität auch das Risiko mit sich, dass die Ausscheidung anderer Tumortherapeutika, die überwiegend über die Nieren unverändert ausgeschieden werden, zunehmend beeinträchtigt wird, was zu kritischen Wirkstoffkumulationen führen kann. Ein bekanntes Beispiel hierfür ist die verminderte Ausscheidung von Topotecan nach vorangegangener Cisplatingabe [14].

Darüber hinaus ist zu berücksichtigen, dass auch ein für sich zwar nicht nephrotoxischer Wirkstoff aufgrund einer bestehenden hohen Tumorlast zu einer Urat-Nephropathie und einem Tumorlysesyndrom (TLS) führen kann [13].

Definitionen

Nach den aktuell gültigen CTC-Kriterien (Common Toxicity Criteria) werden Funktionseinschränkungen der Niere nach folgenden Ausgangswerten klassifiziert (Tab. 2):

- Serumkreatinin
- Proteinmenge im Urin
- Harnstoffkonzentration im Blut

Der Serumkreatininwert kann allerdings bereits eingetretene Nierenfunktionseinschränkungen nicht genau abbilden („Kreatinin-blinder Bereich"). Zusätzlich bestimmt werden sollten daher:

- die glomeruläre Filtrationsrate (GFR) oder zumindest
- die Kreatinin-Clearance (CRCL [10])

Auch die aktuell gültigen Empfehlungen zur Dosismodifikation von Zytostatika bei eingeschränkter Nierenfunktion sehen eine Anpassung der Dosis auf den individuellen CRCL-Wert des Patienten und nicht dessen Serumkreatininwert vor (Tab. 3) [9].

Tab. 1: **Potenziell nephrotoxische Zytostatika.**

- Cisplatin
- Ifosfamid
- Methotrexat > 500 mg/m^2
- Mitomycin
- Nitrosoharnstoffe (insbes. Streptozocin)
- Pentostatin
- Azacytidin

Tab. 2: **Klassifikation von akuten Nebenwirkungen (Common Toxicity Criteria, CTC) auf die Niere.**

Grad Toxizität	0	1 = gering/ leicht	2 = mäßig/deut- lich	3 = stark/ ausgeprägt	4 = lebens- bedrohlich
Niere					
Kreatinin	normal (N)[1]	1–1,5 x N	1,5–3,0 x N	3,1–6,0 x N	>6,0 x N
Proteinurie (g/l)	keine	<3	3–10	>10	nephrotisches Syndrom
Harnstoff (mg/dl) oder (mmol/l)	<20 <7,5	<30 <11	31–50 11–18	>50 >18	

[1] Kreatinin (Plasma, Serum): 0,6–1,2 mg/dl (50–100 µmol/l)

Tab. 3: **Modifikation der Tagesdosis von Zytostatika (HD: Hochdosistherapie) bei eingeschränkter Kreatinin-Clearance nach SIOG (mod. nach [9]).**

INN	90–60 ml/min	60–30 ml/min	30–15 ml/min	<15 ml/min und/oder Hämodialyse
Ifosfamid (HD)	5–8 g/m^2	5–8 g/m^2	5–8 g/m^2	3,75–6 g/m^2
Melphalan Melphalan (HD)	0,15–0,25 mg/kg 100–200 mg/m^2	0,11–0,19 mg/kg 75–150 mg/m^2	0,11–0,19 mg/kg 75–150 mg/m^2	0,075–0,125 mg/kg 50–100 mg/m^2
Fludarabin	25 mg/m^2	20 mg/m^2	15 mg/m^2	15 mg/m^2
Methotrexat	30–50 mg/m^2	24–40 mg/m^2	15–25 mg/m^2	kontraindiziert
Capecitabin	2,5 g/m^2	1,9 g/m^2	kontraindiziert	kontraindiziert
Cytarabin (HD)	4–6 g/m^2	2–4 g/m^2	2 g/m^2	1 g/m^2
Pemetrexed	500 mg/m^2	<45 ml/min kontraindiziert		
Etoposid Etoposid (HD)	50–150 mg/m^2 40–50 mg/kg	37,5–112,5 g/m^2 30–45 mg/kg	37,5–112,5 mg/m^2 30–45 mg/kg	25–75 mg/m^2 20–30 mg/kg
Topotecan	1,5 mg/m^2	1,5 mg/m^2	40–20 ml/min 0,75 mg/m^2	<20 ml/min kontraindiziert
Bleomycin	10–20 mg/m^2	7,5–15 mg/m^2	7,5–15 mg/m^2	5–10 mg/m^2

Risikofaktoren

Verschiedene Faktoren können dazu beitragen, die nephrotoxische Potenz eines Tumortherapeutikums noch erheblich zu steigern. So ist beispielsweise der ältere Patient mit seiner konstitutiv eingeschränkten GFR einem höheren Risiko ausgesetzt als jüngere Patienten. Auch ein Diabetes mellitus verstärkt das Risiko, ähnlich wie eine Hypertonie oder eine Herzinsuffizienz. Zu den tumorassoziierten Risikofaktoren zählt beispielsweise eine prärenale Urämie auf der Basis eines Hyperviskositätssyndroms (z. B. multiples Myelom) oder einer hohen Tumorlast mit dem Risiko eines Tumorlysesyndroms [5].

Diagnostik

Substanz- oder krankheitsassoziierte Verschlechterungen der Nierenfunktion haben eine Veränderung der renalen Exkretionsleistung zur Folge und können die glomeruläre Filtration (GFR) und die tubuläre Sekretion umfassen. Zur Beurteilung der GFR ist die Bestimmung der Inulin-Clearance neben dem Einsatz von Radioisotopen das genaueste Verfahren, da das Polysaccharid Inulin glomerulär filtiert wird und weder von den Tubuli absorbiert noch sezerniert wird. Allerdings ist die Inulin-Clearance-Bestimmung aufwendig, kostenintensiv und in vielen Zentren nicht etabliert, so dass häufig zur GFR-Bestimmung die CRCL-Bestimmung mittels 24-Stunden-Urin herangezogen wird. Da das akkurate Sammeln des Urins aber problematisch ist, ist das Verfahren in der klinischen Praxis schwer durchführbar [10]. Aus den besagten Gründen wird deshalb die mathematische Berechnung der GFR oder der CRCL mit Hilfe von Formeln häufig bevorzugt, wobei die Bestimmung der Exkretionsleistung im reduzierten Bereich (< 50 ml/min) in der Regel zur Überschätzung der wahren Verhältnisse, im oberen Normbereich (75–125 ml/min) zur zunehmenden Unterschätzung der wahren Verhältnisse führt [3]. Vielleicht wird die MDRD-Formel (MDRD = Modification of Diet in Renal Disease) künftig im Bereich von 50–100 ml/min an Bedeutung gewinnen, während in den Segmenten < 50 ml/min und > 100 ml/min andere Formeln geeigneter sein dürften [8].

Neben der Bestimmung der renalen Exkretionsleistung des Patienten wird seit Jahren auch der Fragestellung nachgegangen, ob man durch sensitivere Marker sehr frühzeitig erste Schädigungen des Tubulusapparats erkennen kann. Zu den wichtigsten Verfahren zählen in diesem Zusammenhang die Bestimmung der p-Aminohippursäure-, der Beta-1-Mikroglobulin- und der N-Acetyl-Glucosamin(NAG)-Ausscheidung. Solche Verfahren werden allerdings in der klinischen Praxis kaum verwendet, da beispielsweise das Ausmaß der NAG-Ausscheidung nicht mit der chronischen Toxizität von Cisplatin auf die Nierentubuli korreliert [5].

Therapiestrategien

Platinverbindungen

Cisplatin ist von den Platinverbindungen die am stärksten nephrotoxische Substanz. Daher sollte bei Patienten mit einer CRCL < 50–60 ml/min wenn möglich kein Cisplatin verwendet werden, wenn ersatzweise andere Verbindungen angewandt werden können. Ist das nicht möglich, sollte im CRCL-Bereich von 30–60 ml/min die Cisplatin-Dosis um 50% vermindert werden (max. 25–60 mg/m^2 i.v. alle 3–6 Wochen). Selbst dann bestehen aber erhebliche Risiken für eine manifeste Verschlechterung der Nierenfunktion [9].

Carboplatin ist im Gegensatz zu Cisplatin unter konventionellen Dosen nicht nephrotoxisch, unterliegt allerdings einer ausgeprägten glomerulären Filtration in unveränderter Form. Gemäß der Calvert-Formel wird deshalb empfohlen, die Absolutdosis (mg) wie folgt zu berechnen: Carboplatin-Dosis (mg) = Carboplatin-AUC × (GFR + 25).

Oxaliplatin wiederum ist weder nephrotoxisch noch bedarf es einer formelmäßigen Anpassung der Dosis an die Nierenfunktion des Patienten bis zu einer CRCL von 15 ml/min [9].

Die Nephrotoxizität von Cisplatin ist nicht nur dosislimitierend, sondern auch umfassend, da sie eine akute und chronische Nierenfunktionsstörung mit Schädigungen entlang des gesamten Tubulussystems induzieren kann. Klinisch besteht eine Polyurie und eine Hypomagnesiämie.

Zu den wichtigsten supportiven Maßnahmen zählen die intensive Hydrierung des Patienten mit NaCl 0,9% (z. B. 2000 ml/Tag), der Einsatz des Osmodiuretikums Mannitol oder eines Schleifendiuretikums (z. B. Torasemid) und möglicherweise die Infusion von Cisplatin mit einer NaCl-3%-Trägerlösung anstelle von NaCl 0,9%. Allerdings ist die Datenlage mit Ausnahme der Hydrierung für jedes supportive Verfahren kontrovers, so dass es bis heute

schwerfällt, verbindliche Leitlinien zu definieren. Auch experimentelle Ansätze wie die begleitende Gabe von Glutathion (z. B. 1,5 g/m^2 i.v. 15 min vor der Cisplatin-Infusion) oder die Gabe von Theophyllin i.v. oder p.o. bedürfen weitergehender nachhaltiger Untersuchungen [1].

Zu Amifostin, einem Glutathion-Analogon, liegen inzwischen zwar genügend Hinweise vor, die bestätigen, dass es nephroprotektiv wirkt, ohne die antineoplastische Effektivität von Cisplatin zu beeinträchtigen. Seine emetogene und hypotensive Eigenschaft hat aber bisher einen breiteren Einsatz verhindert.

Häufig wird eine symptomatische Hypomagnesiämie unter Cisplatin beobachtet, die von einer Hypokalzämie begleitet sein kann. Auf eine entsprechende Magnesiumsubstitution ist im Bedarfsfall zu achten, möglicherweise ist auch eine prophylaktische Gabe vor dem ersten Zyklus zu empfehlen [1].

Hochdosis-Methotrexat

Wird das Antifolat Methotrexat (MTX) intravenös in Dosen von 500 mg/m² und mehr eingesetzt, so ist mit sehr ernstzunehmenden nephrotoxischen Begleiterscheinungen zu rechnen. Werden adäquate supportive Strategien vernachlässigt, so kann es zu massiven Auskristallisierungen des Wirkstoffs im Bereich der Niere und der ableitenden Harnwege kommen, da Methotrexat und sein Metabolit 7-Hydroxymethotrexat bei sauren pH-Werten im wässrigen Milieu außerordentlich schlecht löslich sind (Tab. 4). Folglich muss bei intensivierten MTX-Therapien auf eine stringente Alkalisierung des Harns geachtet werden, bevor die Therapie begonnen wird.

Tab. 4: **Wasserlöslichkeit (mg/l) von Methotrexat und seinen Metaboliten bei unterschiedlichen pH-Werten.**

	pH = 5	pH = 6	pH = 7
Methotrexat	0,39	1,55	9,04
7-Hydroxymethotrexat	0,13	0,37	1,55
DAMPA	0,05	0,10	0,85

Üblicherweise wird dieses Ziel mit Hilfe von oral oder parenteral verabreichtem Bicarbonat erreicht. Erst wenn der Urin-pH-Wert über 7,5 liegt, darf die MTX-Infusion eingeleitet werden. Gleichzeitig ist auf eine intensive Hydrierung des Patienten zu achten, um jegliche intermittierende Einschränkung der GFR auszuschließen. Beide, die Alkalisierung und die Hydrierung, werden zwölf Stunden vor der MTX-Infusion begonnen und nach erfolgter Infusion über weitere 48–72 Stunden fortgeführt, wobei engmaschig der Urin-pH-Wert und die MTX-Serumspiegel gemessen werden müssen. Alternativ zur Bicarbonatgabe besteht die Möglichkeit, die Alkalisierung mit Acetazolamid voranzutreiben (z. B. 500 mg oral oder i.v. vor Beginn der MTX-Infusion und dann alle sechs Stunden), da der Carboanhydrasehemmer den Urin-pH rasch und deutlich anhebt. Grundsätzlich kann die Bicarbonatgabe auch mit Acetazolamid (z. B. 250–500 mg/Tag) kombiniert werden [5, 13, 15].

In der klinischen Praxis ist immer wieder zu beobachten, dass die MTX-Elimination trotz adäquater Supportivtherapie abnorm verläuft. In diesem Zusammenhang ist darauf zu achten, dass Wirkstoffe, die die MTX-Elimination behindern können, ausgeschlossen werden (z. B. Piperacillin oder NSAR). Das Supportiv-

therapeutikum Calciumfolinat („Leucovorin-Rescue") ist nicht nephroprotektiv und hat auf die MTX-Eliminationskinetik keinen Einfluss. Die Hämoperfusion kann nur bedingt als Intervention zur Senkung der MTX-Spiegel überzeugen.

Hingegen steht mit dem rekombinanten Enzym Carboxypeptidase G2 (CPDG2, Voraxaze®) ein Antidot zur Verfügung, mit dem abnorm erhöhte MTX-Spiegel abrupt gesenkt werden können. Die möglichen Indikationen für eine CPDG2-Gabe finden sich in Tabelle 5. Das Enzym CPDG2 spaltet die endständige Glutaminsäure des Antifolats ab und hebt damit dessen zytotoxische Wirkung sofort auf. Da das daraus gebildete DAMPA (Abb. 1) allerdings ebenfalls schlecht wasserlöslich ist, muss die Alkalisierung und Hydrierung des Patienten unabhängig von der CPDG2-Gabe unbedingt fortgesetzt werden. Bisherige Erfahrungen zeigen, dass innerhalb von fünf Minuten nach CPDG2-Bolusapplikation (50 E/kg KG) die MTX-Spiegel von zuvor z. B. 6,4–138 µmol/l auf unter 2 µmol/l fallen können. Falls erforderlich, kann die CPDG2-Gabe wiederholt werden. Allerdings erhöht die zweite Gabe das Risiko einer Antikörperbildung. Darüber hinaus ist unter CPDG2 die Verminderung der supportiven Wirkung von Calciumfolinat („Leucovorin-Rescue") nicht auszuschlie-

Tab. 5: **Mögliche Indikationen für eine CPDG2-Gabe bei Ausscheidungsstörungen von MTX.**

» MTX-Spiegel > 5 μmol/l 42 Std. nach Beginn MTX
» MTX-Spiegel > 1 μmol/l 42 Std. nach Beginn MTX bei gleichzeitigem Serumkreatinin-Anstieg auf über 1,5 x ULN oder gleichzeitiger Oligurie
» MTX-Spiegel > 0,4 μmol/l 42 Std. nach Beginn MTX bei Kreatininanstieg und Oligurie
» Intrathekales CPDG2 (z. B. 2000 E i. th.) bei akzidenteller Überdosierung von intrathekalem MTX

CPDG2 = Carboxypeptidase G2, Voraxaze®; ULN = oberer Normwert

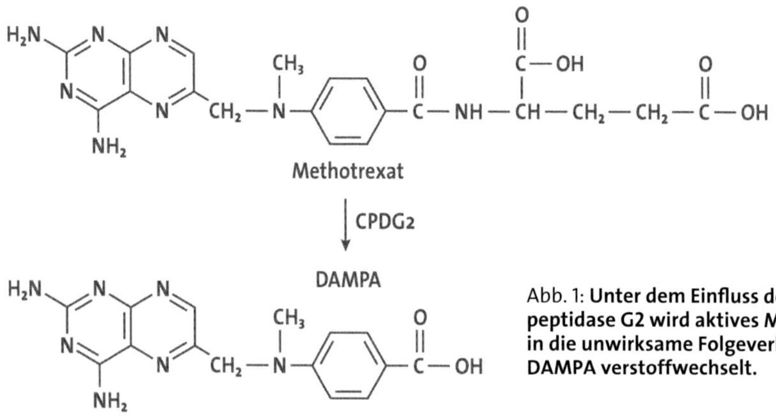

Methotrexat

CPDG2

DAMPA

Abb. 1: **Unter dem Einfluss der Carboxypeptidase G2 wird aktives Methotrexat in die unwirksame Folgeverbindung DAMPA verstoffwechselt.**

ßen. Da einige Immuno-Assays MTX und DAMPA nicht unterscheiden können, muss die Interpretation entsprechender Laborwerte mit der nötigen Vorsicht erfolgen und im Zweifelsfall eine Analytik mittels Hochdruckflüssigkeitschromatographie (HPLC) angeschlossen werden. Nachteilig ist beim Voraxaze® der sehr hohe Preis, so dass der Einsatz des Importarzneimittels auf besonders schwere Fälle beschränkt bleibt [7].

Ifosfamid

Seit mehr als 25 Jahren ist bekannt, dass die Oxazaphosphorine Cyclophosphamid und Ifosfamid zu einer hämorrhagischen Zystitis führen. Diese hängt eindeutig mit dem Metabolismus der beiden Verbindungen zusammen, da im Rahmen der Bioaktivierung die Freisetzung des potenziell urotoxischen Acroleins unvermeidlich ist. Darauf abgestimmt ist die Supportivtherapie mit der Thiolverbindung Mesna, die effektiv nicht-enzymatisch das gebildete Acrolein neutralisiert. Darüber hinaus wird bei beiden Verbindungen im Rahmen intensivierter Protokolle eine Hydrierung des Patienten empfohlen [5].

Bis heute ist allerdings nicht genau geklärt, weshalb Ifosfamid im Gegensatz zu Cyclophosphamid zusätzlich eine beachtliche Nephrotoxizität aufweist, obwohl die beiden Verbindungen strukturell sehr

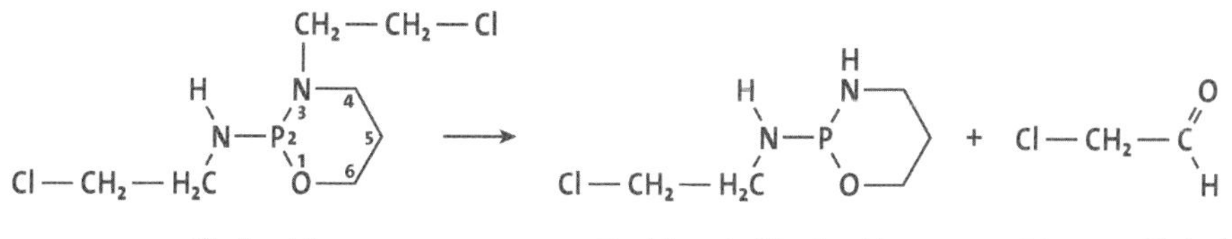

| Ifosfamid | Dechlorethylifosfamid | Chloracetaldehyd |

Abb. 2: **Möglicherweise korreliert die Freisetzung von Chloracetaldehyd aus Ifosfamid mit der wirkstoffassoziierten Nephrotoxizität.**

ähnlich sind. Ein Erklärungsversuch besteht in der unterschiedlichen Menge an Chloracetaldehyd (Abb. 2), die im Rahmen des Metabolismus der beiden Oxazaphosphorine freigesetzt wird und unter Ifosfamid etwa 40-fach größer ist. Lange Zeit galten als wichtige Risikofaktoren für eine Ifosfamid-assoziierte Nephrotoxizität ein junges Alter des Patienten (< 5 Jahre) und die kumulativ verabreichte Ifosfamid-Gesamtdosis. Jedoch haben *McCune* et al. die aufgestellten Zusammenhänge vor kurzem nicht bestätigen können und damit wieder in Frage gestellt [11]. Die Nephrotoxizität selbst wird primär auf Schädigungen des proximalen Tubulussystems mit den Folgen einer Glykosurie, renalen tubulären Azidose, Hypokaliämie, Proteinurie und Hypophosphatämie zurückgeführt, die letztlich in ihrem Erscheinungsbild einem Fanconi-Syndrom ähnelt. Die sehr häufig vorkommende Einschränkung der renalen Phosphatreabsorption kann über ein Jahr nach Beendigung der Therapie anhalten und oft nur durch Phosphatsubstitutionen supportiv behandelt werden (z. B. Reducto®-spezial) [5].

Sonstige Zytostatika

Im Rahmen einer **Mitomycin-C-**(MMC-) Therapie kann sich innerhalb von fünf bis zwölf Monaten nach Therapiebeginn ein thrombotisch-thrombozytopenisches hämolytisch-urämisches Syndrom (TTP-HUS) ausbilden, wobei der kumulativen MMC-Dosis eine wichtige prognostische Bedeutung zukommt. Die klinischen Zeichen sind vielfältig (Tab. 6), machen sehr häufig die Einleitung einer Hämodialyse erforderlich und können ohne adäquate Intervention für den Patienten rasch lebensbedrohlich werden. Auch bei **Gemcitabin** wurde von seltenen Fällen (Inzidenz: ca. 0,015 %) eines HUS berichtet. Im Mittel war diese Komplikation etwa sechs Monate nach Beginn der Gemcita-

Tab. 6: **Laborbefunde bei thrombotisch-thrombozytopenischer Purpura (TTP) und hämolytisch-urämischem Syndrom (HUS).**

» Mikroangiopathische hämolytische Anämie
  - fragmentierte Erythrozyten im Blutausstrich
  - Retikulozytose
  - Anstieg der indirekten Bilirubinspiegel
  - vermindertes Haptoglobin
  - negativer direkter Coombs-Test

» Thrombozytopenie
  - Plättchenwerte häufig < 20.000/µl

» deutlich erhöhte LDH-Werte

» Anstieg der Serumkreatininwerte (HUS > TTP)

49

bin-Therapie zu beobachten. Aufgrund der Schwere dieser Begleiterscheinung ist auf eine engmaschige, sorgfältige Untersuchung des Patienten zu achten, um die Therapie rechtzeitig zu beenden [6].

Unter den **Nitrosoharnstoffen** weist das Importarzneimittel **Streptozocin** (Zanosar®) die höchste akut nephrotoxische Potenz auf. Wahrscheinlich kommt den teilweise noch recht reaktiven Stoffwechselprodukten, die im Rahmen der Biotransformation der Nitrosoharnstoffe entstehen, die entscheidende pathogenetische Bedeutung zu. Folgen sind sklerotische Veränderungen des proximalen Tubulusapparats, Azidose, Glykosurie und Hypokaliämie. Steigen die Serumkreatininwert unter Streptozocin-Gabe an, sollte der Nitrosoharnstoff abgesetzt werden, selbst wenn die Serumkreatininwerte zwischenzeitlich wieder in den Normbereich zurückkehrten.

Bei den **anderen Nitrosoharnstoffen**, wie z.B. Lomustin, Carmustin, ACNU, sind weniger akute, sondern vielmehr chronisch-progrediente Verläufe einer Nephrotoxizität beschrieben worden. Spezielle supportive Strategien sind bisher für die Nitrosoharnstoff-assoziierte Nephrotoxizität nicht bekannt.

Unter den **Adenosindesaminase-Hemmstoffen** nimmt das **Pentostatin** (Nipent®) hinsichtlich der Nephrotoxizität eine Sonderstellung ein. So besteht ein direkter Zusammenhang zwischen der verabreichten Dosis und der Wirkstoff-assoziierten Erhöhung der Serumkreatininwerte. Als Folge dieser Erkenntnis ist auf eine möglichst geringe Dosis und eine konsequente Hydrierung des Patienten während der Pentostatin-Gabe zu achten.

Mit **Azacytidin** (Vidaza®) schließlich wurde der erste Vertreter der DNS-Methyltransferaseinhibitoren in die klinische Onkologie eingeführt. Der Wirkstoff wird üblicherweise subkutan zur Behandlung des MDS eingesetzt. Immer wieder wird in diesem Zusammenhang von proximalen Tubulusdefekten berichtet, spezifische Supportivstrategien sind bisher allerdings nicht bekannt [5].

Tumorlysesyndrom

Kommt es während der Chemotherapie zu einem massiven Tumorzellzerfall, so sind eine akute Hyperurikämie, Hyperkaliämie, Hyperphosphatämie und Hypokalzämie sowie Hyperazotämie die Folge, die wiederum das Risiko für ein akutes Nierenversagen erhöhen. Insbesondere bei ausgedehnten Tumorerkrankungen (z. B. raumfordernde retroperitoneale oder intraabdominale Tumoren), erhöhten LDH-Werten, hohen Leukozytenzahlen und vorbestehender eingeschränkter Nierenfunktion besteht ein erhöhtes Risiko einer multiplen Auskristallisierung von Harnsäure in Weichteilgeweben. Um diese Komplikation zu vermeiden, ist es gängige Praxis, die Patienten vor Beginn der Chemotherapie zu hydrieren (4–5 l/Tag) und Allopurinol zu verabreichen (z. B. 1-mal täglich 300–900 mg), wobei die Dosis bei eingeschränkter Nierenfunktion angepasst werden muss. Potenzielle Interaktionen zwischen Allopurinol und bestimmten Zytostatika wie den Thiopurinen (z.B. 6-Mercaptopurin) sind dabei auszuschließen.

Eine besonders schnelle Senkung der Harnsäurespiegel lässt sich mittels rekombinanter Uratoxidase (Rasburicase, Fasturtec®) erreichen. Neuere Untersuchungen zeigen, dass möglicherweise bereits eine einmalige intravenöse Gabe von 6 mg bei Erwachsenen ausreicht, um eine bestehende Hyperurikämie effektiv zu beheben. Die empfohlene Dosis liegt bei 0,2 mg/kg/Tag i.v. bis zu sieben Tage [12].

Tritt während einer Therapie eine manifeste Hyperurikämie auf, so gelten die gleichen Vorgaben wie bei der Prävention. Die Alkalisierung der Patienten (z. B. pH > 7) würde zwar die renale Harnsäureausscheidung begünstigen, sie erhöht aber gleichzeitig das Risiko für Calciumphosphat-Präzipitationen in den Weichteilgeweben, so dass diese Maßnahme nur bei denjenigen Patienten eingesetzt wird, bei denen sich die Hyperurikämie nicht mehr anders beherrschen lässt [4].

Fazit

Obwohl in den letzten 20 Jahren erhebliche Fortschritte in der Supportivtherapie erreicht worden sind (z.B. 5-HT3-Antagonisten, G-CSF), erfordert die Optimierung des Managements nephrotoxischer Begleiterscheinungen einer Chemotherapie noch erhebliche Anstrengungen. Neben dem besseren Verständnis der substanzassoziierten Pathobiochemie (z.B. Cisplatin, Ifosfamid) steht vor allem der Wunsch nach größer angelegten klinischen Studien im Vordergrund des Interesses, mit denen sich erste ermutigende Ergebnisse zur nephroprotektiven Supportivtherapie (z. B. Magnesium bei Cisplatin) erhärten lassen [2].

Generell muss bei Therapien mit Cisplatin, dosisintensiviertem Methotrexat (MTX) oder Ifosfamid auf eine adäquate Hydrierung des Patienten und die notwendigen Elektrolytsubstitutionen geachtet werden. Darüber hinaus ist bei MTX-Dosen > 500 mg/m^2 eine Alkalisierung des Harns vor Therapiebeginn und während der Therapie zwingend erforderlich.

Erfreulich ist die Tatsache, dass mit Rasburicase ein rekombinantes Protein zur Verfügung steht, mit dem eine Tumorlysesyndrom-assoziierte Hyperurikämie interventionell rasch behandelt werden kann, so dass bereits nach wenigen Dosen das Risiko für ein akutes Nierenversagen erheblich reduziert ist.

Literatur

1. **Ajay J, Bashey AB.** Newer insights into cisplatin nephrotoxicity. Ann Pharmacother 1993; 27: 1519–1525.

2. **Bodnar L, Wcislo G, Gasowska-Bodnar A, Synowiec A, Szarlej-Wcisło K, Szczylik C.** Renal protection with magnesium subcarbonate and magnesium sulphate in patients with epithelial ovarian cancer after cisplatin and paclitaxel chemotherapy: a randomised phase II study. Eur J Cancer 2008; 44(17): 2608–2614.

3. **Calvert AH, Boddy A, Bailey NP, et al.** Carboplatin in combination with paclitaxel in advanced ovarian cancer: dose determination and pharmacokinetic and pharmacodynamic interaction. Semin Oncol 1995; 22 (suppl 12): 91–98.

4. **Davidson MB, Thakkar S, Hix JK, et al.** Pathophysiology, clinical consequences, and treatment of tumor lysis syndrome. Am J Med 2004; 116: 546–554.

5. **De Jonge M, Verweij J. Renal Toxicities of Chemotherapy.** Semin Oncol 2006; 33: 68–73.

6. **Elliott MA, Nichols WL.** Thrombotic Thrombocytopenic Purpura and Hemolytic Uremic-Syndrome. Mayo Clin Proc 2001; 76: 1154–1162.

7. **Krause AS, Weihrauch MR, Bode U, et al.** Carboxypeptidase-G2 rescue in cancer patients with delayed methotrexate elimination after high-dose methotrexate. Leuk Lymphoma 2002; 43: 2139–2143.

8. **Levey AS, Coresh J, Greene T et al.** Using standardized serum creatinine values in the modi-

fication of diet in renal disease study equation for estimating glomerular filtration rate. Ann Intern Med 2006; 145: 247–254.

9. **Lichtman SM, Wildiers H, Launay-Vacher V, et al.** International Society of Geriatric Oncology (SIOG) recommendations for the adjustment of dosing in elderly cancer patients with renal insufficiency. Eur J Cancer 2007; 43: 14–34.

10. **Lipp P, Holweger K.** Individualisierte Carboplatin-Therapie. Vergleich verschiedener Methoden zur Bestimmung der Creatinin-Clearance. Krankenhauspharmazie 2005; 26: 293–302.

11. **McCune JS, Friedman DL, Schuetze S, et al.** Influence of age upon ifosfamide-induced nephrotoxicity. Pediatr Blood Cancer 2004; 42: 427–432.

12. **McDonnell AM, Lenz KL, Frei-Lahr DA, et al.** Single-dose rasburicase 6 mg in the management of tumor lysis syndrome in adults. Pharmacother 2006; 25: 806–812.

13. **Patterson WP, Reams GP.** Renal toxicities of chemotherapy. Semin Oncol 1992; 5: 521–528.

14. **Rowinsky EK, Kaufmann SH, Grochow LB, et al.** Sequences of topotecan and cisplatin: Phase I, pharmacologic and in vitro studies examining sequence-dependence. J Clin Oncol 1996; 14: 3074–3084.

15. **Shamash J, Earl H, Souhami R.** Acetazolamide for alkalinisation of urine in patients receiving high-dose methotrexate. Cancer Chemother Pharmacol 1991; 28: 150–151.

6 Neurotoxizität

SUSANNE KOEPPEN

Einleitung

Die Chemotherapie-induzierte periphere Neurotoxizität (CIPN) zählt zu den häufigsten Komplikationen einer Tumorbehandlung. Insbesondere beim Einsatz von Platinderivaten, Vinca-Alkaloiden, Taxanen und Proteasom-Inhibitoren stellt sie den dosislimitierenden Faktor dar.

Definitionen

Definiert ist die CIPN als eine durch die verabreichte Medikation bedingte funktionelle und strukturelle Affektion des peripheren Nervensystems. Typischerweise manifestiert sie sich subjektiv mit sensiblen Reizerscheinungen, beschrieben als Kribbelparästhesien an den Extremitäten mit distal symmetrischer Verteilung, die sich bei fortdauernder Einwirkung des neurotoxischen Pharmakons handschuh- bzw. strumpfförmig ausbreiten und mit einem Taubheitsgefühl einhergehen. Bei weiterer Progression können Lähmungserscheinungen vor allem der Fuß- und Zehenhebung, außerdem Gleichgewichtsstörungen, neuropathische Schmerzen und Symptome von Seiten des autonomen Nervensystems auftreten.

Risikofaktoren

Während das neurologische Symptomspektrum durch das jeweilige Chemotherapeutikum mit seinem spezifischen Schädigungsmechanismus am peripheren Nervensystem determiniert ist, hängen Schweregrad und Rückbildungsfähigkeit der CIPN einerseits von der applizierten Kumulativdosis und Dosisintensität des zytotoxischen Agens ab, andererseits von Patienten-immanenten Faktoren, vor allem von der Komorbidität. So ist bei Patienten mit Prädisposition zur Entwicklung einer Polyneuropathie (PNP) bzw. mit vorbestehender PNP, z. B. im Rahmen eines Diabetes mellitus, von einem erhöhten CIPN-Risiko auszugehen. Demgegenüber konnte ein zu erwartender Anstieg der CIPN-Inzidenz mit dem Lebensalter bislang nicht festgestellt werden [2].

Diagnostik

Da eine CIPN im fortgeschrittenen Stadium mit erheblichen funktionellen Defiziten und teilweise persistierenden neuropathischen Schmerzen verbunden sein kann, ist eine Frühdiagnose neurotoxischer Nebenwirkungen am peripheren Nervensystem mit Hilfe standardisierter, zuverlässiger und parallel zur Chemotherapie praktikabler Tests anzustreben. Ein valides Instrument zur Erfassung einer

CIPN ist neben langjährig etablierten Skalen, wie den „National Cancer Institute-Common Toxicity Criteria (NCI-CTC) 2,0" und dem „Eastern Cooperative Oncology Group (ECOG) Score", der „Total Neuropathy Score" (TNS), sowohl in der rein klinischen Version als auch mit zusätzlichen elektrophysiologischen Parametern [5].

Zur Dokumentation CIPN-bedingter Beschwerden und funktioneller Einschränkungen wurde ein Patientenfragebogen entwickelt, der den Fragebogen der EORTC zur tumorspezifischen Lebensqualität ergänzt und gegenwärtig international evaluiert wird [20].

Die CIPN-Diagnostik umfasst

» die Erhebung der Anamnese vor dem Hintergrund der durchgeführten Chemotherapie,

» eine möglichst standardisierte neurologische Untersuchung und

» eine Elektroneurographie zur Charakterisierung des Läsionsmusters am peripheren Nerven als axonale, demyelinisierende oder gemischte Neuropathie.

Im Allgemeinen handelt es sich bei der CIPN um eine PNP vom axonalen Schädigungstyp. Meist dominieren sensible Beschwerden und Symptome, die einige Wochen oder Monate nach Beginn der Chemotherapie einsetzen, nach deren Beendigung ein Plateau erreichen und anschließend abklingen. Allerdings gibt es Besonderheiten der CIPN, bezogen auf bestimmte Substanzklassen von Chemotherapeutika (Tab. 1).

Bei der klinischen Untersuchung findet man eine primär den Achillessehnenreflex betreffende Hypo- bis Areflexie, eine distale und im Allgemeinen beinbetonte Hypästhesie und Hypalgesie, Vibrationsminderempfindung (Pallhypästhesie), eine sensible Ataxie und Paresen vorwiegend im Peronaeus-Innervationsgebiet mit Muskelatrophie im weiteren Verlauf.

Differenzialdiagnostik

Aus differenzialdiagnostischen Gründen kann zusätzliche elektrophysiologische Diagnostik (Elektromyographie, Registrierung evozierter Potenziale, autonome Funktionstestung) erforderlich sein, eventuell bildgebende Diagnostik, die Bestimmung spezieller Laborparameter im Blut oder eine Liquoranalyse. Mit der konventionellen Elektroneurographie lassen sich nur schnell leitende, kaliberstarke Nervenfasern (large fibers) beurteilen, langsam leitende, dünne, wenig myelinisierte Nervenfasern (small fibers) hingegen nicht; diese sind für die Fortleitung von Temperatur- und Schmerzreizen verantwortlich und der quantitativen sensiblen Testung (QST) durch Messung sensibler Wahrnehmungsschwellen zugänglich. Als besonders sensitives Verfahren zur Erfassung einer Small-fiber-Neuropathie gilt die Bestimmung der intraepidermalen Nervenfaserdichte. Invasive Untersuchungsmethoden wie Haut-, Schleimhaut-, Muskel- und Nervenbiopsien sind zur Diagnosesicherung einer CIPN allerdings nur ausnahmsweise indiziert.

Therapiestrategien

Die medikamentöse Behandlung der CIPN beschränkt sich im Wesentlichen auf eine symptomatische Therapie sensib-

Tab. 1: **Klinische und elektrophysiologische Präsentation der CIPN.**

Pharmakon	Sensibilität	Motorik	Besonderheiten	Prognose	Referenz
Cisplatin	distale Parästhesien initial, Pallhypästhesie, sensible Ataxie, SNAP-Amplitudenreduktion, pathol. Vibrationsschwelle; 85 % Neurotoxizität nach > 300 mg/m² kumulativ	Hypo-/Areflexie	Ototoxizität, Lhermitte-Zeichen, Coasting-Phänomen	nach ≥13 Jahren: 23 % Hypakusis, 38 % PNP-Symptome, 28 % PNP-Beschwerden, 6 % PNP-bedingte Funktionseinschränkung	1, 16, 22
Oxaliplatin	Kälte-induzierte reversible Parästhesien perioral, pharyngeal, an Händen und Füßen	Crampi der Kiefer- und Pharynx- muskeln	60–94 % akute Neurotoxizität		11, 14
	50 % Neurotoxizität nach 700–800 mg/m² kumulativ, distale Hypästhesie, sensible Ataxie, NAP-Amplitudenreduktion (Nn. suralis, radialis)	Hypo-/Areflexie Paresen in 27 %		nach 6 Monaten: 30 % komplette Remission; persistierende PNP nach ≥ 1000 mg/m² kumulativ	4, 12, 17
Vincristin	distale Parästhesien und Hypästhesie in 60–70 %, neuropathische Schmerzen	Hypo-/Areflexie Muskelcrampi Paresen	gastrointestinale autonome Neuropathie, Coasting-Phänomen	meist komplette Remission	24, 29
Paclitaxel	distale Parästhesien und Hypästhesie, neuropathische Schmerzen, sensible Ataxie, pathol. Vibrationsschwelle nach > 1000 mg/m² kumulativ	Hypo-/Areflexie leichtgradige Paresen	akutes Schmerzsyndrom, vorwiegend lumbal	nach > 6 Monaten 15 % PNP	6, 15, 18

ler Reizerscheinungen und neuropathischer Schmerzen (Tab. 2).

Physikalische Maßnahmen und eine neurophysiologisch basierte Krankengymnastik zur Beübung paretischer Muskeln und Verbesserung koordinativer Funktionen stellen eine sinnvolle Ergänzung dar.

Tab. 2: **Symptomatische medikamentöse Therapie neuropathischer Schmerzen.**

Wirkstoff-gruppe	Pharmakon	Tagesdosis (mg)	Nebenwirkungen
Anti-epileptika	Gabapentin	900–2400	Sedierung, Nausea, Gewichtszunahme, Schwindel
	Pregabalin	150–300	Sedierung, Ataxie, Gewichtszunahme, Ödeme
	Lamotrigin	100–200	Hautausschlag (langsame Eindosierung!), Schwindel, Sehstörungen
	Carbamazepin	400–1200 ret.	Sedierung, Nausea, Sehstörungen, Ataxie, allergisches Exanthem, Blutbildveränderung, Leberfunktionsstörung
	Oxcarbazepin	600–2400	Sedierung, Nausea, Diplopie, Ataxie, Hyponatriämie
Anti-depressiva	Amitriptylin	25–150 ret.	Sedierung, Akkommodationsstörung, Mundtrockenheit, Herzrhythmusstörung, Obstipation, Miktionsstörung
	Clomipramin	25–150 ret.	Schwindel, Tremor, Muskelkrämpfe, Appetitsteigerung, delirante Zustände
	Nortriptylin	25–150	Sedierung, Akkommodationsstörung, Herzrhythmusstörung, paralytischer Ileus, Miktionsstörung
	Venlafaxin	75–150 ret.	gastrointestinale Beschwerden, Tremor, Agitiertheit, Hyponatriämie, Tachykardie, Hyper-/Hypotonie
	Duloxetin	30–60	Nausea, Kopfschmerz, Schwindel, Sedierung, Mundtrockenheit, Obstipation, Insomnie
Opioide	Tramadol	50–400 ret.	Nausea, Obstipation, Schwindel, Sedierung, Mundtrockenheit, unwillkürliche Muskelzuckungen, Schwitzen
	Morphin	20–200 ret.	gastrointestinale Beschwerden, Muskelkrämpfe, Sedierung, Schwindel, Atemdepression
	Oxycodon	20–160 ret.	gastrointestinale Beschwerden, Exanthem, Sedierung, Schwindel, Kopfschmerz, Schwitzen, Miktionsstörung

Neuroprotektive Strategien zur Prävention einer CIPN sind ebenso wie kausale Behandlungsansätze bislang nicht etabliert [29].

Medikamentenspezifische Aspekte

Platinderivate

Cisplatin (cis-diaminodichloroplatinum) akkumuliert wie andere Platinverbindungen in den Spinalganglien und entfaltet seinen zytotoxischen Effekt durch DNA-Adduktbildung. Dank fehlender dosislimitierender Knochenmarksuppression, Vermeidung der Nephrotoxizität durch intravenöse Hydrierung und Beherrschbarkeit der emetogenen Potenz durch moderne Antiemetika handelt es sich bei der Neuro- und Ototoxizität um Therapie-entscheidende Nebenwirkungen.

Nach einer kumulativen Cisplatindosis von mindestens 300 mg/m^2 entwickelt sich eine sensible Large-fiber-Neuropathie (Neuronopathie, Ganglionopathie), die mit Parästhesien und Hypästhesie distal beginnt, bis zu drei Monate nach Beendigung der Cisplatinapplikation fortschreiten kann (coasting) und sich dann langsam und häufig inkomplett zurückbildet.

Carboplatin, ein Platinderivat der zweiten Generation, führt zu einer CIPN, deren Inzidenz und Ausprägung vor allem wegen der dosisbegrenzenden Myelotoxizität von Carboplatin geringer ist als unter einer Cisplatin-basierten Chemotherapie [8].

Oxaliplatin, eine Platinverbindung der dritten Generation, ist bei untergeord-
neter Nephro-, Myelo- und Ototoxizität mit komplexen neurologischen Nebenwirkungen behaftet, einerseits mit einer durch Kälte provozierbaren akuten Neurotoxizität mit transitorischen sensomotorischen Reizerscheinungen im Hirnnervenbereich und an den Extremitäten, andererseits mit einer kumulativen vorwiegend sensiblen CIPN.

Im Akutstadium der Oxaliplatin-bedingten Neurotoxizität lässt sich eine Übererregbarkeit peripherer Nerven mit repetitiven Entladungen motorischer Einheiten und sensibler Neurone nachweisen [10].

Pathophysiologisch liegt diesem Phänomen eine verlangsamte Inaktivierung axonaler spannungsabhängiger Natriumkanäle zugrunde, ein Effekt, der unter experimentellen Bedingungen durch den Natriumkanalblocker Carbamazepin inhibiert wird.

Die in einer Pilotstudie gezeigte Verhinderung einer Oxaliplatin-induzierten PNP durch prophylaktische Carbamazepin-Gabe konnte in einer randomisierten, kontrollierten Phase II-Studie nicht bestätigt werden [26]. Die Autoren eines Cochrane-Review halten die Datenlage für unzureichend, um einen neuroprotektiven Effekt im Sinne einer Prävention oder Verringerung der Neurotoxizität von Platinverbindungen durch Amifostin, Diäthyldithiocarbamat, Glutathion, das ACTH-Analogon Org 2766 oder Vitamin E zu konstatieren [1]. Auch für die orale Glutamingabe und die intravenöse Verabreichung von Calciumgluconat und Magnesiumsulfat liegt keine ausreichende Evidenz vor [25, 27].

Vinca-Alkaloide

Von den Vinca-Alkaloiden, zu denen neben Vincristin und Vinblastin die semisynthetischen Substanzen Vindesin und Vinorelbin zählen, hat Vincristin die stärkste neurotoxische Potenz.

Durch Inhibition der Mikrotubuli-Formation in der Mitose interferieren Vinca-Alkaloide mit dem axonalen Transport und führen so zu einer neuronalen Funktionsstörung, die sich in Abhängigkeit von der Länge der Nervenfasern primär distal an den unteren Extremitäten als sensomotorische PNP manifestiert, unter Vincristin-Chemotherapie nach einer kumulativen Dosis von 5 bis 6 mg nicht selten assoziiert mit einer vorwiegend gastrointestinalen autonomen Neuropathie. Durch Verringerung der Vincristin-Dosisintensität von 1,33 mg pro Woche auf 0,67 mg pro Woche lässt sich der Schweregrad der CIPN vor allem hinsichtlich des Auftretens neuropathischer Schmerzen reduzieren [24].

Symptomatische Behandlungskonzepte sind ebenso wie neuroprotektive Interventionen mit dem ACTH(4–9)-Analogon oder mit Glutamin nicht ausreichend durch Ergebnisse aus kontrollierten klinischen Studien abgesichert [9].

Taxane

Im Unterschied zu Vinca-Alkaloiden hemmen Taxane die Zellteilung durch Förderung der Polymerisation löslicher Tubulindimere und Stabilisierung der Mikrotubuli mit negativer Auswirkung auf den axonalen Transport.

Eine überwiegend sensible Axonopathie mit schwerpunktmäßiger Affektion der kaliberstarken Aβ-Fasern entwickelt sich unter Paclitaxel-Gabe üblicherweise nach Verabreichung von 100–200 mg/m^2. Diagnostisch wird eine durch Paclitaxel oder das semisynthetische Docetaxel hervorgerufene CIPN klinisch neurologisch verlässlicher erfasst als durch die QST mittels Bestimmung der Temperatur- und Vibrationsschwellen distal an der oberen und unteren Extremität [7]. Eine neuroprotektive Wirksamkeit von Acetyl-L-Carnitin, Amifostin, Glutamin oder Vitamin E ist bislang nicht hinreichend evaluiert.

Podophylline

Die Podophyllin-Derivate Etoposid und Teniposid, deren antineoplastische Wirksamkeit einerseits auf einer Hemmung der mitotischen Spindelformation, vorrangig jedoch auf einer Topoisomerase-II-Inhibition beruht, sind Bestandteil diverser Chemotherapieprotokolle, die neurotoxische Substanzen enthalten. In dieser Konstellation wurde keine relevante additive Neurotoxizität beobachtet.

Epothilone

Die Epothilone A und B sowie das semisynthetische Epothilon-B-Analogon Ixabepilon sind wie die Taxane der Gruppe der Mikrotubuli-stabilisierenden Agenzien (MTSA) zuzuordnen. In verschiedenen Chemotherapieschemata lag die PNP-Inzidenz für Ixabepilon zwischen 14 % und 29 % [13, 28].

Bortezomib

Bortezomib, ein reversibler selektiver Proteasom-Inhibitor, hat eine dosislimitierende Neurotoxizität, die in 30 bis 40 % der Fälle als distal symmetrische, vorwiegend sensible axonale PNP mit Small-fiber-Beteiligung auftritt, wobei die Mehrzahl der Patienten mit multiplem Myelom bereits vor der Applikation von Bortezomib eine PNP aufweist [3, 21]. Der zytotoxische Effekt von Bortezomib resultiert hauptsächlich aus einer Hemmung der Expression des nukleären Faktors NF-κB, zusätzlich bindet Bortezomib an den Tumornekrosefaktor(TNF)-Rezeptor Typ 1. Der pathogenetische Mechanismus der Bortezomib-bedingten PNP ist bislang nicht geklärt.

Thalidomid

Die Thalidomid-induzierte Neurotoxizität war schon bekannt, als die Substanz wegen ihrer Teratogenität 1961 vom Markt genommen wurde. Aufgrund ihrer immunmodulatorischen, antiangiogenen, antiproliferativen und antiinflammatorischen Eigenschaften wurde sie später wieder für bestimmte Indikationen zur Verfügung gestellt und in den vergangenen Jahren insbesondere bei Patienten mit therapierefraktärem multiplem Myelom eingesetzt. Literaturangaben zur Inzidenz der unter Thalidomid-Behandlung frühzeitig entstehenden vorwiegend sensiblen axonalen PNP variieren zwischen 14 % und > 80 % [19, 30].

Eine langfristige (> 1 Jahr) Thalidomid-Erhaltungstherapie wird im Wesentlichen durch die Neurotoxizität limitiert, mit der unabhängig von der applizierten Einzel- und Kumulativdosis bei ca. 75 % der Patienten zu rechnen ist [23].

Lenalidomid, ein Thalidomid-Analogon, zeichnet sich durch ein günstigeres Wirkungs-/Nebenwirkunsprofil insbesondere bezüglich Teratogenität und Neurotoxizität aus. Stärker als Thalidomid hemmt es die Produktion von TNF-α [29].

Fazit

In Anbetracht der begrenzten therapeutischen Optionen bei einer CIPN sollten die Möglichkeiten der Prävention durch Modifikation der Chemotherapie-Regime hinsichtlich Kumulativdosis, Dosisintensität und Kombination potenziell neurotoxischer Pharmaka ausgeschöpft und individuelle Risikofaktoren bezüglich Entstehung einer CIPN beachtet werden. Dies geschieht idealerweise ohne Einschränkung der antineoplastischen Wirksamkeit. Besteht der Verdacht auf Vorliegen einer CIPN, ist nach Ausschluss anderer PNP-Ursachen die bisherige Chemotherapie abzusetzen bzw. zu verändern.

Unter dem Aspekt eines eventuellen Coasting-Phänomens und der mitunter fehlenden oder unvollständigen Regredienz der neurologischen Symptomatik nach Beendigung der Chemotherapie sollte eine derartige Therapieentscheidung nicht verzögert werden.

Voraussetzung sind neurologische Verlaufskontrollen während Chemotherapien, die mit hoher Wahrscheinlichkeit zu neurotoxischen Nebenwirkungen führen.

Ein verlässliches, untersucherunabhängiges PNP-Screening erfordert ein standardisiertes Vorgehen unter Verwendung validierter Instrumente.

In der symptomatischen medikamentösen Behandlung neuropathischer Schmerzen und Parästhesien kommen vorzugsweise Antiepileptika wie Gabapentin und Pregabalin sowie Antidepressiva und Opioide zur Anwendung. Darüber hinaus sind psychologische Aspekte zu berücksichtigen und ggf. rehabilitative Maßnahmen einzuleiten.

Fortschritte auf dem Gebiet der Pharmakogenetik werden künftig eine präzisere Einschätzung der individuellen Chemotherapierisiken ermöglichen.

Literatur

1. **Albers J, Chaudhry V, Cavaletti G, Donehower R.** Interventions for preventing neuropathy caused by cisplatin and related compounds. Cochrane Database Syst Rev 2007; 24(1): CD005228.
2. **Argyriou AA, Polychronopoulos P, Koutras A, et al.** Is advanced age associated with increased incidence and severity of chemotherapy-induced peripheral neuropathy? Support Care Cancer 2006; 14(3): 223–229.
3. **Badros A, Goloubeva O, Dalal JS, et al.** Neurotoxicity of bortezomib therapy in multiple myeloma: a single-center experience and review of the literature. Cancer 2007; 110(5): 1042–1049.
4. **Cascinu S, Catalano V, Cordella L, et al.** Neuroprotective effect of reduced glutathione on oxaliplatin-based chemotherapy in advanced colorectal cancer: a randomized, double-blind, placebo-controlled trial. J Clin Oncol 2002; 20(16): 3478–3483.
5. **Cavaletti G, Frigeni B, Lanzani F, et al.** The Total Neuropathy Score as an assessment tool for grading the course of chemotherapy-induced peripheral neurotoxicity: comparison with the National Cancer Institute-Common Toxicity Scale. J Peripher Nerv Syst 2007; 12(3): 210–215.
6. **Dougherty PM, Cata JP, Cordella JV, Burton A, Weng HR.** Taxol-induced sensory disturbance is characterized by preferential impairment of myelinated fiber function in cancer patients. Pain 2004; 109(1–2): 132–142.
7. **Forsyth PA, Balmaceda C, Peterson K, Seidman AD, Brasher P, DeAngelis LM.** Prospective study of paclitaxel-induced peripheral neuropathy with quantitative sensory testing. J Neurooncol 1997; 35(1): 47–53.
8. **Gamelin E, Gamelin L, Bossi L, Quasthoff S.** Clinical aspects and molecular basis of oxaliplatin neurotoxicity: current management and development of preventive measures. Semin Oncol 2002; 29(5 Suppl 15): 21–33.
9. **Koeppen S, Verstappen CCP, Körte R, et al.** Lack of neuroprotection by an ACTH (4-9) analogue. A randomized trial in patients treated with vincristine for Hodgkin's or non-Hodgkin's lymphoma. J Cancer Res Clin Oncol 2004; 130: 153–160.
10. **Krishnan AV, Goldstein D, Friedlander M, Kiernan MC.** Oxaliplatin and axonal Na^+ channel function in vivo. Clin Cancer Res 2006; 12(15): 4481–4484.
11. **Krishnan AV, Goldstein D, Friedlander M, Kiernan MC.** Oxaliplatin-induced neurotoxicity and the development of neuropathy. Muscle Nerve 2005; 32(1): 51–60.
12. **Land SR, Kopec JA, Cecchini RS, et al.** Neurotoxicity from oxaliplatin combined with weekly bolus fluorouracil and leucovorin as surgical adjuvant chemotherapy for stage II and III colon cancer: NSABP C-07. J Clin Oncol 2007; 25(16): 2205–2211.
13. **Lee JJ, Swain SM.** Peripheral neuropathy induced by microtubule-stabilizing agents. J Clin Oncol 2006; 24(10): 16331642.
14. **Leonard GD, Wright MA, Quinn MG, et al.** Survey of oxaliplatin-associated neurotoxicity using an interview-based questionnaire in patients with metastatic colorectal cancer. BMC Cancer 2005; 5: 116.
15. **Ocean AJ, Vahdat LT.** Chemotherapy-induced peripheral neuropathy: pathogenesis and emerging therapies. Support Care Cancer 2004; 12(9): 619–625.
16. **Pace A, Savarese A, Picardo M, et al.** Neuroprotective effect of vitamin E supplementation in patients treated with cisplatin chemotherapy. J Clin Oncol 2003; 21(5): 927–931.
17. **Pietrangeli A, Leandri M, Terzoli E, Jandolo B, Garufi C.** Persistence of high-dose oxaliplatin-induced neuropathy at long-term follow-up. Eur Neurol 2006; 56(1): 13–16.
18. **Pignata S, De Placido S, Biamonte R, et al.** Residual neurotoxicity in ovarian cancer patients in clinical remission after first-line chemotherapy with carboplatin and paclitaxel: the Multicenter Italian Trial in Ovarian cancer (MITO-4) retrospective study. BMC Cancer 2006; 6: 5.
19. **Plasmati R, Pastorelli F, Cavo M, et al.** Neuropathy in multiple myeloma treated with thalidomide: a prospective study. Neurology 2007; 69(6): 573–581.
20. **Postma TJ, Aaronson NK, Heimans JJ, et al.** The development of an EORTC quality of life questionnaire to assess chemotherapy-induced peripheral neuropathy: the QLQ-CIPN20. Eur J Cancer 2005; 41(8): 1135–1139.
21. **Richardson PG, Briemberg H, Jagannath S, et al.** Frequency, characteristics, and reversi-

bility of peripheral neuropathy during treatment of advanced multiple myeloma with bortezomib. J Clin Oncol 2006; 24(19): 3113–3120.

22. **Strumberg D, Brugge S, Korn MW, et al.** Evaluation of long-term toxicity in patients after cisplatin-based chemotherapy for non-seminomatous testicular cancer. Ann Oncol 2002; 13(2): 229–236.

23. **Tosi P, Zamagni E, Cellini C, et al.** Neurological toxicity of long-term (>1 yr) thalidomide therapy in patients with multiple myeloma. Eur J Haematol 2005; 74(3): 212–216.

24. **Verstappen CC, Koeppen S, Heimans JJ, et al.** Dose-related vincristine-induced peripheral neuropathy with unexpected off-therapy worsening. Neurology 2005; 64(6): 1076–1077.

25. **Visovsky C, Collins M, Abbott L, Aschenbrenner J, Hart C.** Putting evidence into practice: evidence-based interventions for chemotherapy-induced peripheral neuropathy. Clin J Oncol Nurs 2007; 11(6): 901–913.

26. **von Delius S, Eckel F, Wagenpfeil S, et al.** Carbamazepine for prevention of oxaliplatin-related neurotoxicity in patients with advanced colorectal cancer: final results of a randomised, controlled, multicenter phase II study. Invest New Drugs 2007; 25(2): 173–180.

27. **Wang WS, Lin JK, Lin TC, et al.** Oral glutamine is effective for preventing oxaliplatin-induced neuropathy in colorectal cancer patients. Oncologist 2007; 12(3): 312–319.

28. **Whitehead RP, McCoy S, Rivkin SE, et al.** A Phase II trial of epothilone B analogue BMS-247550 (NSC #710428) ixabepilone, in patients with advanced pancreas cancer: a Southwest Oncology Group study. Invest New Drugs 2006; 24(6): 515–520.

29. **Windebank AJ, Grisold W.** Chemotherapy-induced neuropathy. J Peripher Nerv Syst 2008; 13(1): 27–46.

30. **Zara G, Ermani M, Rondinone R, Arienti S, Doria A.** Thalidomide and sensory neurotoxicity: a neurophysiological study. J Neurol Neurosurg Psychiatry 2008; 79(11): 1258–1261.

7 Chemotherapie-induzierte Kardiotoxizität

KARIN OECHSLE, CARSTEN BOKEMEYER

Einleitung

Die häufigste und bekannteste kardiale Nebenwirkung von Zytostatika ist die Anthrazyklin-induzierte Kardiomyopathie. Daneben können Zytostatika eine Vielzahl weiterer kardiotoxischer Effekte hervorrufen, wie die Manifestation bzw. Verschlechterung einer koronaren Herzkrankheit bis hin zum Infarkt, eine Perikarditis oder Herzrhythmusstörungen. Diese vielfältigen Manifestationen der Chemotherapie-induzierten Kardiotoxizität machen eine Abgrenzung von anderen Ursachen kardialer Probleme in der täglichen Praxis häufig sehr schwierig. Mit der Entwicklung weiterer moderner Substanzgruppen, wie den monoklonalen Antikörpern und den verschiedenen Tyrosinkinaseinhibitoren, ist dieses bunte Bild noch vielfältiger geworden. Wichtige Differenzialdiagnosen kardialer Symptome bei Tumorpatienten sind die direkte Tumorinfiltration ins Herz, ein maligner Perikarderguss, thromboembolische Komplikationen, tumor- oder therapiebedingte Effekte durch Exsikkose, Kachexie, Anämie, Infektionen oder Elektrolytverschiebungen sowie die Verstärkung vorbestehender Herzerkrankungen.

Da pharmakologische Optionen zur Reduktion des Kardiotoxizitätsrisikos bzw. zur Therapie einer manifesten Kardiotoxizität derzeit nur begrenzt zur Verfügung stehen, stellt eine genaue Abwägung zwischen der potenziellen Effektivität einer geplanten Chemotherapie und dem individuellen Risikoprofil jedes Patienten für das Auftreten einer kardialen Nebenwirkung einen essenziellen Bestandteil der Therapieplanung dar. Dies gilt insbesondere für die Anthrazyklin-induzierte Kardiomyopathie, für deren Auftreten eine signifikante Abhängigkeit von der kumulativ verabreichten Dosis beschrieben wurde.

Definitionen

Anthrazyklin-induzierte Kardiotoxizität

Die Anthrazyklin-induzierte Kardiotoxizität stellt die häufigste Form der Chemotherapie-induzierten Kardiotoxizität dar. Prinzipiell zu unterscheiden sind dabei:
)) eine dosisunabhängige Frühform
)) eine dosisabhängige Spätform
Die frühe Form tritt der Literatur zufolge bei bis zu 40 % der Patienten während oder unmittelbar nach Anthrazyklin-Infusion auf, wird aber nur bei einem kleineren Teil der Patienten klinisch evident. Sie manifestiert sich in ST-Strecken-Veränderungen sowie supraventrikulären, selten auch ventrikulären Rhythmusstörungen. Im Gegensatz zur Spätform ist sie nicht von der kumulativ applizierten Dosis abhängig. Sie korreliert außerdem nicht mit dem Risiko für eine später auftretende

Kardiomyopathie. In der Regel lassen sich die Symptome der Frühform durch sofortiges Stoppen der Anthrazyklin-Infusion beenden.

Die Spätform, die Anthrazyklin-induzierte Kardiomyopathie, wird zwar klinisch nur bei einem Teil der Patienten evident, ist aber mit steigender Dosis zumindest auf morphologischer Ebene bei den meisten Patienten nachweisbar. Pathogenetisch liegt dieser Form der Kardiomyopathie eine Lipidperoxidation der Mitochondrienmembran von Kardiomyozyten zugrunde, die zur Myokardfibrose führen kann [13]. Die genaue Häufigkeit der Chemotherapie-induzierten Kardiomyopathie ist schwer einzuschätzen, da sie sich auch über Jahre nach Abschluss der Chemotherapie manifestieren kann und die Herzfunktion leider häufig nicht ausreichend lange im Rahmen von Nachsorgeuntersuchungen überprüft wird. Untersuchungen an Mammakarzinom-Patientinnen zeigen, dass die Rate an Patientinnen mit echokardiographisch eingeschränkter linksventrikulärer Funktion bei einer Nachbeobachtungszeit von mehr als zehn Jahren auf bis zu 40 % ansteigen kann.

Die moderneren Anthrazykline Epirubicin, Idarubicin und Mitoxantron haben zwar eine größere therapeutische Breite als die „klassischen" Substanzen Doxorubicin und Daunorubicin, können aber ebenfalls ab einer bestimmten Schwellendosis eine Kardiomyopathie hervorrufen.

Weitere Formen der Chemotherapie-induzierten Kardiotoxizität

Bei **5-Fluorouracil-haltiger Chemotherapie** kommt es bei knapp 2 % der Patienten zu Myokardischämien, die von ST-Strecken-Veränderungen im EKG über pektanginöse Beschwerden bis hin zum tödlichen Myokardinfarkt reichen können [10]. Bei Applikation als Dauerinfusion scheint das Risiko mit Raten bis zu 8 % höher zu sein als bei der Bolusapplikation. Bei Patienten mit vorbestehender koronarer Herzerkrankung steigt das Risiko auf bis zu 15 % an. Auch in Kombination mit Cisplatin, das selbst ein Risiko für Myokardischämien birgt, steigt das Risiko an. Eine Risikoreduktion durch die Applikation von Nitraten bzw. Kalziumantagonisten oder durch Umstellung auf wöchentliche Applikationsschemata wurde beschrieben, ist aber nicht gesichert. Auch die Kombination mit Folinsäure scheint keinen signifikanten Unterschied in der Häufigkeit von Myokardischämien zu bringen. Deshalb ist bei Patienten, bei denen durch 5-FU oder seine oralen Derivate Capecitabin oder UFT® (Tegafur/Uracil) Myokardischämien induziert werden, der Therapieabbruch oft die einzige Option.

Eine weitere Substanzkombination mit deutlich erhöhtem Risiko für Myokardischämien ist die **Kombination von Cisplatin mit Vinca-Alkaloiden**. Für die Kombination aus Cisplatin, Vinblastin und Bleomycin wurden Raten pektanginöser Beschwerden von bis zu 40 % beschrieben.

Herzrhythmusstörungen werden vor allem bei Applikation von **5-FU, Anthrazyklinen und Paclitaxel** beobachtet. Hierbei handelt es sich in der Regel um selbstlimitierende supraventrikuläre Arrhythmien, Blockbilder oder Bradykardien.

Kreislaufdysregulationen mit Hypotension bis hin zum Schock, die auf vasore-

Tab. 1: **Kardiale Nebenwirkungen von Zytostatika, Biologicals und Targeted Therapies.**

Kardiotoxizität	Zytostatika	Risikofaktoren
Arrhythmie	Anthrazykline, 5-FU, Paclitaxel, Rituximab, Cisplatin	Infusionsgeschwindigkeit, bei Anthrazyklinen Bolusapplikation
Bradykardie	Paclitaxel, Ifosfamid	
Hypertonie	Cisplatin, Bevacizumab	
Hypotonie	Zytokine, monoklonale Antikörper	
	Paclitaxel (bis 20 %)	durch Hypersensitivität auf Lösungsmittel
	Etoposid, Thalidomid	
Kardiomyopathie	Anthrazykline, ATRA	kardiale Vorerkrankungen, Dosis, kurze Infusionszeit, AZ, Alter
	Cyclophosphamid/Ifosfamid	hohe Dosierung (> 100 mg/kg)
	Trastuzumab	verstärkt in Kombination mit Anthrazyklinen
Myokardischämie	5-Fluorouracil, Cisplatin, Anthrazykline, Vinca-Alkaloide	kardiale Vorerkrankungen, Kombination 5-FU/Cisplatin
Perikarditis	Anthrazykline, Actinomycin D, Cyclophosphamid/Ifosfamid	

aktiven Mechanismen beruhen, werden außerdem dosisabhängig bei verschiedenen Zytokinen, wie **Interleukin**, **Interferon** oder **TNF**, beobachtet. Hypotone Reaktionen können außerdem bei Paclitaxelapplikation im Rahmen einer Hypersensitivitätsreaktion auf das Lösungsmittel Cremophor® beobachtet werden.

Unter Therapie einer AML M3 mit all-trans-Retinolsäure (ATRA) oder mit Arsentrioxid kann es im Rahmen des sog. „ATRA-Syndroms" neben Fieber, Dyspnoe und pulmonalen oder peripheren Ödemen auch zu myokardialen Proble-

men bis hin zum Herzversagen kommen. Dieses Syndrom tritt meist innerhalb der ersten zwei Therapiewochen auf und spricht gut auf eine hochdosierte Steroidtherapie an.

Seltenere kardiovaskuläre Komplikationen durch Chemotherapie sind die Perikardtamponade oder die Endokardfibrose bei Busulfan, die hämorrhagische Myokarditis bei Cyclophosphamid, Bradyarrhythmien bei Thalidomid und Paclitaxel, Raynaud-Symptomatik bei Vinblastin und in neuerer Zeit auch die QT-Zeit-Verlängerung oder Torsades de Pointes bei Arsentrioxid.

Einen Überblick über Chemotherapie-bedingte kardiale Nebenwirkungen gibt Tabelle 1.

Kardiotoxizität von monoklonalen Antikörpern oder Tyrosinkinaseinhibitoren

Bei der Applikation monoklonaler Antikörper zählt die Kreislaufdysregulation durch Hypotension im Rahmen einer Zytokinausschüttung mit Fieber, Schüttelfrost, Bronchospasmus und Hypoxie zu den potenziellen unerwünschten Ereignissen.

Einen besonderen Stellenwert unter den monoklonalen Antikörpern nimmt **Bevacizumab** ein. Es bindet den „vascular endothelial growth factor" (VEGF) und hemmt damit die Angiogenese. Unter Bevacizumab wurden erhöhte Raten an Myokardischämien, arterieller Hypertonie, Herzversagen und arteriellen thromboembolischen Ereignissen beschrieben [5].

Von großer Bedeutung war in den letzten Jahren die Beobachtung, dass die Kombination des monoklonalen, gegen HER2-neu gerichteten Antikörpers **Trastuzumab** mit Anthrazyklinen bei Mammakarzinom-Patientinnen zu einer erhöhten Rate an Kardiotoxizität von 16 % gegenüber 3 % bei alleiniger Anthrazyklin-haltiger Chemotherapie führte. Bei der Kombination von Trastuzumab mit Paclitaxel oder Docetaxel trat eine Kardiomyopathie dagegen nur bei < 5 % der Patientinnen auf [8]. Aufgrund dieser Daten gilt die simultane Kombination aus Anthrazyklinen und Trastuzumab in der klinischen Routine als kontraindiziert. Im Rahmen von Studien wird aber die Kombination von Trastuzumab mit liposomalen Anthrazyklinen sowie in sequenzieller Applikation mit konventionellen Anthrazyklinen geprüft.

In den letzten Jahren haben zahlreiche sogenannte „multitargeted Tyrosinkinaseinhibitoren" in der Therapie verschiedenster Tumorentitäten einen festen Stellenwert erlangt. Auch wenn für viele dieser Substanzen nur wenige und zum Teil widersprüchliche Daten zur insbesondere längerfristigen Kardiotoxizität vorliegen, scheinen doch die meisten dieser Tyrosinkinaseinhibitoren über verschiedene Mechanismen kardiovaskuläre Nebenwirkungen hervorrufen zu können. Bei **Sunitinib** wurden im Rahmen klinischer Studien Raten relevanter arterieller Hypertonie zwischen 15 und 50 % beschrieben, außerdem klinisch manifeste Reduktionen der linksventrikulären Herzfunktion zwischen 2 und 25 % [6]. Unter **Sorafenib** wurden Raten an Myokardischämien oder Myokardinfarkten von bis zu 3 % beschrieben.

Für **Imatinib**, das als Inhibitor des Bcr-Abl-Fusionsgens bei der CML heute einen hohen Stellenwert erlangt hat, berichteten zwar einige kleinere Studien von vermehrt auftretendem Herzversagen, in einer großen randomisierten Studie konnte dies aber nicht bestätigt werden [14]. Dennoch ist die Überwachung der Herzfunktion von Patienten unter Imatinib-Therapie zu erwägen.

Für **Nilotinib** wurden wiederholte Fälle von QT-Zeit-Verlängerungen im EKG beschrieben, sodass die Kalium- und Magnesium-Serumspiegel unter dieser Therapie engmaschig kontrolliert werden sollten. Unter **Dasatinib** wurden wiederholte thorakale Schmerzen, ventrikuläre Dysfunktion und Herzversagen berichtet, ohne dass ein kausaler Zusammenhang bisher nachgewiesen werden konnte. Auch im Zusammenhang mit dem Her2neu/EGFR-Tyrosinkinaseinhibitor **Lapatinib** bei Mammakarzinom-Patientinnen wurden Einschränkungen der Herzfunktion und Auftreten von Herzversagen bei bis zu 2 % der Patientinnen beschrieben. Daten zum Vergleich und zu additiven kardiotoxischen Effekten von Lapatinib und Trastuzumab bei Mammakarzinom-Patientinnen stehen derzeit aber noch aus.

Risikofaktoren

Anthrazyklin-induzierte Kardiotoxizität

Der wichtigste Risikofaktor für das Auftreten einer Anthrazyklin-induzierten Kardiomyopathie ist die kumulativ verabreichte Gesamtdosis. Zahlreiche Untersuchungen konnten zeigen, dass es für jedes Anthrazyklin eine Schwellendosis gibt, ab der das Risiko für eine Kardiomyopathie signifikant ansteigt. Diese kumulative Schwellendosis sollte als Richtlinie bei der Anthrazyklinapplikation gelten. Sie ist definiert als die kumulativ applizierte Dosis des jeweiligen Anthra-

zyklins, ab der die Kardiomyopathierate über 5 % ansteigt (Tab. 2). Dem liegt zugrunde, dass in vergleichbaren Patientenkollektiven die Rate spontaner, nicht Medikamenten-induzierter Kardiomyopathie bei 5 % liegt.

Neben der kumulativ verabreichten Anthrazyklindosis existieren zahlreiche weitere patienten- und therapiespezifische Risikofaktoren für das Auftreten einer Kardiomyopathie unter Anthrazyklin-haltiger Chemotherapie:

)) hohe Einzeldosis bzw. Dosisintensität
)) kurze Applikationsdauer (Bolusgabe vs. Dauerinfusion)
)) das Vorliegen kardialer Vorerkrankungen (insbesondere koronare Herzerkrankung und arterielle Hypertonie)
)) der Allgemeinzustand des Patienten
)) ein sehr hohes oder sehr junges Alter
)) weibliches Geschlecht
)) Nikotinabusus
)) Diabetes mellitus

Als weitere Risikofaktoren werden außerdem die zusätzliche Mediastinalbestrahlung sowie die Kombination mit verschiedenen anderen Chemotherapeutika diskutiert, insbesondere den Oxazaphosphorinen Cyclophosphamid und Ifosfamid, die in hoher Dosierung selbst ein Risiko für die

Tab. 2: **Kumulative Schwellendosis der Anthrazykline.**

Anthrazyklin	Übliche Einzeldosis pro Gabe in mg/m²	Kumulative Schwellendosis
Doxorubicin Bolus/Dauerinfusion	60–75 q21d	450–550/700 mg/m²
Daunorubicin	20–80 q21d	700–900 mg/m²
Epirubicin	50–90 q21d	900–1000 mg/m²
Idarubicin	8–12 d1–3 q21d	150 mg/m²
Mitoxantron	10–12 d1(–5) q21d	160 mg/m²

Entwicklung einer Herzinsuffizienz durch Perimyokarditis und Myokardnekrose bergen. Einen besonderen Stellenwert hat auch hier die Kombination des Her2-neu-Antikörpers Trastuzumab mit Anthrazyklinen bei Patientinnen mit Mammakarzinom, wie oben beschrieben.

Therapiestrategien und Medikamente

Risikoadaptierte Therapiestrategie
Der Therapieentscheidung für eine Anthrazyklin-haltige Chemotherapie sollte immer eine individuelle Risikoabschätzung des Kardiotoxizitätsrisikos eines Patienten zugrunde liegen, die auf den zahlreichen Kenntnissen über Risikofaktoren basiert. Eine absolute Kontraindikation gegen eine anthrazyklinhaltige Therapie stellt in jedem Fall eine Herzinsuffizienz des Grades NYHA IV dar, sofern diese nicht durch eine Tumorinfiltration selbst verursacht wird. In einem solchen Fall kann eine mögliche Besserung der Herzfunktion durch die Tumorreduktion gegen eine potenzielle Kardiotoxizität der Chemotherapie abgewogen werden.

Bei allen Patienten ohne kardiologische Vorerkrankungen und bei allen Patienten mit einer Herzinsuffizienz ≤ NYHA III sollte vor Beginn einer potenziell kardiotoxischen Chemotherapie immer eine risikoadaptierte Diagnostik zur Früherkennung einer Kardiomyopathie und zur Festlegung potenzieller Risikofaktoren durchgeführt werden. Die Standardmethodik zur Verlaufskontrolle stellt weiterhin die Echokardiographie dar. Zur Erfassung neu aufgetretener Risikofaktoren sollte die kardiologische Diagnostik vor

einer potenziell kardiotoxischen Chemotherapie regelhaft durch EKG, Labor (Herzenzyme) und eine Röntgenaufnahme des Thorax ergänzt werden.

In der Literatur wird die Durchführung einer erneuten Echokardiographie bei Patienten mit einer linksventrikulären Ejektionfraktion (LVEF) von mehr als 50 % vor Therapiebeginn spätestens bei Erreichen der kumulativen Schwellendosis des Zytostatikums und bei Patienten mit einer LVEF < 50 % bei Therapiebeginn vor jedem neuen anthrazyklinhaltigen Chemotherapiezyklus empfohlen. Bei einem Abfall der LVEF um > 10 % oder einer Reduktion der LVEF unter 40–45 % in Ruhe sollte ein Abbruch der Anthrazyklintherapie erwogen werden [3, 15].

In den letzten Jahren ist wiederholt die Verlaufsmessung des Plasmaspiegels von Troponin I als prädiktiver Marker für die Kardiomyopathie untersucht worden. Inzwischen gilt ein Anstieg des Troponin-I-Spiegels unter Anthrazyklin-haltiger Chemotherapie als hochprädiktiv für einen späteren Kardiomyopathie-bedingten Abfall der linksventrikulären Ejektionsfraktion. In einer Studie zur Hochdosischemotherapie bei Mammakarzinom-Patientinnen fanden sich beispielsweise bei Patientinnen mit im Verlauf der Therapie weiter niedrigen Tropinin-I-Spiegeln nur bei 1 % kardiovaskuläre Ereignisse. Andererseits kam es bei Patientinnen mit einem kurzfristigen Troponin-I-Anstieg unmittelbar nach Chemotherapieapplikation und anschließender Normalisierung bei 37 % und bei Patientinnen mit kontinuierlichem Anstieg bei 84 % zu nachfolgenden relevanten kardiovaskulären Ereignissen [1].

Ein weiterer früher Marker für einen beginnenden Myokardschaden scheint auch das B-typische natriuretische Peptid (BNP) zu sein, das bereits in der Klassifizierung der nicht-Chemotherapie-bedingten Herzinsuffizienz einen hohen Stellenwert erlangt hat.

Prophylaxe der Anthrazyklin-induzierten Kardiomyopathie

Neben der risikoadaptierten Indikationsstellung für die Anthrazyklinapplikation mit regelmäßiger kardiologischer Diagnostik und Bewertung der kumulativen Schwellendosen gibt es bis heute nur eingeschränkte Möglichkeiten zur Prophylaxe einer Anthrazyklin-induzierten Kardiomyopathie.

Einsatz „moderner" oder liposomaler Anthrazykline

Epirubicin und **Idarubicin** sind weniger kardiotoxisch und weisen höhere Schwellendosen auf als die „klassischen" Substanzen Doxorubicin und Daunorubicin. Allerdings sollte für die jeweils zugrundeliegende Tumorerkrankung auch eine vergleichbare Effektivität des Präparates gezeigt worden sein, was aber nur für wenige Krankheitsentitäten und Therapiestrategien der Fall ist. Insbesondere für die kurativ therapierten hämatologischen Erkrankungen wie Leukämien und Lymphome wurde diese Frage nur wenig untersucht. Zusätzlich muss berücksichtigt werden, dass sich die Dosisäquivalente der Substanzen unterscheiden. So entsprechen beispielsweise 60 mg Doxorubicin etwa 90 mg Epirubicin in der therapeutischen Effektivität, sodass die zwar höhere kumulative Schwellendosis von Epirubicin mit der gleichen Anzahl von Applikationen erreicht wird wie die niedrigere Grenzdosis von Doxorubicin.

Eine weitere Option ist der Ersatz der „klassischen" Anthrazykline durch liposomal verkapselte Derivate, wie zum Beispiel **Caelyx®**, **Daunoxome®** oder **Myocet®**, deren Stellenwert in den letzten Jahren in zahlreichen Studien untersucht wurde. Der älteste Vertreter ist Caelyx®, ein pegyliertes liposomales Doxorubicin mit einer deutlich verlängerten Halbwertszeit. Für Caelyx® konnte ein im Vergleich zu konventionellem Doxorubicin deutlich reduziertes Risiko für Kardiotoxizität mit einer Reduktion kardiovaskulärer Ereignisse gezeigt werden. Außerdem konnte bisher keine kumulative Schwellendosis für die Kardiotoxizität nachgewiesen werden. Allerdings gilt auch bei dieser Strategie, dass die vergleichbare Effektivitätsdosis zu den konventionellen Anthrazyklinen noch nicht für alle Tumorentitäten und Therapiekonzepte festgelegt werden konnte und ein randomisierter Vergleich zwischen „klassischem" Anthrazyklin und dem liposomalen Vertreter im Rahmen von Phase-III-Studien nur für einzelne Regime und Tumorentitäten durchgeführt wurde. Daher können die liposomalen Anthrazykline nicht grundsätzlich als Alternative zu den klassischen Substanzen gelten.

Dennoch liegen die Ergebnisse zahlreicher Studien vor, die den Einsatz liposomal verkapselter Anthrazykline in spezifischen Therapiesituationen bei bestimmten Tumorentitäten, insbesondere beim Mammakarzinom, erfolgreich untersucht haben. *O'Brien* et al. verglichen in einer großen randomisierten Studie bei Patientinnen mit metastasiertem Mammakarzinom den Einsatz von Caelyx® mit konventionellem Doxorubicin. Dabei waren 50 mg/m^2 Caelyx$^®$ mit einem progressionsfreien Überleben von 6,9 versus 7,8 Monaten äquieffektiv zu 60 mg/m^2 Doxorubicin und wiesen mit einer Hazard-Ratio von 3,16 ein signifikant niedrigeres Kardiotoxizitätsrisiko auf [7]. Eine Studie von *Safra* et al. im Jahr 2003 konnte außerdem zeigen, dass auch bei Anthrazyklin-vorbehandelten Patienten, die dann eine Therapie mit Caelyx$^®$ erhielten, die Zahl der Patienten mit Verschlechterung der linksventrikulären Funktion im Wesentlichen der Zahl der nicht-therapiebedingten kardialen Verschlechterung von 5–6 % im vergleichbaren Kollektiv entspricht [9]. Auch in der Rezidivsituation bei Anthrazyklin-refraktären Patientinnen mit Mammakarzinom wurde die Effektivität von Caelyx$^®$ im Vergleich zu Vinorelbin in einer Phase-III-Studie belegt.

Für Myocet$^®$ (TLC D-99), ein liposomal verkapseltes Doxorubicin ohne Pegylierung, ergab eine Phase-III-Studie bei Patientinnen mit metastasiertem Mammakarzinom mit einem progressionsfreien Überleben von 2,9 vs. 3,1 Monaten ebenfalls die Äquieffektivität bei einem signifikant niedrigeren Kardiotoxizitätsrisiko [2]. Für Daunoxome$^®$, das liposomal verkapselte Daunorubicin, existieren verschiedene Daten aus Phase-II-Studien zu Kombinationsregimen bei unterschiedlichen hämatologischen Erkrankungen, vor allem akuten Leukosen oder Plasmozytom, die eine vergleichbare Effektivität andeuten wie Kombinationsregime mit konventionellem Daunorubicin, bei reduzierter Kardiotoxizität.

Einsatz protektiver Substanzen

Die einzige additiv zu applizierende Substanz zur Prophylaxe der Anthrazyklin-induzierten Kardiomyopathie, die in randomisierten klinischen Studien untersucht wurde, ist **Dexrazoxan**. Die Substanz wirkt als intrazellulärer Eisenchelatbildner, der die Kardiotoxizität durch Reduktion der oxidierenden und radikalbildenden Einflüsse des Eisens mindern soll. Dexrazoxan wird als 15-minütige Kurzinfusion 30 Minuten vor Gabe des Anthrazyklins appliziert und im Verhältnis 20:1 bei Doxorubicin und im Verhältnis 10:1 bei Epirubicin dosiert. In-vitro-Studien haben gezeigt, dass dabei die Aktivität und Pharmakokinetik von Anthrazyklinen nicht durch Dexrazoxan beeinflusst werden. Seit Mitte 2007 ist die Substanz als Cardioxane$^®$ in Deutschland zugelassen zur Vorbeugung chronischer kumulativer Kardiotoxizität durch Verwendung von Doxorubicin oder Epirubicin bei Patienten mit fortgeschrittener und/oder metastasierter Krebserkrankung nach vorheriger Anthrazyklin-haltiger Behandlung. Zur Zulassung in Deutschland führte eine randomisierte Studie aus dem Jahr 2006 bei Patientinnen mit Mammakarzinom, die mit einer kumulativen Doxorubicin-Dosis von 250 mg/m^2 vorbehandelt waren und dann eine erneute Anthrazyklintherapie – randomisiert mit oder ohne Addition von Dexrazoxan – erhielten [4]. Die Studie zeigte eine signifikante Reduktion klinisch relevanter Kardiotoxizität (definiert als Abfall der LEV um > 10 % oder unter 45 %) von 39 % auf 13 % durch die Addition von Dexrazoxan. Insgesamt liegen sieben randomisierte Studien zum kardioprotektiven Einsatz von Dexrazoxan vor, davon allerdings sechs ausschließlich bei Mammakarzinom-Patientinnen, sodass die Ergebnisse nicht grundsätzlich auf alle Tumorentitäten und andere Chemotherapieregime übertragen werden können [12]. Die ASCO-Guidelines von 2002 empfehlen, Dexrazoxan nicht routinemäßig einzusetzen, sondern nur bei Patienten nach Überschreiten einer kumulativen Anthrazyklindosis von 300 mg/m^2, die von der Therapiefortsetzung profitieren, oder im Rahmen von Studien in der adjuvanten Situation [11].

Weitere Substanzen, die zur Prophylaxe der Chemotherapie-induzierten Kardiomyopathie in klinischen Studien untersucht wurden, sind Melatonin und das Antioxidans Probutol. Für beide Substanzen konnte zumindest ein pharmakokinetischer Effekt auf die Mechanismen der Anthrazyklin-induzierten Kardiotoxizität ohne Reduktion des antitumorösen Effekts der Anthrazykline gezeigt werden. Randomisierte Studien zur Effektivität im klinischen Einsatz liegen jedoch nicht vor.

Therapie der Anthrazyklin-induzierten Kardiomyopathie

Die therapeutischen Optionen bei Vorliegen einer klinisch relevanten Anthrazyklin-induzierten Kardiomyopathie sind weiterhin sehr begrenzt, sodass die wichtigste therapeutische Maßnahme in der Beendigung der Anthrazyklin-Therapie besteht. Die weiteren Therapieoptionen entsprechen im Wesentlichen den allgemeinen kardiologischen Richtlinien zur Therapie der Herzinsuffizienz mit Senkung der Vor- und Nachlast durch den Einsatz von ACE-Hemmern und Diuretika. Eine Flüssigkeitsrestriktion und körperliche Schonung können dem Pati-

enten unterstützend empfohlen werden. Zudem sollten weitere Erkrankungen mit Auswirkung auf das kardiovaskuläre System, wie Anämie oder Elektrolytstörungen, konsequent behoben werden, um mögliche weitere Belastungen der Herzfunktion zu minimieren.

Fazit

Entsprechend der Vielzahl der heute zur Verfügung stehenden Zytostatika kann sich die Chemotherapie-induzierte Kardiotoxizität in einem bunten Bild unterschiedlicher Formen manifestieren, wie Kardiomyopathie, Myokardischämie, Perikarditis oder Herzrhythmusstörungen. Da die therapeutischen Optionen begrenzt sind, ist die Prävention der Kardiotoxizität von entscheidender Bedeutung. Der wichtigste Risikofaktor für das Auftreten der Kardiotoxizität sind die in der westeuropäischen Bevölkerung häufig vorkommenden kardialen Vorerkrankungen. Daher muss die kardiale Funktion eines Patienten vor einer potenziell kardiotoxischen Chemotherapie genau evaluiert werden. Zusätzlich berücksichtigt werden sollten zahlreiche weitere Einflussfaktoren wie Applikationsdauer, Dosisintensität, kumulative Dosis bei Anthrazyklinen und potenzielle additive Effekte von Zytostatika-Kombinationen. Die individuelle Abwägung von Effektivität der Therapie und Risikoprofil eines Patienten setzt daher eine umfassende onkologische Erfahrung voraus. Eine engmaschige Verlaufskontrolle mittels Echokardiographie ist unter Anthrazyklintherapie unverzichtbar, um eine Kardiomyopathie frühzeitig zu erkennen und die Tumortherapie gegebenenfalls beenden oder anpassen zu können. Substanzen zur Prophylaxe der Kardiomyopathie wie das Zytoprotektivum Dexrazoxan werden derzeit nur in definierten Risikosituationen empfohlen.

Literatur

1. **Cardinale D, Sandri MT, Colombo A, et al.** Prognostic value of troponin I in cardiac risk stratification of cancer patients undergoing high-dose chemotherapy. Circulation 2004; 109: 2749–2754.
2. **Keller AM, Mennel RG, Georgoulias VA, et al.** Randomized phase III trial of pegylated liposomal doxorubicin versus vinorelbine or mitomycin C plus vinblastine in women with taxane-refractory advanced breast cancer. J Clin Oncol 2004; 22(19): 3893–3901.
3. **Marchandise B, Schroeder E, Bosly A, et al.** Early detection of doxorubicin cardiotoxicity: interest of Doppler echocardiographic analysis of left ventricular filling dynamics. Am Heart J 1989; 118: 92–98.
4. **Marty M, Espié M, Llombart A, Monnier A, Rapoport BL, Stahalova V;** Dexrazoxane Study Group. Multicenter randomized phase III study of the cardioprotective effect of dexrazoxane (Cardioxane) in advanced/metastatic breast cancer patients treated with anthracycline-based chemotherapy. Ann Oncol 2006; 17: 614–622.
5. **Miller KD, Chap LI, Holmes FA, et al.** Randomized phase III trial of capecitabine compared with bevacizumab plus capecitabine in patients with previously treated metastatic breast cancer. J Clin Oncol 2005; 23: 792–799.
6. **Motzer RJ, Hutson TE, Tomczak P, et al.** Sunitinib versus interferon alfa in metastatic renal-cell carcinoma. N Engl J Med 2007; 356: 115–124.
7. **O'Brien ME, Wigler N, Inbar M, et al;** CAELYX Breast Cancer Study Group. Reduced cardiotoxicity and comparable efficacy in a phase III trial of pegylated liposomal doxorubicin HCl (CAELYX/Doxil) versus conventional doxorubicin for first-line treatment of metastatic breast cancer. Ann Oncol 2004; 15: 440–449.
8. **Perez EA, Rodeheffer R.** Clinical cardiac tolerability of trastuzumab. J Clin Oncol 2004; 22: 322–329.
9. **Safra T.** Cardiac safety of liposomal anthracyclines. Oncologist 2003; 8: 17–24.
10. **Schober C, Papageorgiou E, Harstrick A, et al.** Cardiotoxicity of 5-fluorouracil in combination with folinic acid in patients with gastrointestinal cancer. Cancer 1993; 72: 2242–2247.
11. **Schuchter LM, Hensley ML, Meropol NJ, Winer EP;** American Society of Clinical Oncology Chemotherapy and Radiotherapy Expert Panel. 2002 update of recommendations for the use of chemotherapy and radiotherapy protectants: clinical practice guidelines of the American Society of Clinical Oncology. J Clin Oncol 2002; 20: 2895–2903.
12. **Swain SM, Vici P.** The current and future role of dexrazoxane as a cardioprotectant in anthracycline treatment: expert panel review. J Cancer Res Clin Oncol 2004; 130: 1–7.
13. **Torti FM, Bristow MM, Lum BL, et al.** Cardiotoxicity of epirubicin and doxorubicin: assessment by endomyocardial biopsy. Cancer Res 1986; 46: 3722–3727.
14. **Verweij J, Casali PG, Kotasek D, et al.** Imatinib does not induce cardiac left ventricular failure in gastrointestinal stromal tumours patients: analysis of EORTC-ISG-AGITG study 62005. Eur J Cancer 2007; 43: 974–978.
15. **Yeh ET, Tong AT, Lenihan DJ, et al.** Cardiovascular complications of cancer therapy: diagnosis, pathogenesis, and management. Circulation 2004; 109: 3122–3131.

71

8 Mundschleimhaut

WOLFGANG DÖRR, JÖRG T. HARTMANN, DOROTHEA RIESENBECK, KNUT A. GRÖTZ

Einleitung

Frühe Nebenwirkungen der Radio- und/oder Chemotherapie im Kopf-Hals-Bereich manifestieren sich bereits unter der Therapie, die im Falle der Bestrahlung üblicherweise sechs bis sieben Wochen andauert, in Form von Mucositis enoralis, Xerostomie und Geschmacksveränderungen. Mundtrockenheit und Geschmacksbeeinträchtigungen können aus der Frühform in einen chronischen Verlauf übergehen. Spätfolgen der onkologischen Therapie zeigen sich nach Monaten bis Jahren in Form von Strahlenkaries, Schleimhautatrophie und -ulzera, Ödemen und sekundär infizierten Osteoradionekrosen (IORN).

Die genannten Therapiefolgen im Mundhöhlenbereich treten nicht unabhängig voneinander auf, sondern beeinflussen sich gegenseitig [12, 13]. Deshalb sollten sich supportive Maßnahmen möglichst auf die Gesamtheit der Nebenwirkungen beziehen. In diesem Kapitel soll jedoch ausschließlich auf die Maßnahmen zur Prophylaxe oder Behandlung der Reaktion der *oralen Schleimhaut* auf eine onkologische Behandlung (Radio- und/oder Radiochemotherapie) eingegangen werden.

Frühe Veränderungen an der Mundschleimhaut, zusammengefasst als Mucositis enoralis, sind regelmäßige, häufig dosislimitierende Nebenwirkungen der Radio- und/oder Chemotherapie von Malignomen im Kopf-Hals-Bereich. Sie treten – in verschiedenen Schweregraden – bei nahezu allen kurativ behandelten Patienten auf [10, 13]. Während und kurz nach der onkologischen Therapie ist die orale Mukositis der dominierende Faktor für die Beeinträchtigung der Lebensqualität der Patienten [2]. In bis zu 20 % der Fälle erzwingt sie eine Unterbrechung der Behandlung, mit der Konsequenz einer drastischen Verminderung der Heilungsaussichten infolge einer Zellneubildung im Tumor während der Behandlungspausen [24]. Frühe Schleimhaut-assoziierte Strahlenreaktionen in der Mundhöhle können zudem das Risiko für chronische Strahlenfolgen im Sinne konsekutiver Späteffekte vergrößern [11]. Auch stellt die orale Mukositis einen wesentlichen Kostenfaktor dar; neuere Analysen aus den USA schätzen Beträge von mehreren Tausend Dollar pro Mukositis-Fall, je nach Schweregrad der Reaktion [16].

In diesem Überblick sollen allgemeine Maßnahmen zur effektiven Beeinflussung der oralen Mukositis dargestellt werden. Aus der Vielzahl spezifischer Strategien, von denen jedoch bisher keine Eingang in die klinische Routine gefunden hat, werden nur die bekanntesten Beispiele aufgeführt; hier sei auf umfassende aktuelle Übersichten [10, 17, 28, 36] sowie die ständig aktualisierten Empfehlungen in den Leitlinien der Fachgesellschaften [18, 22] verwiesen.

Pathogenese und Phasen der oralen Mukositis

Bei Therapiefolgen an der Mundschleimhaut ist zu unterscheiden zwischen der typischen Glattflächen-Mukositis (Wange, Gaumen, Zunge, Mundboden, Oropharynx), der Gingivitis/Parodontitis und, als einer weiteren, jedoch eher untypischen Form, der Bildung von Aphthen und Ulzera. Unter der Therapie mit Antimetaboliten, insbesondere 5-Fluorouracil und Methotrexat, kann es zur foudroyant verlaufenden Sonderform der akut nekrotisierenden ulzerösen Gingivitis (ANUG) kommen.

Die Reaktion der Mundschleimhaut auf eine onkologische Therapie muss als interaktiver Prozess unter Beteiligung aller vorhandenen Zellpopulationen, wie Epithelzellen, Fibroblasten, Endothelzellen der Kapillaren und auch Makrophagen, angesehen werden (Abb. 1). Initialer Prozess in der Kette der Effekte ist die Generierung von Radikalen und aggressiven, reaktiven Sauerstoff- (ROS) und Stickstoffspezies (NOS) durch ionisierende Strahlung und/oder Chemotherapeutika (Abb. 2). Diese führen direkt oder indirekt zu Schäden an der DNA. Daraus wiederum resultiert über verschiedene Zwischenstufen eine Aktivierung von Transkriptionsfaktoren (z. B. NFκB, AP-1) und in der Folge eine Stimulierung einer Vielzahl von Signalkaskaden (Wachstumsfaktoren, Interleukine, Caspasen, Adhäsionsmoleküle usw.) innerhalb des Epithels, aber eben auch in Fibroblasten, Endothelien und Makrophagen [10]. Diese „Schadensprozessierung" ist Gegenstand aktueller Forschungsprojekte.

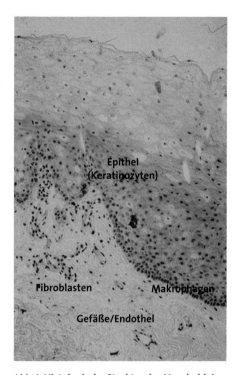

Abb. 1: **Histologische Struktur der Mundschleimhaut und an der Strahlenreaktion beteiligte Zellpopulationen.**

Die Mechanismen, die im unbehandelten Epithel die Gewebshomöostase gewährleisten, führen bereits früh, nach der Manifestation erster epithelialer Veränderungen auf subklinischer Ebene [5–7], zur Stimulierung einer kompensatorischen Regenerationsantwort der Schleimhaut („Repopulierung").

Die Pathogenese der eigentlichen Epithelreaktion ist typisch für Umsatzgewebe [14, 25]. Bei diesen Geweben liegt physiologisch ein permanenter Zellverlust vor – bei der Mundschleimhaut an der Epitheloberfläche in Folge mechanischer und

73

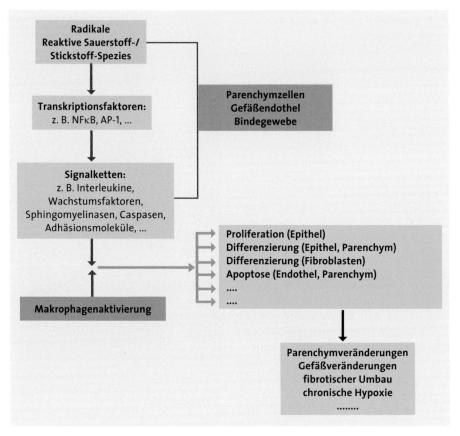

Abb. 2: „Schadensprozessierung" in der oralen Schleimhaut: Schema und Konsequenzen.

chemischer Beanspruchung. Dieser wird durch eine fortwährende Zellproduktion in den tieferen Epithelschichten in einem präzise regulierten Gleichgewicht ausgeglichen. Während die proliferierenden Zellen empfindlich gegenüber Strahlung und Zytostatika sind, sind postmitotische (Funktions-)Zellen von der Strahlenexposition kaum betroffen und durchlaufen auch unter der Therapie nahezu ungestört das vorgesehene Differenzierungsprogramm [9]. Die Therapie führt somit

primär zu einer Beeinträchtigung der Zellneubildung, mit der Folge einer progressiven Zelldepletion (*Hypoplasie*), die bei entsprechend aggressiven Behandlungsprotokollen bis hin zum vollständigen Zellverlust (*Ulzeration*) reichen kann. Tiefe Ulzera mit massiven Hämorrhagien finden sich unter alleiniger Strahlentherapie sehr selten.

Die Zeit bis zur klinischen Manifestation der radiogenen Mukositis ist, ausgehend von der Pathogenese, abhängig von der Umsatzzeit des Gewebes [14, 25] und weitgehend unabhängig von der Strahlendosis. Sie beträgt in der Mundhöhle für die konfluente Form der Mukositis ca. neun Tage nach dem Erreichen einer Gesamtdosis von 20 Gy [5, 37]. Eine alleinige oder zusätzliche Chemotherapie kann jedoch auch die postmitotischen Zellen angreifen und so die Latenzzeit gegenüber der alleinigen Bestrahlung verkürzen [15].

Neben der eigentlichen Epithelreaktion findet sich regelmäßig eine *Gefäßreaktion*, die sich in begleitenden Entzündungsprozessen mit entsprechenden Veränderungen in der Endothelfunktion (Expression von Adhäsionsmolekülen usw.) und dem Einwandern und der Aktivierung von Makrophagen aus der Zirkulation manifestiert [10, 12]. Die Bedeutung von apoptotischen Prozessen in den Endothelzellen wird gegenwärtig kontrovers diskutiert [4, 23].

Ausgehend vom Zusammenbruch der normalen epithelialen Struktur, auf der die Schutz- und Barrierefunktion der Schleimhaut beruht, folgt im Rahmen der Strahlenreaktion häufig eine Phase *sekundärer Infektionen*, welche die Epithelreaktion wiederum verstärken können. Die Infektion kann – vor allem bei infolge einer Chemotherapie immunkompromittierten Patienten – bis hin zur Sepsis führen. Häufig sind opportunistische Keime, z. B. *Candida albicans* („Soor-Stomatitis", Abb. 3) vertreten. Neben der Verstärkung der enoralen Reaktion birgt die Candidiasis eine Ausbreitungsgefahr bis hin zur radiogenen Soor-Ösophagitis mit dem Risiko der chronisch atrophischen Soor-Infektion und Ösophagusstrikturen [10, 12, 20].

Üblicherweise tritt innerhalb von einigen Wochen nach Abschluss der Behandlung, abhängig von der Aggressivität des Behandlungsprotokolls, die *Heilungsphase* ein. Sie geht aus von innerhalb des Bestrahlungsgebietes überlebenden oder von aus der Umgebung einwandernden proliferationsfähigen Zellen. Außer bei sehr ausgeprägten Reaktionen ist die Restitution der Schleimhaut primär meist vollständig. Jedoch kann im weiteren Verlauf infolge der Schädigung des Gefäßbindegewebes und damit einer Unterversorgung der Schleimhaut eine sekundäre Atrophie eintreten. Diese führt zu einer erhöhten mechanischen Verletzlichkeit der Schleimhaut, aber auch zu einer erhöhten Empfindlichkeit gegenüber einer erneuten Behandlung, beispielsweise im Falle eines Rezidivs oder eines Zweittumors. Kapillarerweiterungen manifestieren sich als Teleangiektasien mit Blutungsneigung.

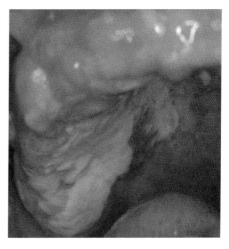

Abb. 3: **Sekundäre Candidiasis („Soor-Stomatitis") im Rahmen einer Strahlenbehandlung.**

75

Diagnostik, Dokumentation und klinischer Verlauf

Diagnose und Definition des Schweregrads der Schleimhautveränderungen erfolgen durch Inspektion der Mundhöhle. Es muss darauf geachtet werden, dass auch „verdeckte" Schleimhautbereiche, wie etwa die Zungenunterseite, mit beurteilt werden. Bestimmend für den Schweregrad der Reaktion ist die jeweils stärkste Ausprägung der Veränderungen. Grundsätzlich unterscheidet sich die Diagnose und Klassifizierung der Mukositiden nach Strahlen- und/oder Chemotherapie nicht. Jedoch dürfen als strahlenbedingt verändert nur diejenigen Schleimhautbereiche eingestuft werden, welche innerhalb des bestrahlten Volumens liegen.

Zur Graduierung der Schleimhautreaktionen existiert eine Reihe von Klassifikationssystemen (Tab. 1), wie dasjenige der RTOG/EORTC (Radiotherapy Oncology Group/European Organisation for Research and Treatment of Cancer), der WHO (World Health Organisation) oder die Common Terminology Criteria for Adverse Events (CTCAE) des NCI (National Cancer Institute, USA) in der aktuellen Version 3.0 [31]. Die Folgen der onkologischen Behandlung werden dabei üblicherweise allgemein in sechs Schweregrade eingeteilt, von fehlenden Symptomen (Grad 0) bis hin zu lebensbedrohlichen Zuständen (Grad 4) und dem Tod infolge der Nebenwirkung (Grad 5).

Daneben existieren spezifische Klassifikationssysteme für die orale Schleim-

Tab. 1: **Mukositis-Klassifikationssysteme nach RTOG/EORTC und WHO (nach *Seegenschmiedt* [34]) sowie die CTCAE v3.0-Einteilung nach NCI [31].**

	Grad 0	Grad 1	Grad 2	Grad 3	Grad 4
RTOG/ EORTC	keine Veränderung	mildes Erythem, geringe Schmerzen, keine Analgetika	fleckförmige Mukositis, mäßige Schmerzen, Analgetika nötig	konfluierende Mukositis, starke Schmerzen, Narkotika nötig	Ulzerationen, Blutungen, Nekrosen, ggf. parenterale Ernährung
WHO	keine Veränderung	Entzündung, Rötung	Erythem, Ulzeration, feste Nahrung möglich	Ulzeration, nur flüssige Nahrungsaufnahme möglich	orale Ernährung nicht möglich
CTCAE	keine Veränderung	Entzündung, Erythem, schmerzlose Erosion	stellenweise Erosionen/ Pseudomembran, moderate Schmerzen, feste Nahrung möglich	konfluente Ulzeration, starker Schmerz, Bedarf flüssiger Kost und Analgetika	Nekrosen, Spontanblutungen, orale Nahrungsaufnahme nicht möglich, lebensbedrohlich

hautreaktion [33], die jedoch aufgrund des Aufwands in der Regel nur innerhalb von Studien eingesetzt werden. Systeme wie OMAS (Oral Mucositis Assessment Scale), welche die Veränderungen als Mittelwert an vorab definierten Positionen erfassen [35] – unabhängig davon, ob diese im Bestrahlungsfeld liegen – sind für eine sinnvolle Erfassung rein *strahlenbedingter* Veränderungen nicht geeignet!

Im klinischen Verlauf zeigt sich nach der ersten Bestrahlungswoche ein Enanthem mit begleitenden Schmerzen und Schluckstörungen (Grad 1), in der zweiten bis dritten Woche gefolgt von fokalen (fleckförmigen) Schleimhautläsionen, die üblicherweise in der dritten bis vierten Woche in konfluente Ulzerationen

(Grad 3) übergehen. Besonderes Augenmerk ist auf die Definition der *Konfluenz* der ulzerativen Läsion zu legen. Je nach der Stringenz dieser Definition (beispielsweise größte Ausdehnung > 1 cm oder > 2 cm) kann die Häufigkeit konfluenter Reaktionen auch bei identischen Behandlungsprotokollen zwischen verschiedenen Untersuchern massiv variieren.

Abbildung 4 zeigt als Beispiel den typischen zeitlichen Verlauf der Mukositis in einer Population von Patienten (n = 189), die mit alleiniger konventioneller Strahlentherapie behandelt wurden [*Dörr* et al., unveröffentlicht]. Die Beurteilung der Schleimhautreaktion erfolgte in dieser Untersuchung täglich im Rahmen einer professionellen Mundpflege durch speziell ausgebildetes Personal. Nahezu alle

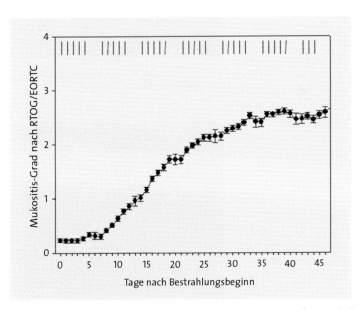

Abb. 4: Schweregrad der Schleimhautreaktion (Mittelwert ± SEM) im zeitlichen Verlauf der Strahlentherapie. Die Bestrahlung erfolgte konventionell fraktioniert mit 5 x 2 Gy/Woche; das Bestrahlungsprotokoll ist am oberen Rand der Abbildung angegeben.

77

Patienten entwickelten eine fokale Reaktion (Abb. 5) nach im Mittel 19±7 Tagen, 77 % entwickelten eine konfluente Reaktion (Abb. 6), in diesem Fall definiert als Läsion mit einer größten Ausdehnung von > 1 cm, nach einer durchschnittlichen Latenzzeit von 26±8 Tagen. Ab der vierten Bestrahlungswoche blieb der mittlere Reaktionsgrad – trotz mit gleicher Intensität fortgesetzter Bestrahlung – nahezu konstant. Dies zeigt die effektive Regenerationsleistung der Schleimhaut unter der Bestrahlung.

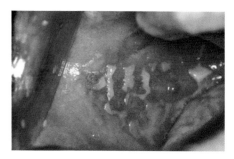

Abb. 5: **Fokale Mucositis enoralis (Grad 2 der RTOG/EORTC-Klassifikation).**

Prophylaxe und Therapie der oralen Mukositis

Es existiert eine Vielzahl experimenteller und klinischer Ansätze zu Prophylaxe und Behandlung der radiogenen und auch der chemogenen Mucositis enoralis, ohne dass bisher eine spezifische Strategie allgemeinen Eingang in die klinische Routine gefunden hat. Jedoch können verschiedene allgemeine Maßnahmen herangezogen werden, um die Schleimhautreaktion zu vermindern. Diese betreffen vor allem die Therapieplanung (bei der Strahlentherapie) und die Mundhygiene.

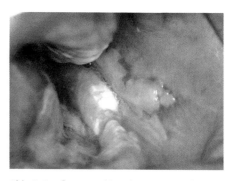

Abb. 6: **Konfluente Schleimhautreaktion (Grad 3 der RTOG/EORTC-Klassifikation).**

Strahlentherapie-Planung

Häufig finden sich bei Patienten metallhaltige Dentallegierungen als festsitzender Zahnersatz in der Mundhöhle. In der nächsten Umgebung des Zahnersatzes, im Abstand von 1–2 mm, treten bei der Strahlentherapie infolge der Streustrahlung lokale Dosisspitzen bis zu 190 % der eigentlichen Dosis auf [32]. Diese können zu massiven Schleimhautreaktionen führen (Abb. 7). Bei der Bestrahlung sollten

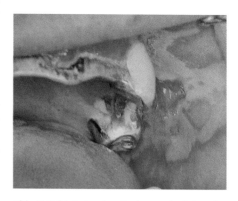

Abb. 7: **Schleimhautveränderung in Folge der Dosiserhöhung in der Nähe metallhaltiger Zahnimplantate.**

deshalb Schleimhautretraktoren („Abstandsschienen") verwendet werden, die eine Dicke von 2–3 mm aufweisen müssen (Abb. 8).

Vonseiten der Strahlentherapie-Planung sollte darauf geachtet werden, dass die Schleimhautfläche, die mit moderaten bis hohen Dosen (> 30 Gy) exponiert wird, möglichst klein gehalten wird. So müssen beispielsweise bei vielen Patienten die Lippen, welche eine besonders belastende Strahlenreaktion entwickeln (Abb. 9), nicht in diesen Dosisbereich eingeschlossen werden. Eine Einschränkung des Anteils der Zunge, der mit signifikanten

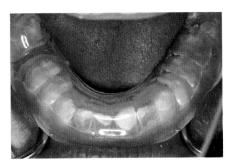

Abb. 8: **Schiene zur Verlagerung der Schleimhaut aus der Nähe metallhaltiger Zahnimplantate („Schleimhautretraktor").**

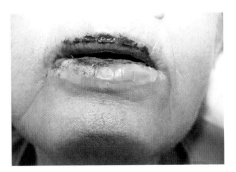

Abb. 9: **Veränderungen an den Lippen während kombinierter Radiochemotherapie.**

Dosen bestrahlt wird, kann sich zudem positiv auf die Beeinträchtigung des Geschmacks auswirken [27].

Zahn- und Mundhygiene

Bei der Prophylaxe und auch der Therapie der oralen Mukositis spielen Zahn- und Mundhygiene eine entscheidende Rolle [29]. Weiche und harte Zahnbeläge (Plaque, Konkremente, Zahnstein), insbesondere im Bereich von Schlupfwinkeln und Nischen (tiefe Zahnfleischtaschen), begünstigen die Entwicklung schwerer Schleimhautreaktionen [12]. Deshalb sollte vor der Therapie eine gründliche *Zahnsanierung* erfolgen. Diese dient nicht nur der Mundhygiene während der Bestrahlung, sondern auch der Vermeidung von Eingriffen nach der Therapie, die immer das Risiko einer Osteoradionekrose bergen [19, 21]. (Diese wird ausführlich im Kapitel „Kieferosteonekrosen" ab S. 159 behandelt.)

Die Zahnsanierung umfasst die Entfernung aller Beläge am Restzahnbestand, die Extraktion nicht erhaltungswürdiger Zähne (avitale, kariös zerstörte, fortgeschritten parodontal geschädigte oder teilretinierte Zähne mit Risiko zur Schlupfwinkelinfektion), die konservierende Therapie am Restzahnbestand inklusive Glättung scharfer Kanten an Zähnen oder Zahnersatz, die chirurgische Sanierung persistierender Epithelläsionen sowie gegebenenfalls das Abtragen scharfer Knochenkanten, welche die Integrität der Schleimhaut unter und nach der Bestrahlung gefährden können.

Bei Patienten, die einen unabhängig von der anstehenden Strahlentherapie konservierend nicht versorgbaren Zahnstatus haben, müssen alle Zähne entfernt werden. Bereits zahnlose Patienten sollten eine röntgenologische Untersuchung (Panoramaschichtaufnahme der Kiefer) erhalten, um enossale Befunde (verlagerte Zähne, Osteolysen, Zysten, Wurzelreste usw.) auszuschließen. Letztere müssen gegebenenfalls versorgt werden.

Bei Patienten mit konservierend therapierbarer Karies und Zahnfleischtaschen muss das Ziel eines individuellen Extraktionsplanes die Vermeidung einer Entfernung aller Zähne sein. Dies betrifft vor allem die oft kariesfreien und parodontal gesunden Eckzähne und Prämolaren im Unterkiefer und im Oberkiefer sowie die Schneidezähne. Demgegenüber kann die Indikation zur Entfernung der Molaren, insbesondere im Unterkiefer, wesentlich großzügiger gestellt werden. Erhaltene Eckzähne und Prämolaren im Unterkiefer haben einen hohen Stellenwert als Pfeilerzähne für eine teilprothetische Versorgung.

Bei einer zahnerhaltenden Behandlungsstrategie muss die ungünstige Prognose der Zähne in Betracht gezogen werden.

Eine optimale Mundhygiene, basierend auf möglichst täglicher professioneller Mundpflege und unterstützt durch regelmäßige Mundspülungen in kurzen Abständen, mindestens aber nach den Mahlzeiten, kann die Inzidenz schwerer Mukositiden und vor allem deren klinische Konsequenzen deutlich reduzieren. Dabei steht der Spülvorgang selbst, d. h. die Reinigung der Mundschleimhaut und der Mundhöhle, im Vordergrund. Die verwendete Spüllösung bzw. deren Inhaltsstoffe sind von untergeordneter Bedeutung [12]. Empfohlen wird klares Wasser oder dünner Salbei-Sud. Das häufig eingesetzte Dexpanthenol hat in einer großen randomisierten Studie bei der Radio(chemo)-therapie-induzierten Mukositis bei Patienten mit Kopf-Hals-Tumoren keinen Vorteil gegenüber der Spülung mit Wasser erbracht [8].

Bei einer Chemotherapie [10, 22], vor allem mit Antimetaboliten (5-FU, Methotrexat), muss prophylaktisch die parodontale Hygiene intensiviert werden (Putztechnik, Fädeln usw.). Bei akuter oder akut exazerbierter bakterielle Gingivitis oder Parodontitis ist in jedem Fall – trotz Zahnfleischblutens – ein intensives Putzen der Zähne beizubehalten. Die Hygiene ist zu optimieren. Bei einer ANUG (akute nekrotisierende ulzeröse Gingivitis) ist eine professionelle Unterstützung der Mundhygiene mehrfach täglich nötig. Die Nekrosen müssen vorsichtig abgetragen werden.

Ernährung und Lebensgewohnheiten

Um die Schleimhaut zu schonen, sollten zusätzliche mechanische und/oder chemische Reizungen durch scharfkantige, säurehaltige oder stark gewürzte, aber auch sehr heiße Speisen und Getränke unbedingt vermieden werden. Da Patienten vor allem *vor* dem Einsetzen der schmerzhaften Schleimhautreaktion auf die Beeinträchtigung des Geschmacksempfindens manchmal mit dem Verzehr intensiv gewürzter Speisen reagieren, ist eine diesbezügliche Aufklärung bedeutsam. Auch der Genuss von Alkohol und Nikotin sollte während der gesamten Dauer der Strahlentherapie unterbleiben!

Damit es nicht zu einem signifikanten Gewichtsverlust kommt, muss eine ausreichende Nahrungszufuhr gewährleistet sein. Das vorsorgliche Anlegen eines perkutanen endoskopischen Gastrostomas richtet sich nach dem Zustand des Patienten sowie der zu erwartenden Beeinträchtigung der Nahrungsaufnahme.

Schmerztherapie

Die Schleimhautreaktion geht mit massiven Schmerzen einher, welche die Lebensqualität der Patienten und auch die Nahrungsaufnahme beeinträchtigen und so zu einer Verschlechterung des Allgemeinzustands führen können. Deshalb ist bei bestehenden Schleimhautreaktionen unbedingt auf eine adäquate Schmerzbehandlung zu achten, die lokal, bei Bedarf auch systemisch durchgeführt werden *muss* [3]! Sie folgt den allgemeinen Prinzipien der Schmerztherapie.

Antimikrobielle Maßnahmen

Als symptomatische Maßnahme bei bereits bestehenden Schleimhautreaktionen nach Radio- und /oder Chemotherapie mit Infektion gilt die lokale antimikrobielle Behandlung [3]; die prophylaktische Applikation ist nicht zu empfehlen. Eine gezielte Antibiose kann nach einer Bestimmung der Keimflora initiiert und unter der Voraussetzung einer regelmäßigen Untersuchung von Rachenabstrichen unter der Behandlung durchgeführt werden [1]. Zur Bekämpfung der relativ häufigen Infektion mit *Candida albicans* (Soor-Stomatitis) hat sich die topische Gabe von Amphotericin B oder die orale oder systemische Behandlung mit Fluconazol bewährt [10, 12, 20].

Persönliche Betreuung

Von enormer Bedeutung für die Beeinträchtigung der Patienten durch die orale Mukositis, d. h. für das subjektive Empfinden der Patienten, ist die persönliche Betreuung durch Ärzte und Pflegepersonal. Sie kann zu einer Verbesserung der Compliance (auch im Hinblick auf Mundhygiene und Ernährungsgewohnheiten), zu einer deutlichen Reduktion von Unterbrechungen der Radio(chemo)therapie, und zu einer Senkung des Bedarfs an schmerzstillenden und supportiven Medikamenten führen [10, 13]. Um die Motivation der Patienten zu unterstützen und die Inhalte der Aufklärungsgespräche dauerhaft verfügbar zu machen, wurde ein entsprechendes Merkblatt entwickelt ([26], Bezug über den Erstautor dieses Beitrags).

Prothesenkarenz

Zur Vermeidung einer zusätzlichen Schädigung der bestrahlten Schleimhaut sollte bereits ab dem Beginn der Strahlentherapie auf tegumental kaudruckableitenden Zahnersatz (konventionelle herausnehmbare Prothese) verzichtet werden. Auf keinen Fall dürfen schleimhautreizende Haftmittel verwendet werden. Die Prothesenkarenz sollte bis zu sechs Monate nach der Strahlentherapie aufrechterhalten werden. Danach ist häufig infolge der radiogenen Umbauvorgänge an Gingiva und Kiefer die Anfertigung einer neuen Prothese nötig.

Lokale Vasokonstriktion

Zur Induktion einer lokalen Vasokonstriktion kann die Kälteapplikation durch Lutschen von Eistabletten („Kryotherapie") herangezogen werden, wobei Wasser oder auch Salbeisud verwendet werden kann. Es ist darauf zu achten, dass die Eiswürfel nicht zu kalt (sie sollen nicht an der Schleimhaut kleben) und nicht scharfkantig sind; geeignet sind leicht angetaute Eiswürfel, deren scharfe Kanten abgeschmolzen sind.

Durch eine lokale Vasokonstriktion wird bei Chemotherapie die Anflutung des Medikaments in die Schleimhaut vermindert [30]. Unter Strahlentherapie ist eine mukoprotektive Wirkung durch die Induktion einer temporären lokalen Hypoxie mit einer daraus resultierenden Verringerung der Strahlenempfindlichkeit der Zellen [25] zu erwarten. Diese Methode sollte daher bei der primären Therapie oberflächlicher Tumoren nicht angewendet werden.

Begleitend vermindert die lokale Kühlung temporär Schmerzzustände und wird deshalb von den Patienten meist als angenehm empfunden. Eine vergleichbare Wirkung, ebenfalls mit einer Verminderung der lokalen Durchblutung, haben Lokalanästhetika.

Keratinozyten-Wachstumsfaktor (KGF, Palifermin)

Keratinozyten-Wachstumsfaktor (KGF) ist ein Mitglied der Heparin-bindenden Fibroblasten-Wachstumsfaktoren. KGF bewirkt in Epithelien eine Steigerung der Zellneubildung und eine Modulation von Differenzierungsvorgängen, aber auch andere, zelluläre Effekte, wie etwa eine Stimulation von DNA-Reparaturprozessen. Zur Therapie der Mukositis steht die rekombinante humane Form des KGF (rHuKGF, Palifermin) zur Verfügung.

Die systemische Gabe von Keratinozyten-Wachstumsfaktor stellt derzeit einen der wenigen Eingriffe in die Schadensprozessierung dar, zu denen ausreichende klinische Daten vorliegen. Im Rahmen der konditionierenden Behandlung vor Stammzelltransplantationen wird auf der Basis großer kontrollierter Studien die Gabe von Palifermin empfohlen [31]. Für die Strahlentherapie von Kopf-Hals-Tumoren sind die Resultate erster klinischer sowie einer Vielzahl präklinischer Untersuchungen vielversprechend. Jedoch muss angemerkt werden, dass die Frage der Wirksamkeit von KGF auf epitheliale Tumoren nicht abschließend geklärt ist.

Fazit

Eine allgemeine Übereinstimmung in Bezug auf eine Strategie zur supportiven Prophylaxe und Therapie der radiogenen Mukositis der Mundhöhle ist trotz der Vielzahl der Behandlungsansätze nicht erkennbar. Gerade die Fülle der getesteten Behandlungsansätze veranschaulicht, dass eine effektive und routinemäßig in der Breite anwendbare Methode bisher nicht identifiziert werden konnte.

Die meisten klinischen Untersuchungen sind zu klein, Studiendesign und Dokumentation der Nebenwirkungen sind häufig mangelhaft. Die Durchführung größerer, gut geplanter und dokumentierter Studien auf der Basis positiver präklinischer Ergebnisse erscheint daher sinnvoll. Bei den präklinischen Untersuchungen muss auf eine kliniknahe, fraktionierte Strahlenbehandlung geachtet werden, da Experimente mit Einzeitbestrahlung zu gänzlich irreführenden Ergebnissen führen können. Ein gezielter Eingriff in physiologische Steuerungsmechanismen setzt voraus, dass die regulativen Signalketten im Detail aufgeklärt sind. Hier sind weitere, gezielte experimentelle Forschungsarbeiten an geeigneten Tiermodellen unabdingbar.

Allgemeine Maßnahmen können eine Verminderung der Schleimhautreaktion und ihrer Folgen für den Patienten bewirken. Empfehlenswert zur Prophylaxe der therapieinduzierten oralen Mukositis sind die prätherapeutische Zahnsanierung, eine Reduktion des bestrahlten Volumens und der Einsatz von Schleimhautretraktoren bei metallhaltigen Kronen und Brücken sowie anderen Restaurationen. Intensive Maßnahmen zur Mundhygiene einschließlich einer professionellen Mundpflege, möglichst an allen Bestrahlungstagen, und regelmäßige Mundspülungen in kurzen Abständen können die orale Mukositis signifikant vermindern. Von großer Bedeutung ist auch eine engmaschige persönliche Betreuung. Die Patienten müssen u.a. motiviert werden, zusätzliche Schleimhauttraumata durch Alkohol- oder Nikotinkonsum zu vermeiden und auf bestimmte (saure, stark gewürzte, sehr heiße) Speisen zu verzichten. Außerdem dürfen während und auch (mindestens sechs Monate) nach der Therapie keine Prothesen getragen werden.

Als zusätzliche supportive Ansätze sind bei einer manifesten Mukositis die lokale und gegebenenfalls systemische Schmerztherapie sowie die lokale antibiotische und antimykotische Behandlung essenziell. Bei einer ANUG ist eine professionelle Unterstützung der Mundhygiene nötig; Nekrosen müssen vorsichtig abgetragen werden.

Zusammenfassend sollten folgende Maßnahmen zur Prophylaxe und Therapie der radiogenen oralen Mukositis beachtet werden:

» Zahnsanierung vor Therapiebeginn (s. S. 79/80)
» möglichst kleines Bestrahlungsvolumen
» Verwendung von Abstandsschienen („Schleimhautretraktoren") bei metallhaltigen Kronen, Brücken usw.
» optimale Mundhygiene, regelmäßige Mundspülungen, mindestens nach den Mahlzeiten
» wenn möglich häufige (tägliche) professionelle Mundpflege
» Vermeidung zusätzlicher Noxen (Alkohol, Nikotin, bestimmte Speisen und Getränke)
» intensive persönliche Betreuung
» lokale, ggf. auch systemische Schmerzbehandlung
» lokale, ggf. systemische antimikrobielle Maßnahmen
» Prothesenkarenz (mindestens sechs Monate)

Literatur

1. **Al-Nawas B, Grötz KA.** Prospective study of the long term change of the oral flora after radiation therapy. Support Care Cancer 2006; 14: 291–296.
2. **Armstrong JA, McCaffrey R.** The effects of mucositis on quality of life in patients with head and neck cancer. Clin J Oncol Nurs 2006; 10: 53–56.
3. **Barasch A, Elad S, Altman A, Damato K, Epstein J.** Antimicrobials, mucosal coating agents, anaesthetics, analgetics, and nutritional supplements for alimentary tract mucositis. Support Care Cancer 2006; 14: 528–532.
4. **Brown M.** What causes the radiation gastrointestinal syndrome? Overview. Int J Radiat Oncol Biol Phys 2008; 70: 799–800.
5. **Denham JW, Walker QJ, Lamb DS, et al.** Mucosal regeneration during radiotherapy. Trans Tasman Radiation Oncology Group (TROG). Radiother Oncol 1996; 41: 109–118.
6. **Dörr W.** Three A's of repopulation during fractionated irradiation in squamous epithelia: Asym-

metry loss, Acceleration of stem-cell divisions and Abortive divisions. Int J Radiat Biol 1997; 72: 635–643.

7. **Dörr W.** Modulation of repopulation processes in oral mucosa: experimental results. Int J Radiat Biol 2003; 79: 531–537.

8. **Dörr W, Dörr E, Herrmann T.** Effect of Dexpanthenol vs. water mouth washes and mechanical cleansing of the mucosa on radiation-induced oral mucositis: results of a randomized phase III trial in 366 patients. Support Care Cancer 2007; 15: 705–706.

9. **Dörr W, Emmendörfer H, Weber-Frisch M.** Tissue kinetics in mouse tongue mucosa during daily fractionated radiotherapy. Cell Prolif 1996; 29: 495–504.

10. **Dörr W, Grötz KA, Hartmann JT, Riesenbeck D.** Orale Mukositis: Experimentelle und klinische Ansätze zur Prävention und Behandlung. Onkologe 2007; 13: 150–157.

11. **Dörr W, Hendry JH.** Consequential late effects in normal tissues. Radiother Oncol 2001; 61: 223–231.

12. **Dörr W, Herrmann Th, Reitemeier B, Riesenbeck D, Grötz KA.** Folgen der Strahlentherapie in der Mundhöhle: Grundlagen, Einflussfaktoren, Prophylaxe und Therapie. Zahnmed Up2date, im Druck.

13. **Dörr W, Herrmann Th, Riesenbeck D.** Prävention und Therapie von Nebenwirkungen in der Strahlentherapie. Bremen: Uni-Med, 2005.

14. **Dörr W, Herrmann Th.** Akute Strahlenveränderungen der Gewebe. In: Bamberg M, Molls M, Sack H (Hrsg). Radioonkologie. Band 1: Grundlagen. Germering/München: Zuckschwerdt, 2004: 244–250.

15. **Dörr W, Riesenbeck D, Nieder C.** Early and late treatment-induced toxicity. In: Brown JM, Mehta MP, Nieder C (eds). Multimodal concepts for integration of cytotoxic drugs and radiation therapy. Berlin: Springer 2006: 317–332.

16. **Elting LS, Cooksley CD, Chambers MS, Garden AS.** Risk, outcomes, and costs of radiation-induced oral mucositis among patients with head-and-neck malignancies. Int J Radiat Oncol Biol Phys 2007; 68: 1110–1120.

17. **Epstein JB, Klasser GD.** Emerging approaches for prophylaxis and management of oropharyngeal mucositis in cancer therapy. Expert Opin Emerg Drugs 2006; 11: 353–373.

18. **Feyer P, Bruns F, Budischewski K, et al.** Leitlinie in der Radioonkologie: Supportive Maßnahmen. 2006. http://www.degro.org

19. **Grötz KA, Al-Nawas B, Kutzner J, Brahm R, Kuffner H-D, Wagner W.** Ätiologie der infizierten Osteoradionekrose des Kiefer-Gesichts-Bereiches. Einfluss der periradiotherapeutischen Betreuung. Dtsch Zahnärztl Z 2001; 56: 43–46.

20. **Grötz KA, Genitsariotis S, Vehling D, Al-Nawas B.** Long-term oral Candida colonization, mucositis and salivary function after head and neck radiotherapy. Support Care Cancer 2003; 11: 717–721.

21. **Grötz KA.** Zahnärztliche Betreuung von Patienten mit tumortherapeutischer Kopf-Hals-Bestrahlung (Stellungnahme der DGZMK und DEGRO). Dtsch Zahnärztl Z 2002; 57: 509–511/Strahlenther Onkol 2003; 179: 275–278.

22. **Hartmann JT, Dörr W, Steingräber M, Grötz KA.** Schleimhauttoxizität. Leitlinie des Arbeitskreises Supportive Maßnahmen in der Onkologie, 2007. http://www.onkosupport.de

23. **Hendry JH, Dörr W, Hill RP, Potten CS.** No apoptotic endothelial cells in irradiated intestine: regarding Schuller et al. (Int J Radiat Oncol Biol Phys 2007; 68: 205–210). Int J Radiat Oncol Biol Phys 2008; 70: 801–802.

24. **Herrmann T, Baumann M.** Die Verlängerung der Wartezeit oder der Gesamtbehandlungszeit durch ungeplante Bestrahlungspausen. Klinische Bedeutung der Kompensation. Strahlenther Onkol 2005; 181: 65–76.

25. **Herrmann Th, Baumann M, Dörr W.** Klinische Strahlenbiologie – kurz und bündig, 4. Aufl. München: Elsevier 2006.

26. **Herrmann Th, Dörr W, Grötz K, Riesenbeck D.** Merkblatt zur Mundpflege: Dresden: Eigenverlag 2002.

27. **Kamprad F, Ranft D, Weber A, Hildebrandt G.** Functional changes of the gustatory organ caused by local radiation exposure during radiotherapy of the head-and-neck region. Strahlenther Oncol 2008; 184: 157–162.

28. **Keefe DM, Schubert MM, Elting LS, et al;** Mucositis Study Section of the Multinational Association of Supportive Care in Cancer and the International Society for Oral Oncology. Updated clinical practice guidelines for the prevention and treatment of mucositis. Cancer 2007; 109: 820–831.

29. **McGuire DB, Correa ME, Johnson J, Wientjes P.** The role of basic oral care and good clinical practive principles in the management of oral mucositis. Support Care Cancer 2006; 14: 541–547.

30. **Migliorati CA, Oberle-Edwards L, Schubert M.** The role of alternative and natural agents, cryotherapy, and/or laser for management of oral mucositis. Support Care Cancer 2006; 14: 533–540.

31. **NCI.** Common Terminology Criteria for Adverse Events (CTCAE) Version 3.0. 2006. http://ctep.cancer.gov.

32. **Reitemeier B, Reitemeier G, Schmidt A, et al.** Evaluation of a device for attenuation of electron release from dental restorations in a therapeutic radiation field. J Prosthet Dent 2002; 87: 323–327.

33. **Riesenbeck D, Dörr W.** Documentation of radiation-induced oral mucositis: Scoring systems. Strahlenther Onkol 1998; 174 Suppl III: 44–46.

34. **Seegenschmiedt MH.** Nebenwirkungen in der Onkologie. Internationale Systematik und Dokumentation. Berlin: Springer, 1998.

35. **Sonis ST, Eilers JP, Epstein JB, et al;** Mucositis Study Group. Validation of a new scoring system for the assessment of clinical trial research of oral mucositis induced by radiation or chemotherapy. Cancer 1999; 85: 2103–2113.

36. **Stokman MA, Spijkervet FK, Boezen HM, Schouten JP, Roodenburg JL, de Vries EG.** Preventive intervention possibilities in radiotherapy- and chemotherapy-induced oral mucositis: results of meta-analyses. J Dent Res 2006; 85: 690–700.

37. **Van der Schueren E, Van den Bogaert W, Vanuytsel L, Van Limbergen E.** Radiotherapy by multiple fractions per day (MFD) in head and neck cancer: acute reactions of skin and mucosa. Int J Radiat Oncol Biol Phys 1990; 19: 301–311.

9 Hauttoxizität

WOLFGANG DÖRR, JENS ULRICH, SELMA UGUREL, JÖRG T. HARTMANN

Einleitung

Veränderungen an Haut und Hautanhangsgebilden, wie Haaren und Finger- bzw. Fußnägeln, gehören zu den häufigsten Nebenwirkungen antineoplastischer Behandlungen. Sie stellen sowohl in diagnostischer als auch in therapeutischer Hinsicht eine Herausforderung dar. Hautreaktionen durch Chemotherapie reichen von allergischen Reaktionen, Hyper- und Photosensitivitäten über Alopezie und Nagelveränderungen bis hin zum Hand-Fuß-Syndrom.

In der Strahlentherapie ist die Haut Eintrittspforte der Strahlung und bedarf deshalb bei alleiniger Strahlentherapie, besonders aber bei kombinierter Radiochemotherapie, der besonderen Beachtung.

Die Aufklärung zellulärer und molekularer Signalwege, welche an Induktion, Progression sowie Metastasierung von Tumoren beteiligt sind, hat Wege zu einer spezifischen Hemmung der Signalübertragung („molekulares Targeting") eröffnet. Bei den hierzu eingesetzten Wirkstoffen („targeted agents", „biologicals") handelt es sich zumeist entweder um monoklonale Antikörper (Endung -mab), die an Rezeptoren oder deren Liganden binden und somit die Rezeptoraktivierung unterbinden, oder um Tyrosinkinaseinhibitoren (Endung -ib), die die Signalweitergabe von aktivierten Rezeptoren an nachgeschaltete Moleküle verhindern.

Vergleichbare Signalkaskaden kommen jedoch auch in Normalgeweben und naturgemäß bevorzugt in den Ursprungsgeweben der Tumoren, wie etwa den Plattenepithelien der Haut bei Plattenepithelkarzinomen, vor. Deshalb rufen viele der Biologicals Hautreaktionen hervor, die oft sehr spezifisch und auch nicht selten schwerwiegend verlaufen.

Dieser Beitrag beschreibt die verschiedenen kutanen Nebenwirkungen von Strahlentherapie und Chemotherapeutika sowie die typischen Hautveränderungen durch bisher klinisch eingesetzte Biologicals. Eine neuere Übersicht findet sich bei *Ulrich* et al. [23]. Aktuelle Leitlinien mit Therapieempfehlungen werden in *Hartmann* et al. [9] und *Feyer* et al. [5] vorgestellt.

Hautreaktionen durch Bestrahlung

Pathogenese, Phasen und Klinik

Eine Strahlentherapie wird in konventioneller Form mit 5 Bestrahlungen pro Woche (Dosis je ca. 2 Gy) über einen Zeitraum von 6–7 Wochen, d. h. bis zu Gesamtdosen von 60 70 Gy durchgeführt. Nebenwirkungen der Radiotherapie an der Haut betreffen nicht nur die Epidermis, sondern die gesamte Haut und ihre Anhangsgebilde [1, 2, 23], jedoch im Gegensatz zur Chemotherapie nur innerhalb des exponierten Areals. Die Ausprägung der Veränderungen wird durch die lokale Strahlendosis bestimmt. Außerdem sind verschiedene Hautareale unterschiedlich empfindlich: Während Hautfalten und die Haut am Hals und in den Beugezonen der Gelenke infolge zusätzlicher mechanischer und/oder chemischer Reizung besonders empfindlich sind, ist die Haut an Kopf, Nacken, Gesicht, Handflächen und Fußsohlen relativ unempfindlich [1].

Die Pathogenese der radiogenen Hautreaktionen ist komplex. Die klinische Symptomatik in der *Frühphase* besteht aus mehreren Komponenten: der Gefäßreaktion, epithelialen Veränderungen und begleitenden Entzündungsprozessen. Inwiefern sich diese Komponenten gegenseitig beeinflussen, ist unklar, Interaktionen sind jedoch anzunehmen [2].

Die Gefäßreaktion besteht in einer erhöhten Durchlässigkeit für Blutserum und dessen Bestandteile, begünstigt durch die Einwanderung und Aktivierung von Entzündungszellen. Im Epithel führt die Strahlenexposition dosisabhängig zur Reduktion der Zellproduktion. Da der Zellverlust an der Oberfläche, welcher im Wesentlichen auf der mechanischen Beanspruchung beruht, jedoch über einen weiten Dosisbereich nahezu unverändert weiterbesteht, kommt es zu einer progressiven Abnahme der Zellzahl (Hypoplasie) bis hin zum vollständigen Zellverlust, d. h. zur Ulzeration [3]. Aufgrund dieses Mechanismus ist – außer bei sehr hohen Dosen – die Latenzzeit bis zur klinischen Manifestation der *epithelialen Reaktion* weitgehend unabhängig von der Strahlendosis und wird bestimmt durch die Umsatzzeit (Zeit, in der physiologisch alle Zellen einmal erneuert werden) der Epithelien an den verschiedenen Lokalisationen. Eine zusätzliche zytostatische oder zytotoxische Chemotherapie kann den Zellverlust beschleunigen und damit die Latenzzeit verkürzen [3, 4].

Der zeitliche Verlauf der frühen Hautreaktion während einer konventionellen Strahlentherapie mit 5 × 2 Gy pro Woche ist in Abb. 1 dargestellt. Dabei wird angenommen, dass ein Hautareal konstant

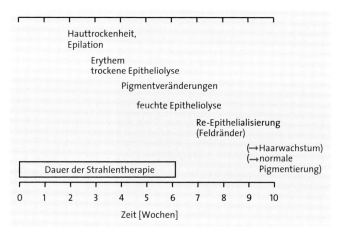

Abb. 1: Zeitlicher Verlauf der Hautreaktion bei alleiniger, konventionell fraktionierter Strahlentherapie mit 5 x 2 Gy/Woche über 6 Wochen, unter der Annahme, dass täglich die maximale Dosis von 2 Gy auf das gleiche Hautareal appliziert wird. Der Zeitraum der Strahlentherapie ist oberhalb der Abszisse angegeben.

bei jeder Fraktion die maximale Dosis von 2 Gy erhält.

Klinisch manifestiert sich die Hautreaktion anfänglich durch Erytheme und gegebenenfalls Ödeme, gefolgt von einer trockenen bzw. feuchten Epitheliolyse (Radiodermatitis sicca bzw. exsudativa, Abb. 2). In schweren Fällen können daraus Ulzeration und Nekrosen entstehen [1, 17, 23]. Die Strahlentoleranz der Haut bei einer konventionell fraktionierten Bestrahlung (5 × 2 Gy/Woche) liegt bei etwa 30–40 Gy. Feuchte Epitheliolysen werden in der Regel ab 50–60 Gy beobachtet. Neben der bereits erwähnten erhöhten Strahlenempfindlichkeit bestimmter Lokalisationen wird die Hauttoleranz durch sekundäre Schädigungen beeinflusst [1, 2, 17, 23]. Dazu zählen UV-Strahlenexposition, proliferationshemmende Medikamente (z. B. Zytostatika) und vor allem mechanische Einflüsse (intertriginöse Hautpartien, reibende Kleidungsstücke).

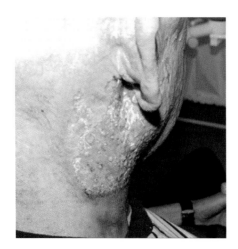

Abb. 2: **Radiodermatitis unter Bestrahlung im Kopf-Hals-Bereich.**

Zu den typischen *Spätreaktionen* zählen einerseits die Fibrose aufgrund der Bindegewebsreaktion, andererseits die Abnahme der Kapillardichte und eine chaotische Umstrukturierung des Gefäßnetzes, teilweise mit pathologischer Erweiterung von Kapillaren (Teleangiektasien). Aus den Gefäßveränderungen kann sich eine Unterversorgung der nachgeschalteten Gebiete entwickeln, die wiederum zu chronischer Mangelversorgung und sekundärer Atrophie, z. B. des Epithels, führen kann. Daraus resultiert eine erhöhte Empfindlichkeit der betroffenen Gebiete. Dies geht mit einer deutlichen Beeinträchtigung der Wundheilung (chronische Ulzera) einher, was vor allem bei späteren Eingriffen beachtet werden muss!

Prophylaxe und Therapie

Das früher übliche Waschverbot gilt heute als obsolet! Schonendes Waschen und eine entsprechende Hygiene vermindern die Hautreaktion, besonders in kritischen Lokalisationen wie Hautfalten, und erhöhen die Lebensqualität der Patienten deutlich. Beim Waschen sind lauwarmes Wasser und milde Seifen zu verwenden; die Trocknung muss schonend erfolgen [2, 23].

Zur Prophylaxe von Hautreaktionen und bei trockener Desquamation sollten, je nach Vorliebe der Patienten, Puder oder hydrophile Cremes/Lotionen [2, 23] angewandt werden. Bei feuchten Epitheliolysen sind neben Öl-in-Wasser-Lotionen auch kortisonhaltige Salben geeignet. In jedem Fall dürfen Cremes und Salben nur dünn aufgetragen werden. Infektionen sollten möglichst nach Antibiogramm behandelt werden. Im Genitalbereich sind Sitzbäder mit Kamille oder verdünntem Kaliumpermanganat hilfreich [23].

Die Haut darf nicht durch dicke Verbände abgedeckt werden; eine ungehinderte Luftzirkulation kann zum Abtrocknen flächiger exsudativer Reaktionen beitragen. Das Wechseln der Verbände darf die Haut nicht zusätzlich schädigen! Hydrokolloidverbände sind deshalb zur Abdeckung radiogener Läsionen besonders geeignet [12, 23].

Strahlenfolgen an den Hautanhangsgebilden

Die Strahlentherapie kann zu Veränderungen an den Hautanhangsgebilden führen [1, 2, 23]. Die Strahlenempfindlichkeit der *Schweiß- und Talgdrüsen* in der Haut ist hoch. Mögliche Folgen der Schädigung sind Austrocknung der Haut und Verlust der Transpiration, was die eigentliche frühe Hautreaktion (s. S. 87) noch verstärken kann. Bei einer fraktionierten Bestrahlung wird häufig zuerst die Trockenheit der Haut bemerkt, noch bevor das Erythem sichtbar wird. Bereits Dosen von 50 Gy können zu irreversiblen Veränderungen führen, vor allem an den Schweißdrüsen (Axilla!) mit Verlust der Transpiration.

Die *Haarfollikel* reagieren bei konventionell fraktionierten Dosen über 20 Gy mit einer vorübergehenden Epilation. Irreversible Effekte sind bei einzelnen Patienten schon ab Dosen von 10 Gy, bei ca. der Hälfte der Patienten bei Dosen um 40 Gy zu erwarten [11], wobei hier eine sehr große individuelle Variationsbreite besteht. Im Gegensatz zur Chemotherapie sind von der radiogenen Alopezie nur die Bereiche innerhalb der Bestrahlungsfelder betroffen (lokalisierter Haarausfall, Abb. 3). Nachwachsende Haare zeigen häufig Farbveränderungen, die sich als Hypo-, De-

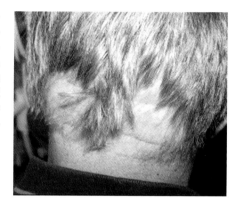

Abb. 3: Lokale Alopezie bei alleiniger Strahlentherapie.

oder auch Hyperpigmentierung manifestieren können. Da keine kausale Therapie der Strahlenfolgen an den Adnexen der Haut existiert, ist wenn möglich auf eine Schonung zu achten.

Hautreaktionen durch Zytostatika

Allergische Reaktionen und Hypersensitivität

Allergische Hautreaktionen können sowohl durch systemische als auch durch topische Applikation von Zytostatika ausgelöst werden. Häufig finden sich leichte Reaktionen (Pruritus, geringgradige Urtikaria), selten treten schwere Hauttoxizitäten wie generalisierte Exantheme oder anaphylaktische Reaktionen auf. Neben den Zytostatika selbst können Zusatzstoffe (Konservierungsmittel, Lösungsvermittler usw.) allergische oder pseudoallergische Reaktionen auslösen. So gilt Cremophor EL (Zusatz zu Paclitaxel) als eine Histamin-freisetzende Substanz und ist damit wahrscheinlich für die Mehrzahl der Hypersensitivitätsreaktionen nach Paclitaxel-Applikation verantwortlich [14]. Aus diesem Grund wird vor der Gabe von Paclitaxel eine Prämedikation, bestehend aus Kortikosteroiden, H1- und H2-Blockern, empfohlen.

Intoleranzreaktionen (pseudoallergische Reaktionen) müssen von den echten allergischen Reaktionen abgegrenzt werden! Trotz des oft ähnlichen klinischen Bildes ist die Ausprägung einer pseudoallergischen Reaktion streng dosisabhängig, weshalb die Applikation geringer Dosen des auslösenden Stoffes meist unkritisch ist. Im Gegensatz dazu können im Falle einer echten allergischen Reaktion bereits kleinste Mengen des Allergens zu schweren Symptomen bis hin zum anaphylaktischen Schock führen.

Alopezie

Der teilweise oder vollständige Verlust der Kopf- und auch Körperbehaarung ist eine der häufigsten unerwünschten Wirkungen der Chemotherapie. Vor allem der Ausfall des Haupthaars beeinträchtigt die Lebensqualität der Patienten erheblich. Langsamer wachsende Haare, wie z. B. Augenbrauen, Wimpern oder die Genitalbehaarung, sind weniger häufig betroffen.

Die Zytostatika-induzierte Alopezie ist in den meisten Fällen reversibel. Jedoch können die nachwachsenden Haare sowohl in der Farbe als auch in der Textur verändert sein. Selten kommt es zu einer kompletten Nekrose des Follikelepithels mit irreversiblem Haarverlust. Prinzipiell können alle Zytostatika eine Alopezie verursachen (Tab. 1). Der zeitliche Beginn und das Ausmaß hängen jedoch von ver-

Tab. 1: **Alopezie-induzierende Chemo- und Immuntherapeutika (mod. nach [23]).**

Geringes Induktionspotenzial	Intermediäres Induktionspotenzial	Starkes Induktionspotenzial
Bleomycin	Actinomycin	Adriamycin
Carmustin	Busulfan	Cyclophosphamid
Chlorambucil	Floxuridin	Daunorubicin
Cisplatin	Irinotecan	Docetaxel
Cytarabin	Mechlorethamin	Doxorubicin
Dacarbacin	Methotrexat	Etoposid
Fluorouracil	Mitomycin	Ifosfamid
Gemcitabin	Teniposid	Paclitaxel
Hexamethylamin	Topotecan	Vinblastin
Hydroxyurea		Vincristin
Interferon alpha		Vindesin
L-Asparaginase		
Melphalan		
Mercaptopurin		
Streptozocin		
Thioguanin		
Thiotepa		

schiedenen Faktoren wie der applizierten Substanz, der Dosis, dem Behandlungsprotokoll und einer möglichen Kombination mit anderen Substanzen oder Strahlentherapie ab.

Eine kausale Therapie der Chemotherapie-induzierten Alopezie ist nicht bekannt. Zur Prophylaxe wird eine Reduktion des Blutflusses in der (Kopf-)Haut zum Zeitpunkt der höchsten Zytostatikakonzentration im Blut diskutiert, beispielsweise durch die Induktion einer Hypothermie. Allerdings besteht das Risiko kutaner Tumormetastasen im Bereich der gekühlten Kopfhaut [6]. Aufgrund der unzureichenden Datenlage kann die Wirksamkeit dieser Methode derzeit nicht eingeschätzt werden.

Veränderungen der Hautpigmentierung

Zytostatika-induzierte Pigmentierungsstörungen können primär durch eine Schädigung der Melanozyten, aber auch sekundär als Folge der (epitheltoxischen oder allergischen) Entzündungsreaktion entstehen. Letzteres tritt häufig bei Paravasaten auf; die resultierende Hyperpigmentierung ist in der Regel irreversibel. Im Falle einer akuten Entzündungsreaktion können topische oder systemische Kortikosteroide eingesetzt werden.

Für die Substanz Thiotepa wurde eine Sekretion über die Schweißdrüsen der Haut beschrieben [10], wodurch hohe Konzentrationen an der Hautoberfläche entstehen, die zu einer entzündlich bedingten Hyperpigmentierung, bevorzugt an bedeckten Hautarealen, führen. Dem kann ein mehrmals tägliches Waschen/Abduschen der Haut entgegenwirken [15]. Fallberichte zur Hyperpigmentierung existieren für die systemische Applikation von Cisplatin, Paclitaxel, Fotemustin, Bleomycin, Vinorelbin und Doxorubicin. Bei Bleomycin-Gabe wird in Ausnahmen eine streifige Hyperpigmentierung, vorwiegend am Körperstamm („Flagellantendermatitis"), beschrieben.

Nagelveränderungen

Veränderungen an den Finger- und Fußnägeln unter bzw. nach Chemotherapie sind ebenso häufig wie andere kutane Nebenwirkungen von Zytostatika. Die klinische Ausprägung ist sehr variabel. Eine Übersicht gibt Tabelle 2. Am häufigsten werden *Pigmentveränderungen* beobachtet, die in der Regel mehrere Wochen nach Beginn der Therapie auftreten [20]. Ursache ist eine Stimulation der Melanozyten im Nagelbett. Bei Kombinationsprotokollen werden Pigmentierungsstörungen häufiger beobachtet als nach Monotherapien.

Transversale *Beau-Reil-Querfurchen* sind fast ebenso häufig wie Pigmentstörungen. Durch die Schädigung des Nagelbetts bei jedem Chemotherapiezyklus entstehen oft mehrfache Querfurchen. Als schwerste Form der Chemotherapie-induzierten Nagelveränderungen wird eine Lösung des Nagels beobachtet. Sie kommt fast ausschließlich bei der wöchentlichen Gabe von Docetaxel vor und tritt bei 30–40 % der Patienten auf.

Die Nagelveränderungen sind üblicherweise reversibel und heilen innerhalb weniger Monate ab. Eine kausale Therapie existiert nicht. Auch gibt es keine generellen Empfehlungen zur Prävention solcher Veränderungen. Die Induktion einer Hypothermie (analog zu den Maßnahmen gegen die Alopezie an der Kopfhaut, s. o.)

Tab. 2: **Farb- und Strukturveränderungen der Nägel unter verschiedenen Chemotherapeutika (mod. nach [23]).**

Wirkstoff	Pigmentveränderung	Sonstige Veränderungen
Amino-glutethimid	Leukonychia striata, Hyperpigmentierung	
Bleomycin	bandförmige Hyperpigmentierung	Querfurchen, Onycholyse
Busulfan	bräunliche Hyperpigmentierung der Lunula	
Cisplatin	Leukonychia striata, diffuse Hyperpigmentierung	Querfurchen
Cyclophos-phamid	diffuse Pigmentierung, longitudinale Streifen	Onychdystrophie, Onycholyse
Cytarabin	Leukonychia striata transversalis	Querfurchen
Dacarbacin	Hyperpigmentierung	
Daunorubicin	schwarz-braune Verfärbung	Querfurchen
Docetaxel	Hyperpigmentierung	Onycholyse
Doxorubicin	diffuse Hyperpigmentierung, horizontale und transversale Streifen	Querfurchen, Onycholyse
Etoposid	Pigmentierung des Nagelbetts	Onycholyse
Fluorouracil	diffuse Hyperpigmentierung, transversale Streifen	Onycholyse, Schmerz, Nagel-verdickung
Hydroxyurea	longitudinale und transversale Streifen, diffuse Hyperpigmentierung	Onycholyse, Onychodystrophie
Idarubicin	transversale Hyperpigmentierung	
Ifosfamid	Hyperpigmentierung	Querfurchung
Melphalan	transversale weiße Streifen	Querfurchung
Methotrexat	Hyperpigmentierung	Paronychie, Onycholyse
Mitomycin	(purpurne) Querstreifen	
Vincristin	Leukonychie	Querfurchung

mittels eines Kältehandschuhs zeigte an einem kleinen Patientenkollektiv eine hochsignifikante Wirkung [16].

Hand-Fuß-Syndrom (palmoplantare Erythrodysästhesie, PPE)

Das Hand-Fuß-Syndrom ist eine Hautreaktion, die besonders häufig bei Fluoropyrimidinen und Anthrazyklinen auftritt, wobei die Inzidenz mit der Applikationsdauer zunimmt. Auch Formulierungen dieser Substanzklassen, deren Halbwertszeit verlängert ist, wie z. B. pegyliertes liposomales Doxorubicin oder das orale 5-FU Prodrug Capecitabin, weisen eine höhere Inzidenz an PPE auf. Darüber hinaus kann unter CPT 11, Ara-C, Methotrexat, Hydroxyurea und Etoposid sowie bei Dauerinfusion von Vinorelbin eine PPE auftreten. Ätiologie und Pathogenese sind unklar. Typisch sind Dysästhesien und brennende Schmerzen an Lokalisationen stärkerer mechanischer Belastung, d. h. Handflächen und Fußsohlen, häufig aber auch an den intertriginösen Bereichen sowie an Arealen mit eng anliegender Kleidung. Im Verlauf treten scharf begrenzte Erytheme, ödematöse Schwellungen und in ausgeprägten Fällen Blasen auf, welche in Ulzerationen münden können.

Eine Kausaltherapie der PPE ist nicht bekannt. Symptomatisch sind je nach Ausprägung pflegende oder steroidhaltige Applikationen wirksam; kühlende Umschläge können die Schmerzen lindern. Prophylaktisch sollten Handflächen und Fußsohlen sorgfältig gepflegt werden; starke mechanische Belastungen an diesen Stellen und Wärmeexposition sind zu vermeiden [23]. Eine Anwendung kühlender Auflagen an Handflächen und Fußsohlen während der Infusion des Zytostatikums wird als Maßnahme zur Verringerung der Ausprägung der PPE beschrieben. Ebenso scheint die Gabe von Pyridoxin (150–200 mg/d) prophylaktisch wirksam zu ein[23].

Hautreaktionen durch Signaltransduktions-Inhibitoren

Imatinib

Imatinib wird derzeit zur Behandlung der chronisch myeloischen Leukämie, gastrointestinaler Stromatumoren sowie des Dermatofibrosarkoms eingesetzt. Hautreaktionen werden in bis zu 90 % der Fälle beobachtet [23]. Klinische Manifestationen sind Ödeme, Exantheme oder Pruritus innerhalb der ersten Behandlungswochen. Meist sind die Veränderungen gering und selbstlimitierend. Inzidenz und Schweregrad sind dosisabhängig ab einer Tagesdosis ≥ 400 mg [22, 24]. Prophylaktische Maßnahmen sind nicht bekannt. Bei höhergradigen Veränderungen kann die Imatinib-Dosis verringert werden (< 400 mg/d). Ansonsten ist die lokale oder systemische Gabe von Kortikosteroiden wirksam. Auch die topische Applikation von Ciclosporin A wurde als wirksam beschrieben [23].

Sorafenib

Sorafenib ist ein Multikinaseinhibitor, der derzeit für die Behandlung des fortgeschrittenen Nierenzellkarzinoms und des hepatozellulären Karzinoms zugelassen ist. Zu den typischen Hautwirkungen von Sorafenib zählt ein Hand-Fuß-Syndrom (PPE, s. o.) bei ca. 30 % der Patienten [7]. Die Symptome treten meist innerhalb der vierten bis achten Therapiewoche auf; sie sind in der Regel selbstlimitierend. Weitere kutane Nebenwirkungen von Sorafenib sind Exantheme (40 % der Patienten), Gesichtserytheme, Alopezie und Pruritus [7, 23, 25].

Das Auftreten kutaner Nebenwirkungen korreliert mit der Tumorwirksamkeit [19]. Aus diesem Grund sollten die Hautveränderungen frühzeitig und adäquat behandelt werden, um eine Dosisreduktion oder den Therapieabbruch zu verhindern. Prophylaktische Maßnahmen gegen eine PPE sind eine gute Hautpflege an Handflächen und Fußsohlen und die Vermeidung größerer mechanischer Belastungen. Therapeutisch ist die lokale Applikation von Steroiden wirksam. Hyperkeratosen können mit salicyl- oder harnstoffhaltigen Externa behandelt werden. Geringgradige Veränderungen sind mit kühlenden Bädern, evtl. unter Zusatz von Gerbstoffen, zu behandeln. Bei höhergradigen Reaktionen kann die Sorafenib-Dosis um 50 % reduziert oder die Therapie unterbrochen werden; ein Therapieabbruch sollte jedoch vermieden werden. Rückfettende oder steroidhaltige Externa (bei starkem Juckreiz) sind beim Auftreten von Exanthemen in der Regel ausreichend [23].

Sunitinib

Sunitinib ist ein Multikinaseinhibitor, der zur Behandlung des fortgeschrittenen Nierenzellkarzinoms sowie gastrointestinaler Stromatumoren zugelassen ist. Ähnlich wie bei Sorafenib löst Sunitinib bei ca. 20 % der Patienten ein PPE-Syndrom aus [7, 21, 23]. Allerdings kann das Hand-Fuß-Syndrom unter Sunitinib zu jeder Zeit der Behandlung auftreten. Die klinische Symptomatik sowie die prophylak-

tischen und therapeutischen Maßnahmen entsprechen denjenigen bei Sorafenib.

Weiterhin werden Exantheme (20 % der Patienten), Mukositis sowie Pigmentverschiebungen an der Haut (reversible gelbliche Verfärbung) und den Haaren (Hypopigmentierung) beschrieben [7, 8, 21, 23].

EGFR-Antagonisten

Eine weitere Gruppe von Signaltransduktions-Inhibitoren sind auf eine Hemmung des Epidermal Growth Factor Receptor (EGFR) ausgerichtet. Zu dieser Gruppe gehören die Wirkstoffe Cetuximab und Panitumumab, zugelassen für die Behandlung des metastasierten kolorektalen Karzinoms, sowie Erlotinib, eingesetzt beim nicht-kleinzelligen Bronchial- und beim Pankreaskarzinom. EGFR-Antagonisten werden auch bei fortgeschrittenen Kopf-Hals-Tumoren als Monotherapie, in Kombination mit Chemotherapie und in Kombination mit Strahlentherapie angewandt.

Cetuximab ist zugelassen zur Behandlung fortgeschrittener HNO-Tumoren in Kombination mit Strahlentherapie und/oder Chemotherapie.

Kutane Reaktionen gehören zu den häufigsten Nebenwirkungen der EGFR-Antagonisten. Sie treten meist als milde bis moderate akneiforme Exantheme (35–100 %) auf. Diese zeigen follikulär gebundene, makulopapulöse bis pustulöse Eruptionen in den seborrhoischen Hautarealen, insbesondere an Gesicht, Kopfhaut, Nacken, Brust und Rücken. In Kombination mit einer Strahlentherapie sind die Reaktionen im Bestrahlungsfeld häufig geringer (Abb. 4). Zudem kommen Hauttrockenheit (ca. 35 %) und seltener

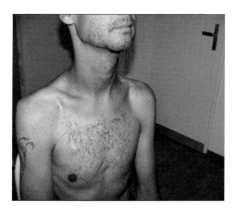

Abb. 4: Hautreaktionen bei Cetuximab in Kombination mit Strahlentherapie wegen eines Tumors im HNO-Bereich.

Paronychien (< 10 %) vor. Die meisten Hautreaktionen entwickeln sich innerhalb der ersten Behandlungswochen und bilden sich nach Therapieende spontan zurück [13].

Auftreten und Schweregrad des Exanthems korrelieren mit dem Ansprechen der Grunderkrankung auf die Behandlung [13]. Der Prophylaxe bzw. Therapie kommt daher, wie bei Sorafenib, besondere Bedeutung zu. Als Prophylaxe gilt die Vermeidung von Sonneneinstrahlung, Hitze und Feuchtigkeit [18, 23]. Bei akneiformen Veränderungen kann eine Stufentherapie, ähnlich derjenigen bei Akne oder Rosacea, angewandt werden: Bei geringgradigen Veränderungen sollten topische Aknetherapeutika (z. B. Benzoylperoxid, Isotretinoin, Adapalen oder Azelainsäure) oder Antibiotika (z. B. Metronidazol, Erythromycin, Clindamycin) verwendet werden. In schweren Fällen kann eine zusätzliche systemische Antibiotika-Gabe (z. B. Minocyclin, Doxycyclin) nötig sein [18]. Nach mehreren Wochen der

Anti-EGFR-Therapie tritt bei ca. 35 % der Patienten im Bereich der Exantheme und/oder an den Extremitäten ein trockenschuppendes Ekzem mit starkem Juckreiz auf. In diesen Fällen sollten rückfettende Feuchtigkeitscremes und seifenfreie Ölbäder, jedoch keine alkoholischen Lösungen und Seifen eingesetzt werden [15, 23].

Fazit

Die Veränderungen an der Haut und deren Anhangsgebilden im Rahmen einer onkologischen Therapie – Strahlentherapie, Chemotherapie und/oder Therapie mit „Targeted Agents" – sind vielfältig. Die Pathogenese ist komplex. In vielen Fällen existiert keine kausale Prophylaxe oder Therapie; die Behandlungsansätze sind symptomatisch. Bei auftretenden Hautveränderungen sollte eine interdisziplinäre Behandlungsstrategie unter Beteiligung der behandelnden onkologischen Disziplinen und erfahrener Dermatologen verfolgt werden.

Literatur

1. **Dörr W.** Skin and other reactions to radiotherapy – Clinical presentation and radiobiology of skin reactions. Frontiers Radiat Ther Oncol 2006; 39: 96–101.
2. **Dörr W, Herrmann Th, Riesenbeck D.** Prävention und Therapie von Nebenwirkungen in der Strahlentherapie. Bremen: Uni-Med, 2005.
3. **Dörr W, Herrmann T.** Akute Strahlenveränderungen der Gewebe. In: Bamberg M, Molls M, Sack H (Hrsg.). Radioonkologie. Band 1: Grundlagen. Germering/München: Zuckschwerdt, 2004: 244–250.
4. **Dörr W, Riesenbeck D, Nieder C.** Early and late treatment-induced toxicity. In: Brown JM, Mehta MP, Nieder C (eds). Multimodal concepts for integration of cytotoxic drugs and radiation therapy. Berlin: Springer 2006: 317–332.

5. **Feyer P, Bruns F, Budischewski K, et al.** Leitlinie in der Radioonkologie: Supportive Maßnahmen. (2006) http://www.degro.org.
6. **Forsberg SA.** Scalp cooling therapy and cytotoxic treatment. Lancet 2001; 357: 1134.
7. **Ivanyi P, Winkler T, Ganser A, et al.** Novel therapies in advanced renal cell carcinoma: Management of adverse events from Sorafenib and Sunitinib. Dtsch Ärztebl 2008; 105: 232–237.
8. **Hartmann JT, Kanz L.** Sunitinib causes periodic hair depigmentation due to temporary c-KIT inhibition. Arch Dermatol 2008; 144(11): 1525–1526.
9. **Hartmann JT, Ugurel S, Ulrich J, Dörr W.** Hauttoxizität. Leitlinie des Arbeitskreises Supportive Maßnahmen in der Onkologie. http://www.onkosupport.de
10. **Horn TD, Beveridge RA, Egorin MJ, et al.** Observations and proposed mechanism of N,N′,N″-triethylenethiophosphoramide (thiotepa)-induced hyperpigmentation. Arch Dermatol 1989; 125: 524–527.
11. **Lawenda BD, Gagne HM, Gierga DP, et al.** Permanent alopecia after cranial irradiation: dose response relationship. Int J Radiat Oncol Biol Phys 2004; 60: 879–887.
12. **Mak SS, Molassiotis A, Wan WM, et al.** The effects of hydrocolloid dressing and gentian violet on radiation-induced moist desquamation wound healing. Cancer Nurs 2000; 23: 220–229.
13. **Perez-Soler R, Chachoua A, Hammond LA, et al.** Determinants of tumor response and survival with erlotinib in patients with non-small-cell lung cancer. J Clin Oncol 2004; 22: 3238–3247.
14. **Price KS, Castells MC.** Taxol reactions. Allergy Asthma Proc 2002; 23: 205–208.
15. **Przepiorka D, Ippoliti C, Giralt S, et al.** A phase I-II study of high-dose thiotepa, busulfan and cyclophosphamide as a preparative regimen for allogeneic marrow transplantation. Bone Marrow Transplant 1994; 14: 449–453.
16. **Scotte F, Tourani JM, Banu E, et al.** Multicenter study of a frozen glove to prevent docetaxel-induced onycholysis and cutaneous toxicity of the hand. J Clin Oncol 2005; 23: 4424–4429.
17. **Seegenschmiedt H.** Management of skin and related reactions to radiotherapy. Front Radiat Ther Oncol 2006; 39: 102–119.
18. **Segaert S, Tabernero J, Chosidow O, et al.** The management of skin reactions in cancer patients receiving epidermal growth factor receptor targeted therapies. J Dtsch Dermatol Ges 2005; 3: 599–606.
19. **Strumberg D, Awada A, Hirte H, et al.** Pooled safety analysis of BAY 43-9006 (sorafenib) monotherapy in patients with advanced solid tumours: Is rash associated with treatment outcome? Eur J Cancer 2006; 42: 548–556.
20. **Tosti A, Baran R, Dawber RP.** The nail in systemic diseases and drug-induced changes. In: Baran R, Dawber RP (Hrsg.). Diseases of the nails and their management. Oxford: Blackwell Science, 1995: 175–262.
21. **Tsai KY, Yang CH, Kuo TT, et al.** Hand-foot syndrome and seborrheic dermatitis-like rash induced by sunitinib in a patient with advanced renal cell carcinoma. J Clin Oncol 2006; 24: 5786–5788.
22. **Ugurel S, Hildenbrand R, Dippel E, et al.** Dose-dependent severe cutaneous reactions to imatinib. Br J Cancer 2003; 88: 1157–1159.
23. **Ulrich J, Hartmann JT, Dörr W, Ugurel S.** Hauttoxizität durch antitumorale Therapie. J Dt Dermatol Gesellsch 2008; 6: 959–977.
24. **Valeyrie L, Bastuji-Garin S, Revuz J, et al.** Adverse cutaneous reactions to imatinib (STI571) in Philadelphia chromosome-positive leukemias: a prospective study of 54 patients. J Am Acad Dermatol 2003; 48: 201–206.
25. **Yang CH, Lin WC, Chuang CK, et al.** Hand-foot skin reaction in patients treated with sorafenib: a clinicopathological study of cutaneous manifestations due to multitargeted kinase inhibitor therapy. Br J Dermatol 2008; 158: 592–596.

10 Paravasate

MAIKE DE WIT

Einleitung

Das Legen intravenöser Zugänge gehört zu den Grundfähigkeiten jeden Arztes. Wie bei allen ärztlichen Tätigkeiten sind Komplikationen nie völlig auszuschließen. Paravasate können durch alle intravenös verabreichten Substanzen verursacht werden. Dazu gehören Chemotherapeutika, Elektrolytlösungen, Kontrastmittel, Erythrozytenkonzentrate, Heparin, Phenytoin und andere Medikamente, die unterschiedlich dramatische Komplikationen verursachen (Tab. 1). Die Häufigkeit des Auftretens und das Ausmaß des Schadens sind auch abhängig von der Lokalisation. Dabei sind die peripheren Venen am Handrücken, Unterarm, in der Ellenbeuge und bei problematischen Verhältnissen am Fußrücken besonders gefährdet (Abb. 1).

Epidemiologie

Die Häufigkeit von Zytostatika-Paravasaten schwankt zwischen 0,1 % und 5 % in verschiedenen Serien. Aus dem MD

Tab. 1: **Risiko der Schädigung bei Paravasaten (mod. nach *Mader* et al 2006).**

Hohes ulzeratives Risiko (Vesicans)	Gewebereizend; Nekrosen selten (Irritans)	Geringe/keine lokale Entzündungen
Doxorubicin	liposomale Anthrazykline[1]	Asparaginase
Epirubicin	Bendamustin	Bleomycin, Carboplatin
Daunorubicin	Melphalan, Carmustin	Cladribin, Cytarabin
Idarubicin	Fotemustin, Dacarbazin[2]	Clofarabin, Nelarabin
Mitoxantron	Busulfan, Treosulfan	Decitabin, Azacytidin
Amsacrin	Cisplatin <0,4 mg/ml	Cyclophosphamid, Etoposid-
Dactinomycin	Oxaliplatin[4]	phosphat
Mitomycin C	Etoposid, Teniposid	Fludarabin, 5-FU
Vinca-Alkaloide[3]	Paclitaxel[4], Docetaxel	Ifosfamid, Irinotecan,
Cisplatin Konz. >0,4 mg/ml	Gemcitabin	Methotrexat, Nimustin
	Streptozocin	Pegaspargase
	Bortezomib[4]	Pemetrexed[4]
	Trimetrexat[4]	Pentostatin, Raltitrexed,
		Thiotepa, Topotecan

[1] Intervention: Kälteumschläge
[2] UV-Exposition auf die betroffene Stelle vermeiden
[3] Intervention: trockene Wärme
[4] Einordnung umstritten

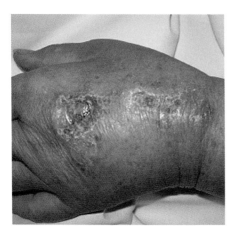

Abb. 1: **Vincristin-Paravasat nach 2 Wochen.**

Anderson Cancer Center der University of Texas werden bei 40.000–60.000 Behandlungen 44 Paravasate beschrieben; 12 davon waren auf Doxorubicin zurückzuführen, und 10 Fälle gingen mit einer chirurgischen Intervention einher [29]. Bei Kindern treten Paravasate aufgrund der schlechteren Venenverhältnisse häufiger auf, es werden bis zu 11 % beschrieben [7]. Diese Zahlen beziehen sich selbstverständlich nur auf die Paravasate, die als solche erkannt wurden.

Definitionen

Ein Paravasat ist die unbeabsichtigte oder fälschliche Verabreichung einer Infusion oder Injektion in das Unterhautgewebe oder tiefere Gewebeschichten anstelle der gewünschten intravenösen Applikation. Die Folgen hängen von der lokalen Wirkung des Arzneimittels ab und sind, besonders bei Zytostatika, teilweise erheblich.

98

Risikofaktoren

Risikofaktoren für das Auftreten von Paravasaten sind vielseitig. Man kann sie verschiedenen Hauptursachen zuordnen, die sich auf den Patienten, die Arzneimittel (Tab. 1 und Tab. 3), den Arzt und die Art des venösen Zugangs beziehen.

Patientenassoziierte Risikofaktoren

Paravasate treten häufiger auf und sind schwerwiegender, wenn folgende Faktoren vorliegen:
» Punktion peripherer Venen an Handrücken, Unterarm, Ellenbeuge, Fußrücken, die ohnehin nur bei problematischen Verhältnissen verwendet werden
» bereits mehrfach punktierte, kleine und fragile Venen
» Venen an Sehnen, Nerven und Arterien, z. B. an der Hand
» Venen bei alten Patienten
» sklerosierte Venen
» Venen mit zu geringem Gefäßlumen
» erhöhter Venendruck, z. B. nach Thrombosen, Thromboembolien [30], bei Rechtsherzversagen, Mediastinaltumoren [25] oder anderen Gründen für ein V.-cava-superior-Syndrom
» Venen an Extremitäten mit Lymphödem, z. B. nach Lymphonodektomie [6] oder Radiatio [39]
» Thrombophlebitiden oder Spasmen der Venen an der Punktionsstelle
» generalisierte Gefäßerkrankungen wie Raynaud-Syndrom
» periphere neurologische Beeinträchtigungen
Patienten mit neurologischen Schäden, besonders bei beeinträchtigter Sensibilität,

z. B. durch Diabetes mellitus oder zyto-statikabedingte Polyneuropathie [39], bemerken Schäden häufig erst später mit dadurch ausgeprägteren Folgen.

Eine adäquate Patientenaufklärung stellt einen guten Schutz vor schwerwiegenden Problemen dar. So sollten die Patienten nicht nur wissen, dass eine ruhige Armhaltung wichtig ist, sondern auch die Symptome eines Paravasats kennen, damit sie auftretende Störungen sofort an das Personal weitergeben. Eine motorische Unruhe aufgrund neurologischer Erkrankungen oder mangelnden Verständnisses, wie bei Kindern [49] oder dementen Patienten, kann zu zusätzlichen venösen Verletzungen führen. Nach Entfernung der Nadel kann eine Gerinnungsstörung mit verzögerter Blutstillung zu einem Austritt der Zytostatika führen, insbesondere wenn nicht ausreichend gespült wurde.

Arzneimittelassoziierte Probleme

Je nach Art des Arzneimittels kann die gewebsschädigende Wirkung durch das primäre Medikament ausgelöst werden, wie typischerweise bei Anthrazyklinen [11, 43], oder durch die Hilfsstoffe [30]. Besonders tückisch können Zubereitungen unter Verwendung von Benzylalkohol sein, da Paravasate in diesem Fall aufgrund der lokalanästhetischen Wirkung zunächst schmerzlos sein und somit länger unbemerkt bleiben können [37]. Die Osmolarität und der pH-Wert stellen z. B. bei unverdünnten Lösungen wie bei 5-FU mit einem alkalischen pH-Wert (fast 9) ein erhöhtes Risiko dar. Aber auch eine größere Substanzmenge, eine längere Expositionsdauer oder eine Hypersensitivität können Reaktionen auf Paravasationen verstärken.

Iatrogene Risikofaktoren

Da Komplikationen nicht völlig auszuschließen sind, sollte die Anlage intravenöser Zugängen und insbesondere die Applikation gefährdender Substanzen nur durch geübtes Personal durchgeführt werden; eine mangelhafte Punktionstechnik hat vermehrt Paravasate zur Folge. Auch Zeitdruck [31, 49] und Übermüdung bei der Applikation [42] erhöhen das Risiko. Die Wahl des Injektionsortes spielt eine wichtige Rolle, wobei die Sicherheit in dieser Reihenfolge abnimmt: Unterarm → Handrücken → Ellenbeuge. Mehrfachpunktionen müssen vermieden werden, oberhalb stattgehabter Venenpunktion innerhalb der letzten 48 Stunden sollten die Venen möglichst nicht punktiert werden. Infusionen mit hohem Druck in periphere Venen, die Applikation großer Volumina und eine lange Infusionsdauer sind potenziell ursächlich für Paravasate. Ebenfalls unbedingt vermieden werden muss die venöse Applikation bei Extremitäten mit Lymphödem oder mit neurologischen Schäden, besonders bei beeinträchtigter Sensibilität (PNP).

Bei der Verabreichung gewebsnekrotisierender Substanzen sollten niemals Nadeln mit einer Stahlkanüle, sondern stets flexible Kanülen benutzt werden.

Mangelnde Erfahrung und Schulung [39] des betreuenden Personals, Sorglosigkeit mit Unterschätzung der Folgen, mangelnde Überwachung, Verharmlosung der von Patienten geäußerten Beschwerden [33] und eine verzögerte Diagnosestellung [2] sind kausale Faktoren für größere paravasatbedingte Schäden. Zu einer verspäteten Diagnosestellung trägt auch die Abdeckung der Punktionsstelle mit undurchsichtigem Material bei [39].

Durch den Venenzugang bedingte Risikofaktoren

Der Einsatz zentralvenöser Katheter und venöser Portsysteme, insbesondere bei Patienten mit schlechten peripheren Venenverhältnissen, mindert das Risiko von Paravasaten erheblich. Allerdings sind diese, wenn sie dennoch auftreten, stärker ausgeprägt, werden häufig später erkannt und sind schwieriger zu behandeln.

Unbedingt bedacht werden muss die Platzierung der Austrittsstellen in unterschiedlichem Abstand zum Katheterende bei einem mehrlumigen Katheter, weshalb bei einem versehentlichen Ziehen des Katheters um einige Zentimeter Paravasate entstehen können [47]. Bei komplizierten Venenverhältnissen ist die Benutzung von Portsystemen sinnvoll, allerdings können diese zu Paravasaten an Thoraxwand [3], im Mediastinum [2] oder im Pleuraraum führen. In der auf Seite 97/98 bereits erwähnten Serie des MD Anderson Cancer Centers traten ein Drittel der Paravasate bei zentralvenösen Zugängen auf [29].

Mögliche Portkomplikationen werden auf Seite 103/104 beschrieben.

Diagnostik

Die Diagnose eines Paravasats beruht in der Regel auf unspezifischen Symptomen wie Schmerz, Ödem, Erythem, und nur in sehr seltenen Fällen ist eine spezifische Diagnose möglich, wie z.B. durch die Fluoreszenzmikroskopie bei Anthrazyklinen. Immer wieder wird das Ausmaß der Schädigung unterschätzt, selbst wenn das Paravasat bemerkt wird. Eine Kernspintomographie ist im Zweifelsfall die sinnvollste Maßnahme zur Sicherung oder zum Ausschluss extravasaler Flüssigkeit. Dies gilt insbesondere bei schwer einsehbaren Bereichen.

Differenzialdiagnose

Von den seltenen Paravasaten sind differenzialdiagnostisch die wesentlich häufigeren Zytostatika-induzierten Thrombophlebitiden und lokalen Überempfindlichkeitsreaktionen abzugrenzen. Im klinischen Alltag und besonders unter Zeitdruck bereitet die Abgrenzung von Paravasaten, Hypersensitivitätsreaktionen und Phlebitiden selbst dem erfahrenen Kliniker immer wieder Probleme.

Thrombophlebitis

Die Thrombophlebitis ist die häufigste lokale Komplikation nach einer intravenösen Gabe insbesondere von Zytostatika [25, 39]. Mögliche Ursachen sind lokale Infektionen bei mangelhafter Sterilität oder Überempfindlichkeitsreaktionen gegen das Zytostatikum oder die Trägersubstanz. Meistens treten Injektionsschmerzen sofort, Schwellungen nach Stunden und Thrombosierungen sowie Hautverfärbungen nach Tagen auf.

Nach Gabe von Amsacrin wurde in bis zu 17 % eine Thrombophlebitis beschrieben. Besser war die Verträglichkeit bei größerer Verdünnung, verlängerter Infusionsdauer und Verwendung von Heparin [9]. Auch bei Bendamustin traten in 35 % Phlebitiden auf, die auf den niedrigen pH-Wert bei geringer Verdünnung zurückgeführt wurden.

Lokale kutane Hypersensitivitätsreaktionen

Lokale kutane Hypersensitivitätsreaktionen sind immunologisch vermittelt und müssen von lokaler Toxizität abgegrenzt werden. Theoretisch gibt es 4 Typen der Hypersensitivitätsreaktion (Typ I–IV) nach *Gell* und *Coombs*, wobei der Typ II bei lokalen Reaktionen noch nicht beschrieben wurde. Es sind jedoch auch systemische Hypersensitivitätsreaktionen möglich [50].

Die am häufigsten vorkommende Typ-I-Reaktion (Soforttyp, anaphylaktischer Typ) unter Vermittlung von IgE-Antikörpern tritt bereits nach Sekunden bis Minuten mit einer Zweitreaktion nach 4 bis 6 Stunden auf. Lokal ist sie gekennzeichnet durch Schmerzen im proximalen Verlauf der verwendeten Vene, Urtikaria, Erythem und Juckreiz, seltener Schmerzen und Schwellung. Die Symptome sind innerhalb von Stunden reversibel und lassen sich durch ausreichendes Spülen der Vene vermindern.

Die Typ-I-Reaktion kommt bei 30 % aller Doxorubicin-Applikationen und vergleichsweise häufig bei der Anwendung von Cisplatin, Bleomycin und Melphalan vor.

Typ-III-Reaktionen (Immunkomplexreaktionen) treten erst nach 8 bis 12 Stunden auf und zeichnen sich durch Urtikaria, Erythema multiforme, Vaskulitis und evtl. ein Angioödem aus.

Die Typ-IV-Reaktion als zellvermittelte Reaktion setzt noch später, nach 12–72 Stunden, meist als allergische Kontaktdermatitis ein.

Häufig beschrieben wurden lokale Hypersensitivitätsreaktionen bei Asparaginase (Typ I und III) und Taxanen (Abb. 2).

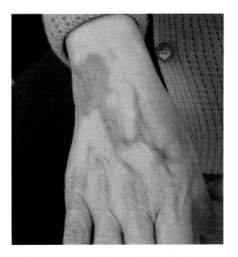

Abb. 2: **Hypersensitivitätsreaktion durch Docetaxel.**

Sie sind teilweise auf die Hilfsstoffe (Cremophor®, Polysorbat 80) zur Erhöhung der Löslichkeit und Stabilität zurückzuführen [35].

Eine lokale allergische Reaktion ist keine Kontraindikation gegen das Fortsetzen der Chemotherapie. Eine solche Reaktion muss auch nicht notwendigerweise bei Re-Injektion wieder auftreten.

Recall-Phänomen

Unter einem Recall-Phänomen versteht man das Wiederaufflammen von Hauttoxizitäten nach einer vorangegangenen Chemo- oder Radiotherapie. Die Symptome verstärken sich an der Stelle des ursprünglichen Paravasats oder in seiner Umgebung nach erneuter, korrekter Gabe des Zytostatikums [27]. Dabei treten Berührungsempfindlichkeit, Rötung, Schwellung, Entzündung und Blasenbildung bis hin zu Nekrosen und Hautverfärbungen auf.

Das Auftreten eines Recall-Phänomens wurde bis 15 Jahre nach Bestrahlungsende beschrieben; wenn mindestens 10 Tage seit der Bestrahlung vergangen sind, ist ein Auftreten aber weniger wahrscheinlich.

Das Recall-Phänomen ist u. a. beschrieben nach Gabe von Taxanen [51] und Anthrazyklinen [16, 36]. Außerdem trat es in einem vorbestrahlten Gebiet während einer Chemotherapie mit Etoposid, Gemcitabin [10], Methotrexat oder Vinblastin [40] auf. Der Mechanismus des Recall-Phänomens ist unklar und wird kontrovers diskutiert [8, 26].

Photosensibilisierung

Zytostatika können die Empfindlichkeit gegenüber Sonneneinstrahlung erhöhen. Klinisch zeigt sich dies wie bei einem Sonnenbrand üblich durch Erythem, Ödem und Blasenbildung. Besonders schwere Fälle wurden nach Dacarbazin [23] beschrieben, aber auch nach Bleomycin, Dactinomycin, 5-Fluorouracil, Methotrexat [18], Vinblastin und Taxanen [14] trat eine Photosensibilisierung auf. Prophylaktisch sollte eine Sonnenexposition vermieden werden.

Therapiestrategien

Prophylaxe

Die wichtigste Maßnahme im Umgang mit Paravasaten ist ihre primäre Vermeidung. So sollte nur geübtes Personal intravenöse Zugänge legen und gefährdende Substanzen applizieren. Nur eine einzige Vene sollte punktiert werden – am besten im Bereich des Unterarms mit „natürlicher Schienung" unter Benutzung flexibler Kanülen. Anschließend muss der Patient über die Symptome eines Paravasats und die Möglichkeiten zu seiner Vermeidung, z. B. durch eine ruhige Armhaltung, aufgeklärt werden. Kooperationsfähige Patienten können darauf hingewiesen werden, bei Verdacht auf ein Paravasat die Infusion zu stoppen und das Pflegepersonal oder einen Arzt zu rufen. Bevor gewebsnekrotisierende Substanzen infundiert werden, sollten eine Aspiration und eine Spülung mit Kochsalz für 5 Minuten erfolgen; diese sollte nach Infusionsende wiederholt werden. Zusätzlich ist die parallele Gabe einer frei laufenden Kochsalzinfusion, verbunden mit einer regelmäßigen optischen Kontrolle, empfehlenswert. Notwendig ist auch eine Fixation des Katheters und der Infusion zur Zugentlastung. Bei komplizierten Venenverhältnissen ist die Benutzung von Portsystemen sinnvoll, allerdings können diese zu Paravasaten an Thoraxwand, im Mediastinum oder im Pleuraraum führen.

Insbesondere Kliniken und Praxen, die häufig onkologische Patienten mit gewebsnekrotisierenden Substanzen behandeln, sollten über den spezifischen Gegebenheiten angepasste „SOPs" (standardized operating procedures) verfügen. Diese sollten jährlich aktualisiert werden und Informationen über relevante Substanzen, Risikofaktoren, Prophylaxe, Symptomatik, allgemeine und spezielle Maßnahmen, die Zusammensetzung des Paravasat-Notfallsets (Tab. 2) und einen Dokumentationsbogen enthalten.

Allgemeine Maßnahmen

Wenn trotz aller Bemühungen ein Paravasat entstanden ist, ist sofortiges, schnelles Handeln notwendig.

Als Erstes muss die Injektion/Infusion sofort gestoppt werden, selbst wenn anfangs nur ein Verdacht besteht. Dann wird das Paravasat-Notfallset geholt, (sterile) Handschuhe werden angezogen, und nach dem Ersetzen der Infusionsleitung bzw. der Spritze durch eine 5-ml-Einmalspritze wird langsam so viel Paravasat wie möglich aspiriert, ohne Druck auf die Paravasationsstelle auszuüben. Anschließend wird der intravenöse Zugang unter Aspiration entfernt. Im Falle einer Blasenbildung wird der Blaseninhalt mit einer 1-ml-Spritze und einer s.c.-Kanüle aspiriert, wobei für jeden Aspirationsversuch ein neues Besteck verwendet werden muss. Nach Beendigung der Akutmaßnahmen wird die betroffene Extremität hochgelagert und ruhiggestellt. Falls es erforderlich und möglich ist, werden substanzspezifische Maßnahmen eingeleitet. Auf einem Paravasat-Dokumentationsbogen wird der Primärbefund und später der Verlauf dokumentiert. Zusätzlich empfiehlt sich eine Fotodokumentation mit Anlegen eines Maßbandes und einer Farbmarkierung des Paravasats – primär und im weiteren Verlauf. Dies geschieht neben der klinischen Dokumentation, auch um bei haftungsrechtlichen Fragen relevante Auskunft geben zu können. Patient und Angehörige werden aufgeklärt und instruiert, regelmäßige Kontrollen (Nachsorge) vereinbart. Bei Paravasaten mit gewebsnekrotisierenden Zytostatika wird innerhalb von 72 h ein (plastischer) Chirurg konsultiert, der möglichst Erfahrung im Umgang mit Paravasaten haben sollte.

Denkbar ist auch eine chirurgische Frühintervention im Sinne einer Entlastung und Spülung, vor allem bei Chemotherapeutika und zelltoxischen Substanzen wie Kalium, Glukose >10 %, einer hohen Gewebespannung (glänzende, gespannte Haut) und Schmerzen durch ein unerträgliches Spannungsgefühl. Gespült wird mit 500 ml Ringer-Lösung über 4 Inzisionen nach stumpfer Unterminierung [19].

Zentralvenöse Zugänge (Ports)

Bei komplizierten Venenverhältnissen werden häufig Ports gelegt, jedoch ist man auch hiermit vor Komplikationen nicht sicher geschützt. So kann es zu Fehllagen der Katheterspitze kommen, sowohl primär als auch sekundär, z. B. durch zuviel Druck beim Spülen, durch starke Halswendungen oder heftiges Husten. Möglich sind auch Perforationen, Thrombosen, Extravasationen und Perikardtamponaden. Wenn ein Portträger über Schmerzen im Halsbereich, am Ohr oder beim Husten klagt, sowie bei unstillbarem Husten sollte die Portlage kontrolliert

Tab. 2: Paravasat-Notfallset 2008.

» Übersichten
  • Zytostatika und ulzeratives Risiko (Klasse 1–3)
  • allgemeine Maßnahmen
  • substanzspezifische Maßnahmen
» Kälte-Wärmepackung (z.B. Cold/Hot 10 x 26 cm)
  • 2 Stück für Wärme-Umschläge
  • 2 Stück für Kälte-Umschläge
» Kugeltupfer, steril, pflaumengroß (z.B. Gazin Gr. 3), 2 Sets zu 4 Stück
» DMSO reinst, DAB (z.B. Dimethylsulfoxid 99 % Merck Art.Nr. 16743)
» Hyaluronidase (z.B. HYLASE 150 IE) 10 Amp.
» Dexrazoxan 500 mg 10 Amp. (SAVENE® 10 Amp. zu je 500 mg und 3 Btl. SAVENE®-Verdünnungsmittel)
» Zytostatika-Paravasat-Dokumentationsbogen

werden. Allerdings kann nicht nur die Spitze, sondern auch der Portkörper falsch liegen, indem er sich z. B. bei schlechter Naht oder Verwendung resorbierbarer Fäden um 180° dreht.

Auch bei anfänglich korrekter Portanlage ist bei ca. 25 % nach einiger Zeit keine Aspiration mehr möglich. Dies kann durch eine Thrombosierung des Ports, der Vene um den Port oder durch beides verursacht werden. Gefördert wird dies durch die Hyperkoagulopathie bei Tumorerkrankung, eine Wandverletzung durch die Katheterspitze oder das Ausfällen von Medikamenten. Eine mögliche Therapie ist die Fibrinolyse; zur Prophylaxe können niedrigdosierte Antikoagulanzien verwendet werden.

Ist keine Aspiration aus dem Port möglich, sollte versucht werden, durch Kopfdrehung, ein Valsalva-Manöver, Supination oder Heben von Schulter und Arm („Pinch-off") [25] die Durchgängigkeit des Systems wiederherzustellen. Gelingt dies nicht, setzen wir zunächst eine NaCl-Injektion ein, bei Misslingen eine Vitamin-C-Injektion und zuletzt eine Fibrinolyse.

Eine typische Portkomplikation ist eine Infektion. Diese kann als lokale Infektion der Porttasche auftreten und mit einer Antibiotikatherapie über 10–14 Tage ausheilen, oder es wird eine Bakteriämie aus dem Port (2 Bakteriämien/1000 Tage eines liegenden ZVKs) nachgewiesen. Bei Vorliegen von Fieber oder Schüttelfrost sollte die Diagnose durch Spülen des Ports und Anlage eine Blutkultur gesichert werden; eine frühe systemische, zielgerichtete Antibiose ist erforderlich.

Auch beim Port gibt es „typische" Ursachen für Paravasate. Dazu gehören neben der Thrombose die Fehllage der Na-

del, eine zu kurze Nadel oder ein Verrutschen der Nadel [3, 5, 22]. Seltener sind Katheterdislokationen oder Katheterschäden [5].

Zusammenfassend kommen Paravasate oder Portkomplikationen leider immer wieder vor. Wesentlich ist, dass der Patient gut aufgeklärt ist und dass Ärzte und Pflegepersonal daran denken (auch beim Port) und sofort mit allgemeinen Maßnahmen sowie mit spezifischem Antidot reagieren. Außerdem ist eine adäquate Dokumentation erforderlich.

Spezifische Maßnahmen

Amsacrin, Mitomycin C, Mitoxantron, Dactinomycin

Tritt nach Applikation dieser Substanzen ein Paravasat auf, sollte umgehend eine Behandlung mit trockener Kälte eingeleitet werden, wobei die initiale Kühlung mindestens eine Stunde betragen sollte. Eine Weiterführung für mehrere Tage über 15 Minuten mehrmals täglich ist sinnvoll. Die Applikation von DMSO 4- bis 6-mal täglich über mindestens 7 Tage wird ebenfalls empfohlen, während bei diesen Substanzen noch keine Erfahrungen mit Dexrazoxan (s. S. 105/106) vorliegen.

Vinca-Alkaloide und Etoposid

Die substanzspezifische Maßnahme besteht in diesem Fall in der Applikation trockener Wärme (keine Umschläge!), anfangs für ca. eine Stunde, dann 4-mal täglich für 20 min. Vorher ist eine Umspritzung mit 250–300 IE Hyaluronidase s.c. oder intradermal in 6 ml NaCl periläsional von peripher nach zentral sowie in den Zugang empfehlenswert [4].

Cisplatin

Bei Cisplatin gilt eine konzentrations-abhängige Toxizität, wobei ab einer Konzentration über 0,4 mg/ml substanzspezifische Maßnahmen eingeleitet werden müssen. Dies bedeutet die Anwendung trockener Kälte anfangs für mindestens eine Stunde und weiterführend mehrmals täglich über jeweils 15 min sowie das Auftragen von DMSO 99 % 4- bis 6-mal täglich über mindestens 7 Tage [13, 32].

Anthrazykline

Anthrazyklin-Paravasate sind besonders gefürchtete Komplikationen, da sie fortschreitend Strukturen wie Nerven, Gefäße, Sehnen und Muskeln zerstören und häufig mit langdauernden Schmerzen und bleibenden funktionellen Defekten verbunden sind, die zum Teil eine Unterbrechung der Chemotherapie und eine Hospitalisierung verursachen. Sie machen sich in der Regel akut durch sofortigen Schmerz, Ödem, Erythem und Blasenbildung bemerkbar (Abb. 3). Dann folgt eine Verhärtung mit Hautatrophie, und nach 1 bis 4 Wochen entsteht eine invasive Ulzeration, die sich langsam über Monate ohne Tendenz zur Spontanheilung vergrößert und in tiefe Strukturen ausdehnt. Mögliche Folgen sind langdauernde Schmerzen, Kontrakturen und Dystrophie bis hin zum Funktionsverlust der betroffenen Extremität.

Kleinere Paravasate werden häufig rein konservativ behandelt und führen dann teilweise zu langsam fortschreitenden Ulzerationen, so dass sich die Frage stellt, ob nicht aggressivere Therapien erforderlich sind. In 35–40 % der Fälle kommt es zu einer späteren Operation. Die chirurgischen Ergebnisse sind jedoch am über-

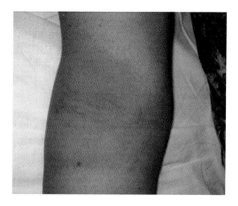

Abb. 3: **Anthrazyklin-Paravasat: Schwellung und Rötung.**

zeugendsten, wenn die Entfernung des Paravasats rasch, d. h. in den ersten 8 Stunden, spätestens nach einer Woche erfolgt. Die Operation muss mit weiten freien Rändern und Entfernung des gesamten anthrazyklinhaltigen Gewebes durchgeführt werden. Dabei besteht die Möglichkeit, die Ränder mit Fluoreszenzmikroskopie zu überprüfen, insbesondere ehe Hautlappen zur Deckung eingebracht werden.

Für konservative Therapieoptionen gibt es kleine, unkontrollierte Serien ohne Verifikation durch Biopsien, so dass es sich in der Regel um empirische oder experimentelle Therapien handelt. Diese beinhalten die Applikation von Wärme oder Kälte, Spülen, die topische bzw. intraläsionale Gabe von Steroiden, die topische Gabe von Bicarbonat, Hyaluronidase oder DMSO, α-Tocopherol oder auch GM-CSF.

Seit dem 28.6.2006 gibt es ein zugelassenes Medikament, Dexrazoxan (Savene®), zur Therapie Anthrazyklin-bedingter Paravasate. Die Zulassung beruht auf zwei Studien mit einer Erfolgsrate von 98 %.

Bei 54 fluoreszenzmikroskopisch gesicherten Anthrazyklin-Paravasaten war lediglich eine chirurgische Intervention erforderlich, und die Chemotherapie konnte nahezu ohne Verzögerung fortgeführt werden. Dexrazoxan sollte so schnell wie möglich, spätestens 6 Stunden nach Auftreten des Paravasats, das erste Mal intravenös über einen anderen Zugang gegeben werden. Dann ist eine tägliche Infusion an 3 konsekutiven Tagen erforderlich. Die Dosierung von Dexrazoxan beträgt am 1. Tag 1000 mg/m^2, am 2. Tag 1000 mg/m^2 und am 3. Tag 500 mg/m^2 mit einer maximalen Einzeldosis von absolut 2000 mg [24, 38]. Dexrazoxan sollte nicht parallel mit DMSO angewendet werden. Eine Kühlung muss spätestens 15 min vor Infusionsbeginn beendet werden; auch an den folgenden drei Tagen sollte nicht gekühlt werden.

Andere Substanzen

Schmerzen können nicht immer als Warnsignal für ein Paravasat interpretiert werden, ebenso wie fehlende Schmerzen keine sichere intravenöse Gabe bedeuten. So

Tab. 3: Gewebetoxische Substanzen (außer Zytostatika und ohne Anspruch auf Vollständigkeit).

» Antibiotika
- Gentamycin, Vancomycin, Oxacillin

» Elektrolytkonzentrate
- CaCl, Ca-Gluconat (10 %), KCl (10 %), NaCl (10 %), Natriumbicarbonat

» Vasopressoren
- Adrenalin, Noradrenalin, Dopamin, Dobutamin

» Glukose 10 %, parenterale Ernährung
» Kontrastmittel (jodhaltig)
» Erythrozytenkonzentrate
» Medikamente
- Diazepam, Phenytoin

ist z. B. die intravasale Gabe von Propofol [34, 44, 45] zum Teil sehr schmerzhaft, eine Extravasation aber vollkommen unproblematisch. Dagegen verursacht ein Extravasat von z. B. KCl nur ein leichtes Druckgefühl, später eine Parästhesie und keine Schmerzen, im weiteren Verlauf können aber schwere Nekrosen auftreten [27, 46, 48].

Die Gewebeschädigung wird durch unterschiedliche Mechanismen hervorgerufen, wie osmotische Schädigung, mechanischer Druck im Sinne eines Kompartment-Syndroms, ischämische Schädigung, direkt zelltoxische Schädigung oder bakterielle Infektion.

Bei der Schädigung durch Vasopressoren, die als Alpha-Agonisten zu einer Vasokonstriktion führen, ist die Einwirkdauer noch entscheidender als die Konzentration (Tab. 3). Auch Kationen (K$^+$, Ca^{++}) bewirken über die verlängerte Depolarisation der kapillären Sphinkteren eine Ischämie. Daher kann die lokale Infiltration mit dem Alpha-Blocker Phentolamin (5 mg in 20 ml NaCl), evtl. in Kombination mit einer Spülung, möglichst innerhalb der ersten 10 Minuten, Schäden vermeiden helfen.

Praktisches Vorgehen

Auch bei den spezifischen Maßnahmen ist rasches Handeln wesentlich. Die Applikation von Wärme oder Kälte muss differenziert erfolgen. Während bei den meisten Zytostatika (z. B. Anthrazykline) Kälteapplikation zur Diffusionsverlangsamung vorteilhaft ist, ist Kälte nach Extravasation von Vinca-Alkaloiden kontraindiziert. Besser ist die Applikation trockener Wärme zur Förderung des systemischen Abtransports.

Trockene Kälte

» bei Anthrazyklinen, Cisplatin, Amsacrin, Mitomycin C
» initial ca. 1 h mit Cold-Hot-Pack
» anschließend mehrmals täglich für 15 min
» Anwendung zusammen mit DMSO außer bei liposomalem Dauno- und Doxorubicin

Trockene Wärme

» bei Vinca-Alkaloiden
» trockene Wärme 4-mal täglich über 20 Minuten mit Cold-Hot-Pack
» keine Anwendung zusammen mit DMSO

Antidota

Dimethylsulfoxyd-(DMSO-)Lösung steigert die Permeabilität der Haut und bewirkt dadurch eine schnellere systemische Aufnahme des Paravasats (Anwendung: 99%ige Lösung alle 8 Stunden für 8 Tage mit Tupfer auftragen und an der Luft abtrocknen lassen).

Das Enzym Hyaluronidase bewirkt eine Strukturauflockerung von Binde- und Stützgeweben. Die betroffene Region wird mit Hyaluronidase unterspritzt (1500 U/10 ml Aqua ad inject., entsprechend 150 U/ml). Diese großzügige Umspritzung des Paravasatareals ist für den Patienten mit starken, brennenden Schmerzen verbunden, die einer symptomatischen Therapie bedürfen. Dennoch liegt die Nutzen-Risiko-Abwägung eindeutig aufseiten des Nutzens. Bei Vinca-Alkaloiden wird Hyaluronidase in Verbindung mit trockener Wärme eingesetzt, bei Paclitaxel ohne trockene Wärme.

Steroide, Natriumthiosulfat und Natriumbicarbonat finden in der Behandlung von Paravasaten keine Verwendung mehr.

Fazit

Außer der Prophylaxe eines Paravasats sind die Aufklärung des Patienten und bei Diagnose eines Paravasats sofortiges Handeln entscheidend. Bei Unklarheiten oder Unerfahrenheit sollte unmittelbar der Rat eines Spezialisten eingeholt werden, damit keine wertvolle Zeit verloren geht und sofort die notwendigen Gegenmaßnahmen eingeleitet werden.

Literatur

1. **Aitken DR, Minton JP.** The "pinch-off sign": a warning of impending problems with permanent subclavian catheters. Am J Surg 1984; 148(5): 633–636.
2. **Anderson CM, Walters RS, Hortobagyi GN.** Mediastinitis related to probable central vinblastine extravasation in a woman undergoing adjuvant chemotherapy for early breast cancer. Am J Clin Oncol 1996; 19(6): 566–568.
3. **Barutca S, Kadikoylu G, Bolaman Z, Meydan N, Yavasoglu I.** Extravasation of paclitaxel into breast tissue from central catheter port. Support Care Cancer 2002; 10(7): 563–565.
4. **Bertelli G, Dini D, Forno GB, et al.** Hyaluronidase as an antidote to extravasation of Vinca alkaloids: clinical results. J Cancer Res Clin Oncol 1994; 120(8): 505–506.
5. **Biffi R, Orsi F, Grasso F, de BF, Cenciarelli S, Andreoni B.** Catheter rupture and distal embolisation: a rare complication of central venous ports. J Vasc Access 2000; 1(1): 19–22.
6. **Bowers DG, Lynch JB.** Adriamycin extravasation. Plast Reconstr Surg 1978; 61; 86–92.
7. **Brown AS, Hoelzer DJ, Piercy SA.** Skin necrosis from extravasation of intravenous fluids in children. Plast Reconstr Surg 1979; 64(2): 145–150.
8. **Camidge R, Price A.** Characterizing the phenomenon of radiation recall dermatitis. Radiother Oncol 2001; 59(3): 237–245.
9. **Case DC Jr.** Prevention of amsacrine-induced phlebitis with heparin. Clin Pharm 1982; 1(6): 490.

10. **Castellano D, Hitt R, Cortes-Funes H, Romero A, Rodriguez-Peralto JL.** Side effects of chemotherapy. Case 2. Radiation recall reaction induced by gemcitabine. J Clin Oncol 2000; 18(3): 695–696.

11. **Cox RF.** Managing skin damage induced by doxorubicin hydrochloride and daunorubicin hydrochloride. Am J Hosp Pharm 1984; 41(11): 2410–2414.

12. **D'Silva K, Dwivedi AJ, Shetty A, Ashare R.** Pinch-off syndrome: a rare complication of totally implantable venous devices. Breast J 2005; 11(1): 83-84.

13. **Dorr RT.** Antidotes to vesicant chemotherapy extravasations. Blood Rev 1990; 4(1): 41-60.

14. **Ee HL, Yosipovitch G.** Photo recall phenomenon: an adverse reaction to taxanes. Dermatology 2003; 207(2): 196–198.

15. **Ener RA, Meglathery SB, Styler M.** Extravasation of systemic hemato-oncological therapies. Ann Oncol 2004; 15(6): 858–862.

16. **Gabel C, Eifel PJ, Tornos C, Burke TW.** Radiation recall reaction to idarubicin resulting in vaginal necrosis. Gynecol Oncol 1995; 57(2): 266–269.

17. **Gebarski SS, Gebarski KS.** Chemotherapy port "Twiddler's syndrome". A need for preinjection radiography. Cancer 1984; 54: 38–39.

18. **Goldfeder KL, Levin JM, Katz KA, Clarke LE, Loren AW, James WD.** Ultraviolet recall reaction after total body irradiation, etoposide, and methotrexate therapy. J Am Acad Dermatol 2007; 56(3): 494–499.

19. **Heimburg D von, Pallua N.** Früh- und Spätbehandlung iatrogener Injektionsschäden. Chirurg 1998; 69: 1378–1382.

20. **Hinke DH, Zandt-Stastny DA, Goodman LR, Quebbeman EJ, Krzywda EA, Andris DA.** Pinch-off syndrome: a complication of implantable subclavian venous access devices. Radiology 1990; 177(2): 353–356.

21. **Hofer S, Schnabel K, Vogelbach P, Herrmann R.** The "pinch off" syndrome: a complication of implantable catheter systems in the subclavian vein. Schweiz Med Wochenschr 1997; 22; 127(29–30): 1247–1250.

22. **Hou WY, Sun WZ, Chen YA, Wu SM, Lin SY.** "Pinch-off sign" and spontaneous fracture of an implanted central venous catheter: report of a case. J Formos Med Assoc 1994; 93 Suppl 1: S65–S69.

23. **Iwamoto T, Hiraku Y, Okuda M, Kawanishi S.** Mechanism of UVA-dependent DNA damage induced by an antitumor drug dacar-bazine in relation to its photogenotoxicity. Pharm Res 2008; 25(3): 598–604.

24. **Jensen JN, Lock-Andersen J, Langer SW, Mejer J.** Dexrazoxane – A promising antidote in the treatment of accidental extravasation of anthracyclines. Scand J Plast Reconstr Surg Hand Surg 2003; 37(3): 174–175.

25. **Jordan K, Grothe W, Schmoll HJ.** Extravasation of chemotherapeutic agents: Prevention and therapy. Dtsch Med Wochenschr 2005; 130(1-2): 33-37.

26. **Kitani H, Kosaka T, Fujihara T, Lindquist K, Elkind MM.** The "recall effect" in radiotherapy: is subeffective, reparable damage involved? Int J Radiat Oncol Biol Phys 1990; 18(3): 689–695.

27. **Koppel RA, Boh EE.** Cutaneous reactions to chemotherapeutic agents. Am J Med Sci 2001; 321(5): 327–335.

28. **Kumar RJ, Pegg SP, Kimble RM.** Management of extravasation injuries. ANZ J Surg 2001; 71(5): 285–289.

29. **Langstein HN, Duman H, Seelig D, Butler CE, Evans GR.** Retrospective study of the management of chemotherapeutic extravasation injury. Ann Plast Surg 2002; 49(4): 369–374.

30. **Larson DL.** Treatment of Tissue Extravasation by Antitumor Agents. Cancer 1982; 49(9): 1796–1799.

31. **Linder RM, Upton J, Osteen R.** Management of extensive doxorubicin hydrochloride extravasation injuries. J Hand Surg [Am] 1983; 8(1): 32–38.

32. **Louvet C, Bouleuc C, Droz JP.** Tissue complications of cisplatin extravasation. Presse Med 1989; 18(14): 725–726.

33. **MacCara ME.** Extravasation: a hazard of intravenous therapy. Drug Intell Clin Pharm 1983; 17(10): 713–717.

34. **Mahajan R, Gupta R, Sharma A.** Extravasation injury caused by propofol. Anesth Analg 2006; 102(2): 648.

35. **Markman M.** Management of toxicities associated with the administration of taxanes. Expert Opin Drug Saf 2003; 2(2): 141–146.

36. **McCarty MJ, Peake MF, Lillis P, Vukelja SJ.** Paclitaxel-induced radiation recall dermatitis. Med Pediatr Oncol 1996; 27(3): 185–186.

37. **Moore DG.** Saline with benzyl alcohol prevents pain of needle insertion: true but dangerous. Anesth Analg 1985; 64(5): 559.

38. **Mouridsen HT, Langer SW, Buter J, et al.** Treatment of anthracycline extravasation with Savene (dexrazoxane): results from two prospect-

ive clinical multicentre studies. Ann Oncol 2007; 18(3): 546–550.

39. **Mullin S, Beckwith MC TL.** Prevention and management of antineoplastic extravasation injury. Hosp Pharm 2000; 35: 57–76.

40. **Nemechek PM, Corder MC.** Radiation recall associated with vinblastine in a patient treated for Kaposi sarcoma related to acquired immune deficiency syndrome. Cancer 1992; 70(6): 1605–1606.

41. **Pascu ML, Staicu A, Voicu L, et al.** Methotrexate as a photosensitiser. Anticancer Res 2004; 24(5A): 2925–2930.

42. **Preuss P, Partoft S.** Cytostatic extravasations. Ann Plast Surg 1987; 19(4): 323–329.

43. **Richardson DS, Johnson SA.** Anthracyclines in haematology: preclinical studies, toxicity and delivery systems. Blood Reviews 1997; 11(4): 201–223.

44. **Riley RH, Westhoff GP.** Extravasation of propofol. Anaesth Intensive Care 1993; 21(5): 720–721.

45. **Roth W, Eschertzhuber S, Gardetto A, Keller C.** Extravasation of propofol is associated with tissue necrosis in small children. Paediatr Anaesth 2006; 16(8): 887–889.

46. **Schummer W, Schummer C, Muller A, Karzai W.** Extravasation: a rare complication of central venous cannulation? Case report of an imminent erosion of the common carotid artery. Anaesthesist 2003; 52(8): 711–717.

47. **Schummer W, Schummer C, Schelenz C.** Case report: the malfunctioning implanted venous access device. Br J Nurs 2003; 12(4): 210, 212–214.

48. **Steib A, Bing J, Bantzhaff P, Galani M, Otteni JC.** Tissue necrosis after accidental perivenous injection of potassium chloride. Ann Fr Anesth Reanim 1984; 3(5): 396–397.

49. **Upton J, Mulliken JB, Murray JE.** Major intravenous extravasation injuries. Am J Surg 1979; 137(4): 497–506.

50. **Weiss RB, Bruno S.** Hypersensitivity reactions to cancer chemotherapeutic agents. Ann Intern Med 1981; 94(1): 66–72.

51. **Yeo W, Leung SF, Johnson PJ.** Radiation-recall dermatitis with docetaxel: establishment of a requisite radiation threshold. Eur J Cancer 1997; 33(4): 698–699.

11 Fertilität und Sexualität

AIDA HANJALIC-BECK, CHRISTIAN LEIBER, ANNETTE HASENBURG

Fertilitätsproblematik bei der Frau nach onkologischer Erkrankung

Einleitung – Grundlagen der weiblichen Fertilität

Während der Geschlechtsreife einer Frau nimmt ihre Fertilität stets ab. Ursache dafür ist die Erschöpfung der Ovarialreserve an Oozyten. Bereits in der Fetalperiode erreichen weibliche Feten mit 6–7 Millionen Primordialfollikeln das Maximum der Oozytenzahl. Bei der Geburt eines Mädchens sind bereits 80 % der Oozyten infolge der Atresie zugrunde gegangen. Die Zahl der Primordialfollikel verringert sich mit den Jahren weiter und beträgt zu Beginn der Pubertät noch 5 % der Ausgangsanzahl, so dass gerade noch ca. 400.000 Oozyten für die Geschlechtsreife zur Verfügung stehen. Des Weiteren werden in einem Zyklus ca. 500 Oozyten verbraucht. Somit erschöpft sich die Ovarialreserve langsam und die Anzahl der in die Reifung übergehenden Follikel nimmt bereits vor dem 40. Lebensjahr ab.

Hormonell entfällt infolge des durch die abnehmenden Follikel bedingten Östrogen- und Inhibinmangels die negative Rückkoppelung auf Hypothalamus und Hypophyse. Die Folge ist eine verstärkte FSH- und LH-Ausschüttung, die zum Bild des hypergonadotropen Hypogonadismus führt. Infolge der Follikelatresie sinken die Östradiolspiegel stark. Durch die periphere Aromatisierung, z. B. im Fettgewebe der vorwiegend aus der Nebennierenrinde und dem Ovar stammenden Androgene (DHEAS, Androstendion, Testosteron) in Östrogene wie z. B. Östron, entsteht jedoch kein absoluter Östrogenmangel. Mit der Verminderung der Follikel wird das Ovar noch nicht endokrin inaktiv. Das Stroma und die Hiluszellregion können weiterhin Androgene (Testosteron, Androstendion) synthetisieren. Die ovarielle Androgenproduktion wird in der frühen Postmenopause durch erhöhte LH-Spiegel sogar verstärkt und bleibt infolge der kontinuierlichen LH-Stimulation über längere Zeit erhalten.

Klimakterium preacox

Bei Frauen im Reproduktionsalter kann eine Chemo- oder Strahlentherapie im Gonadenbereich zum Verlust der Eierstockfunktion (premature ovarian failure – POF) und damit zum vorzeitigen Eintritt der Wechseljahre (Klimakterium praecox) führen. Damit wird die Ovarialinsuffizienz definiert, die vor dem 40. Lebensjahr eintritt und ca. 0,3–1 % aller Frauen im gebärfähigen Alter und ca. 10–15 % der jungen Frauen mit Amenorrhoe betrifft [29].

Die auftretenden hormonellen Veränderungen im Klimakterium preacox wie auch in der natürlichen Menopause können einerseits akute Beschwerden verursachen, die unter dem Begriff des klimakterischen Syndroms zusammengefasst werden und ca. 50–80 % der Frauen in unterschiedlicher Ausprägung betreffen. Andererseits muss man die Langzeitfolgen der postmenopausalen Hormonmangelsituation berücksichtigen. Diese sind in Tabelle 1 zusammengefasst.

Eine Substitutionstherapie sollte, sowohl bei ausgeprägten Akutbeschwerden als auch bei erhöhtem Risiko für östrogenmangelbedingte Störungen wie Osteoporose, zusammen mit dem betreuenden Gynäkologen eingeleitet werden. Bei der Indikation gelten die gleichen Überlegungen wie bei der Hormonsubstitution postmenopausaler Frauen. Die individuellen Vorstellungen der Frauen, die jeweiligen Risikofaktoren und die Nutzen-Risiko-Abwägung müssen somit im Beratungsgespräch und bei der Indikation berücksichtigt werden.

Auswirkung der Chemotherapie auf die Fertilität

Die Häufigkeit der Schädigung der Ovarien und die dadurch bedingte frühzeitige Ovarialinsuffizienz unterscheiden sich für die verschiedenen Zytostatika und sind vom Alter der Patientin sowie von der applizierten Gesamtdosis der Substanzen abhängig. Je nach Alter betrifft die chemotherapiebedingte POF 40–60 % der prämenopausalen Patientinnen. Mit dem Alter steigt das Risiko an, eine POF zu entwickeln [2, 23, 35].

Zu den Hochrisiko-Substanzen gehören Alkylanzien wie Cyclophosphamid, Chlorambucil und Busulfan. Ein mittleres Risikopotenzial für eine POF weisen Cisplatin oder Adriamycin/Doxorubicin auf. Weniger toxisch für das Ovar sind Methotrexat, 5-Fluorouracil, Bleomycin und Actinomycin [2].

Bei Frauen mit einem Mammakarzinom sind unter einer CMF-Kombination (Cyclophosphamid, Methotrexat, 5-Fluorouracil) 76 % der Patientinnen über vierzig Jahre von einer POF betroffen, bei den unter Vierzigjährigen sind es ca. 40 %. Bei einer Therapie mit EC/AC (Epirubicin/ Adriamycin, Cyclophosphamid), mit oder ohne Taxan liegt der Anteil einer POF bei 34–43 % der Patientinnen, unabhängig vom Alter [41].

Frauen mit Lymphomen oder Leukämien entwickeln nach einer Chemotherapie in bis zu ca. 55 % der Fälle eine POF. Limitierend für die Ovartoxizität ist der Einsatz der Alkylanzien [7]. In der Studie von *Haukvik* et al. mit Hodgkin-Lymphom-Patientinnen wurde gezeigt, dass das kumulative Risiko für eine POF für zum Zeitpunkt der Therapie unter 30-jährige Frauen nach einer Beobachtungszeit von 15 Jahren gleich war wie für ältere Patientinnen (38 %), d.h. junge Frauen haben das gleiche Risiko für eine POF, nur die Ovarialinsuffizienz tritt umso später ein, je jünger die Patientin ist [25].

Tab. 1: **Mögliche Folgen des menopausalen Hormonmangels.**

Klimakterisches Syndrom
Hitzewallungen und Schweißausbrüche
Schlafstörungen
psychische Probleme
Sexualstörungen
Blutungsstörungen

Postmenopausale Spätfolgen
Osteoporose
urogenitale Atrophie
kardiovaskuläre Erkrankungen
zerebrale Veränderungen (Alzheimer)?
Organveränderungen (Auge, Haut)

Auswirkung der Radiotherapie auf die Fertilität

Bei einer Bestrahlung der Ovarien mit einer Strahlendosis von < 2 Gy kommt es zur Reduktion der Follikelzahl um 50 % [54]. Auch hier ist die Empfindlichkeit der Ovarien für die Bestrahlung sehr altersabhängig, mit der höchsten Strahlenempfindlichkeit während der Fetalzeit. So führt bei 10-Jährigen eine Bestrahlungsdosis von 18,4 Gy in 97,5 % der Fälle zur POF, bei 20-Jährigen reichen 16,5 Gy und bei 30-Jährigen bereits 14,3 Gy [53] aus.

Neben der Schädigung der Ovarien haben Frauen nach Bestrahlung des kleinen Beckens ein etwas erhöhtes Risiko für Fehl- und Frühgeburten [52]. Ursächlich dafür könnte eine Schädigung des Uterus durch eine Fibrose oder Minderperfusion sein, obwohl der Uterus als Organ relativ strahlenresistent ist.

Diagnostik

Der Verlust der Ovarialfunktion ist mit einem Abfall der Sexualhormone und einem Anstieg der Gonadotropine im Sinne des hypergonadotropen Hypogonadismus assoziiert. Bisher wurde das FSH, meist in Kombination mit dem Estradiolspiegel, als Parameter für das Ausmaß der Ovarialinsuffizienz eingesetzt. Die FSH-Spiegel steigen nach der Menopause um den Faktor 10–20 an. Wenn der FSH-Wert bei ausbleibender Periode in mehreren Messungen im Abstand von einigen Wochen über 30 IU/l bleibt, kann von einem postmenopausalen Status ausgegangen werden.

Problematisch ist die starke Schwankung der FSH-Spiegel sowohl im Zyklus als auch zwischen den Zyklen. Somit hat das FSH nur bei stark erhöhten Werten eine Bedeutung in der Diagnostik. Auch Estradiol und Inhibin B zeigen starke Zyklusschwankungen und eignen sich somit auch nur bedingt in der frühen Follikelphase zur Diagnostik der Ovarialfunktion. Die sonographische antrale Follikelzählung ist ein sehr guter Prädiktor der Ovarialreserve, ist jedoch sehr untersucherabhängig.

Das Anti-Müller-Hormon (AMH) wird als neuer Marker der Ovarialreserve gesehen. Das Hormon wird bei Frauen von den Granulosazellen der primären, sekundären und frühen Antralfollikel gebildet, beim Mann in den Sertoli-Zellen. Während der Embryonalentwicklung spielt AMH eine Rolle bei der Geschlechtsdifferenzierung. Während der Geschlechtsreife nimmt die Serumkonzentration mit zunehmendem Alter ab, in der Menopause oder nach Ovarektomie sind keine AMH-Spiegel mehr nachweisbar.

Es konnte eine sehr gute Korrelation zwischen dem AMH-Spiegel und der Zahl der reifungsfähigen Follikel gezeigt werden [50]. In der fertilen Phase werden Spiegel von 1–5 ng/ml erwartet. Eine eingeschränkte Fertilität mit deutlich reduzierter Wahrscheinlichkeit für eine Lebendgeburt findet sich bei einem AMH-Spiegel < 1,0 ng/ml [28]. Der altersabhängige Abfall der Serumkonzentration beginnt jedoch deutlich vor dem Anstieg von FSH oder dem Abfall von Inhibin B, die bisher als hormonelle Parameter für die Ovarialinsuffizienz eingesetzt wurden [40]. Somit ist mit der AMH-Bestimmung eine sehr frühe Diagnostik der Ovarialreserve möglich. Es kann zyklusunabhängig und sogar unter Kontrazeptiva-Einnahme oder während einer Schwangerschaft bestimmt werden.

Therapie – fertilitätserhaltende Maßnahmen

Durch die verbesserten Überlebensraten junger Patientinnen nach einer malignen Erkrankung gewinnen die fertilitätserhaltenden Maßnahmen zunehmend an Bedeutung. Obwohl zum Zeitpunkt der Diagnosestellung dieses Thema für viele Patientinnen von sekundärer Bedeutung ist, wünschen sich nach einer Umfrage 76 % der Frauen und Männer im Alter von 18-35 Jahren nach dem Überleben einer onkologischen Erkrankung ein Kind [43].

Wenn es nach einer zytostatischen Therapie zur Schwangerschaft kommt, scheint für die Kinder nach bisheriger Datenlage kein erhöhtes Risiko für genetische Erkrankungen vorzuliegen [12, 20]. Den Patientinnen wird jedoch geraten, abhängig von der durchgeführten Therapie (Bestrahlung allein oder mit Chemotherapie), mit der Schwangerschaft ca. ein bis zwei Jahre nach Abschluss der Therapie zu warten.

Abhängig vom Alter der Patientin, der geplanten onkologischen Therapie und ihrer Dringlichkeit sowie vom Partnerstatus kommen verschiedene protektive Maßnahmen zum Einsatz, die im Folgenden erläutert werden. Bei der Beratung wird die Zusammenarbeit mit reproduktionsmedizinischen Zentren empfohlen, die das ganze Spektrum der fertilitätserhaltenden Maßnahmen anbieten und diese zügig durchführen können. Seit 2006 bietet das Netzwerk für fertilitätserhaltende Maßnahmen bei einer Chemo- oder Strahlentherapie FertiPROTEKT Informationen und konkrete Hilfestellung für Ärzte und Patientinnen (www.fertiprotekt.de). Des Weiteren sollen landesweit und interdisziplinär standardisierte Verfahren etabliert, optimiert und dokumentiert werden.

Assistierte Reproduktionstechniken (ART)

Die etablierten ART wie die In-vitro-Fertilisation (IVF) und die intrazytoplasmatische Spermieninjektion (ICSI) können bei Frauen vor einer Chemotherapie durchgeführt werden, wenn die geplante Therapie um ca. zwei bis vier Wochen verschoben werden kann. Die gewonnenen Eizellen werden dabei mit den Spermien des Partners fertilisiert und kryokonserviert. Nach abgeschlossener Behandlung und guter Prognose für die Patientin können die fertilisierten Oozyten nach dem Auftauen in den Uterus retransferiert werden.

Da mit dieser Methode eine Schwangerschaftsrate von 20 % pro Transfer und kumulative Schwangerschaftsraten beim Transfer aller gewonnenen kryokonservierten fertilisierten Oozyten von ca. 40 % erreicht werden können [15, 52], sollten die Patientinnen rechtzeitig über diese Verfahren aufgeklärt werden. Voraussetzungen sind eine feste Partnerschaft und fehlende Kontraindikationen gegen eine hormonelle Stimulationstherapie, wie sie z. B. bei östrogenabhängigen Tumoren vorliegen.

Wenn eine hormonelle Stimulation nicht durchgeführt werden sollte oder die geplante Chemotherapie nur um eine bis drei Wochen verschoben werden kann, bietet die In-vitro-Maturation (IVM) eine Alternative zum IVF/ICSI. Hier werden unreife Oozyten ohne hormonelle Stimulation aus dem Ovar entnommen und im Labor über ein bis zwei Tage nachgereift.

Abschließend können die Oozyten entweder direkt oder nach einer Fertilisierung kryokonserviert werden. Diese Technik wurde in den letzten Jahren entwickelt und wird vorwiegend bei Frauen mit polyzystischem Ovarsyndrom (PCOS) angewandt, um ein bei diesem Patientinnenkollektiv deutlich erhöhtes Überstimulationsrisiko zu vermeiden. Die erste Schwangerschaft mit diesem Verfahren wurde 1994 erzielt [48]. Die kumulativen Schwangerschaftsraten liegen nach aktueller Datenlage mit ca. 10–20 % unter den mit IVF/ICSI erreichten [34, 51, 52]. Der Erfolg der Therapie hängt primär von der Anzahl der gewonnen Oozyten ab. Dieses im Vergleich zu IVF/ICSI aufwändigere und teurere Verfahren wird nicht routinemäßig eingesetzt. Spezialisierte Zentren können über FertiPROTEKT kontaktiert werden.

Für Patientinnen, die zum Zeitpunkt der Diagnose einer malignen Erkrankung in keiner Partnerschaft leben, stellt die Kryokonservierung von unfertilisierten Oozyten eine weitere Option dar. Dabei werden die Oozyten entweder nach der hormonellen Stimulation wie für IVF/ICSI oder ohne Stimulation wie für die IVM gewonnen und kryokonserviert. Nach dem Auftauen kann die Fertilisierung z. B. im ICSI-Verfahren erfolgen. Dieses aufgrund der hohen Vulnerabilität der unfertilisierten Oozyten aufwändige Verfahren konnte in den letzten Jahren verbessert werden. Die Vitrifikation als schonendere Methode der Kryokonservierung setzt sich hier in letzter Zeit durch. Die kumulative Schwangerschaftsrate beträgt zwischen 10 und 40 % [52].

Eine Kostenübernahme der genannten Behandlungen wird zurzeit nach Antragstellung nur in Ausnahmefällen genehmigt. Ein einheitliches Vorgehen der Versicherungsträger und Hilfestellungen bei der Beantragung der Kostenübernahme sind ein weiteres Ziel des Netzwerkes FertiPROTEKT.

Kryokonservierung von Ovarialgewebe

Die Entnahme von Ovarialkortex zur Kryokonservierung stellt eine vielversprechende Methode bei Patientinnen dar, die noch sehr jung sind, in keiner festen Partnerschaft leben und sich einer Radio- oder Chemotherapie ohne zeitliche Verzögerung unterziehen müssen. Während einer Laparoskopie wird Ovarrinde entnommen und in kleinen Stücken kryokonserviert. Die Retransplantation kann heterotop (z. B. in den Unterarm) oder orthotop (in das Restovar) erfolgen. Bei der heterotopen Transplantation ist das Ziel, eine Hormonproduktion und einen leichten Zugang zu den Follikeln für die ART zu erreichen.

Bisher konnte mit diesem Verfahren zwar eine Fertilisierung der Eizelle erreicht werden, jedoch keine Schwangerschaft [38]. Die fünf bisher beschriebenen Schwangerschaften erfolgten alle nach orthotoper Transplantation in die Fossa ovarica oder in/an das vorhandene Ovarrestgewebe. Drei Kinder wurden bisher geboren [13, 14, 17, 33, 42].

Mit dieser noch experimentellen Methode werden in Deutschland jährlich ca. 100 Proben eingefroren. In Erlangen wurde 2007 erstmalig in Deutschland Ovargewebe erfolgreich, d.h. mit nachweisbarer Ovarfunktion, retransplantiert [16]. Da das Risiko einer Reinduktion der Tumorerkrankung durch die Retransplantation

114

noch unklar ist, sollten die Patientinnen entsprechend aufgeklärt werden. Eine für die Patientinnen sicherere Alternative wird in Zukunft vielleicht die xenologe Transplantation von Ovargewebe in immundefiziente Mäuse darstellen. Bei dieser experimentellen Methode erfolgt anschließend die Stimulation und Gewinnung der Oozyten für ART im Tiermodell.

GnRH-Analoga

Die Gabe von GnRH-Analoga vor einer Chemotherapie ist eine sehr weit verbreitete Methode, obwohl die Datenlage bisher noch keinen eindeutigen Beweis für die Wirksamkeit bietet. Die Beobachtung, dass ruhende Ovarien bei präpuberalen Mädchen weniger empfindlich für die Toxizität der Chemotherapie sind [39], führte zu ersten Versuchen, Ovarien geschlechtsreifer Frauen ebenfalls „ruhigzustellen".

Obwohl einige Studien im Tierexperiment und in klinischen Studien eine protektive Wirkung der GnRH-Analoga für die Ovarien zeigen konnten [1, 5, 7], wurden diese Ergebnisse in anderen Studien nicht bestätigt [55]. Die Kritiker bemängeln ein Fehlen großer, prospektiver und randomisiert kontrollierter Studien zu diesem Thema [37]. Allerdings sind in der nächsten Zeit erste solche Ergebnisse z. B. aus der ZORO-Studie (Zoladex Rescue of Ovarian Function, German Breast Group) zu erwarten. Des Weiteren sind die Pathophysiologie der Ovarschädigung durch eine Chemotherapie und damit auch die potenziellen Schutzmöglichkeiten unklar. Die Befürworter vermuten den positiven Effekt von GnRH-Agonisten in der verringerten Follikelrekrutie-rung, einer Minderperfusion des Ovars und einer Gegenregulation der Apoptose [6]. Dagegen spricht die fehlende Gonadotropinabhängigkeit der Primordialfollikel, die >90 % der Ovarialreserve ausmachen und auch in hypogonadotropen Lebensphasen (Präpubertät, Schwangerschaft, Einnahme der Pille) heranwachsen [37].

Die Medikation mit GnRH-Analoga kann deshalb noch nicht generell empfohlen, jedoch Patientinnen angeboten werden, für die andere fertilitätserhaltende Methoden keine Alternative sind. Nach Möglichkeit sollte die Gabe der GnRH-Analoga ca. ein bis zwei Wochen vor der Chemotherapie erfolgen, da direkt nach der Gabe durch den „Flare-up"-Effekt zunächst eine Stimulation des Ovars eintritt und die toxische Wirkung der Chemotherapie in diesem Fall verstärkt wird. Falls der Zeitraum bis zur Chemotherapie kürzer ist, kann entweder gleichzeitig die Gabe von GnRH-Antagonisten über sechs Tage erfolgen oder die Gabe der GnRH-Analoga erfolgt nach dem ersten und ca. ein bis zwei Wochen vor dem zweiten Zyklus der Chemotherapie. Es wird empfohlen, während der ganzen Chemotherapie bis ca. zwei Wochen nach dem letzten Zyklus die supprimierende Wirkung durch regelmäßige Gabe (monatlich oder dreimonatlich) von GnRH-Analoga zu erhalten.

Die Vorteile sind: eine schnelle Verfügbarkeit, keine schwerwiegenden Nebenwirkungen bis auf ggf. auftretende, reversible klimakterische Symptome, und eine fehlende finanzielle Belastung für die Patientin, da die Kosten für GnRH-Analoga in der Regel von der Krankenkasse übernommen werden.

Transposition der Ovarien

Bei einer geplanten Bestrahlung des kleinen Beckens ist eine Verlagerung der Ovarien möglich. Diese erfolgt in der Regel laparoskopisch. Die Ovarien werden nach Mobilisierung des Gefäßstieles außerhalb des Bestrahlungsfeldes in einer Peritonealtasche geborgen oder ggf. an der Hinterwand des Uterus fixiert. Dadurch kann eine deutliche Reduktion der Strahlendosis für die Ovarien erreicht werden. Allerdings kann ein Erhalt der Ovarfunktion nicht garantiert werden, da auch sehr geringe Dosen individuell unterschiedliche schädigende Wirkung haben können.

Neben dem Erhalt der Hormonproduktion sollte nach abgeschlossener Therapie die Zurückverlagerung der Ovarien angestrebt werden, damit eine spontane Konzeption oder die Anwendung assistierter Reproduktionstechniken möglich sind.

Fertilitätsproblematik beim Mann nach onkologischer Erkrankung

Grundlagen der männlichen Fertilität

Die Spermatogenese umfasst die Ausbildung der reifen Spermien aus den Spermatogonien und findet in den Samenkanälchen statt. Dieser Prozess beinhaltet mehrere Schritte der Reifeteilung und ist mit dem Beginn der Pubertät zum ersten Mal vollständig abgelaufen. Die Produktion der Spermien setzt sich von diesem Zeitpunkt an bis ins hohe Alter fort, ohne dass es zu einem dem Klimakterium der Frau vergleichbaren Sistieren der Gametogenese kommt [36].

Die Dauer der Spermatogenese beträgt ca. 74 Tage, die Passage durch den Nebenhoden ca. 12 Tage. Somit erscheint ein Spermium im Ejakulat ca. 86 Tage nach Beginn der Spermatogenese [3]. Die Hormonproduktion findet dagegen in den Leydig-Zellen (Testosteron) und in den Sertoli-Zellen (Inhibin, Aktivin) statt. Diese Hormone wirken einerseits rückkoppelnd auf die Hypophyse und bremsen die Ausschüttung von FSH und LH. Anderseits sind sie ein Teil des parakrinen Regelkreises im Hoden, der die Feinregulation der Gametogenese bewirkt.

Auswirkung einer Chemo- und/oder Radiotherapie auf die Fertilität

Eine Chemo- und/oder Radiotherapie kann sich zum einen in einer Einschränkung der Spermienqualität und zum anderen in einer reduzierten Testosteronproduktion auswirken, die zu Testosteron-Mangelerscheinungen wie Libidoverlust, Müdigkeit sowie Muskel- und Knochenschwund führen kann.

Bei Männern mit einer onkologischen Erkrankung ist die Spermaqualität meist bereits zum Zeitpunkt der Diagnose eingeschränkt. So zeigen ca. 50 % der Patienten eine reduzierte Anzahl beweglicher Spermien und 17 % weisen sogar eine Azoospermie auf [31]. Die Einschränkung der Spermaqualität ist beim Hodentumor am stärksten ausgeprägt, deshalb sollte man in der Praxis bei infertilen Patienten immer an die erhöhte Inzidenz des Hodentumors von 1:200 in diesem Patientenkollektiv denken.

Der Grad der Hodenschädigung ist bei einer Chemo- oder Radiotherapie, analog der Ovarienschädigung bei der Frau, von der Substanz und der Dosis abhängig. Hohe Gonadentoxizität zeigen Alkylanzien wie Cyclophosphamid und Busulfan, Procarbacin sowie Vinblastin. Die diese Substanzen enthaltenden Chemotherapie-Schemata, die z. B. in der Therapie des Hodgkin-Lymphoms oder vor einer Knochenmarktransplantation angewendet werden, haben in über 90 % der Fälle eine Azoospermie zur Folge, die nur in wenigen Fällen reversibel ist [26]. Nach anderen Therapiekombinationen kann die Einschränkung nach Monaten bis Jahren reversibel sein. Bei einer Cisplatin- oder Carboplatin-basierten Therapie der Hodenkarzinome zeigt sich nach einer Azoospermie bereits nach zwei Jahren eine Erholung der Spermatogenese in 50 % der Fälle, nach fünf Jahren sogar in 80 % [27].

Die Spermienproduktion im Hoden wird nach einer Einzelbestrahlung weniger beeinträchtigt als nach einer fraktionierten Bestrahlung. So kann nach einer Einzelbestrahlung mit 2–3 Gy nach ca. 30 Monaten eine vollständige Erholung der Spermatogenese beobachtet werden. Die gleiche oder sogar geringere Dosis von 1,2–3 Gy fraktioniert führt in den meisten Fällen zu einer irreversiblen Azoospermie [26]. Ab einer Strahlendosis des Hodens von ca. 30 Gy ist auch die Hormonbildung gestört und es kommt bei 50 % der Männer zu einem Testosteronmangel.

Fertilitätserhaltende Maßnahmen beim Mann

Der Grad der Fertilitätseinschränkung ist von der Art und Dauer der Therapie sowie von den individuellen Voraussetzungen abhängig. Deshalb sollten alle männlichen Patienten im reproduktionsfähigen Alter vor Einleitung einer Chemo- oder Radiotherapie über die mögliche Kryokonservierung des Ejakulates aufgeklärt werden. Gerade bei jungen Patienten wird dieser Aspekt bei der ärztlichen Aufklärung immer wieder vernachlässigt.

Nach Gewinnung einer Samenprobe durch Masturbation (Karenzzeit nach Möglichkeit zwei bis fünf Tage) wird die Ejakulatanalyse gemäß WHO-Richtlinien durchgeführt. Bei ausreichender Menge und Qualität werden Spermien in flüssigem Stickstoff bei −196°C konserviert. Unter optimalen Aufbewahrungsbedingungen (Kryobank) kann die Samenprobe unbegrenzt lange und meist ohne Qualitätsverlust gelagert werden. Die Proben können später bei Kinderwunsch eingesetzt werden, wobei die besten Chancen auf eine Schwangerschaft beim Einsatz der assistierten Reproduktionstechniken wie intrauterine Insemination (IUI), In-vitro-Fertilisation (IVF) oder intrazytoplasmatische Spermieninjektion (ICSI) bestehen.

Falls keine Spermien mittels Ejakulation gewonnen werden können, besteht auch die Möglichkeit, Hodengewebe zu entfernen, zu konservieren und daraus später Spermien zu extrahieren. Bei dieser Methode werden deutlich weniger Spermien gewonnen und zur Kinderwunschbehandlung kommt dann nur die ICSI in Frage.

Die Kryokonservierung von Spermien oder Hodengewebe ist in der Regel vom Patienten selbst zu finanzieren. Die Kosten belaufen sich auf ca. 350 Euro für die Aufbereitung und Konservierung sowie ca. 250–350 Euro/Jahr für die Lagerung. Weitere Hintergrundinformationen sowie Kontaktadressen bietet das Netzwerk FertiPROTEKT.

Fazit für die Praxis

» Die Auswirkung der onkologischen Therapie auf die Fertilität der Frau / des Mannes hängt von folgenden Faktoren ab:
- Alter der Patienten
- Stadium der Erkrankung
- Dosierung und Kombination der Chemotherapeutika
- Lokalisation und Dosis der Bestrahlung bzw. Ausdehnung des Strahlenfeldes
- der individuellen Empfindlichkeit des Ovars / des Hodens

» Alkylanzien wie z. B. Cyclophosphamid zeigen die höchste Gonadentoxizität.

» Das Anti-Müller-Hormon (AMH) dient als bester Marker für die Ovarialreserve.

» Die Einschränkung der Spermienqualität kann, abhängig von den eingesetzten Chemotherapeutika, reversibel sein.

» Bei durch die onkologische Therapie bedingten ausgeprägten klimakterischen Beschwerden der Frau bzw. Testosteron-Mangelerscheinungen des Mannes kann eine Substitutionstherapie zusammen mit dem betreuenden Gynäkologen / Urologen nach individueller Nutzen-Risiko-Abwägung sinnvoll sein.

Informationen über fertilitätserhaltende Maßnahmen bei Frauen (IVF/ICSI, IVM, Kryokonservierung von Oozyten oder Ovargewebe, Transposition der Ovarien, GnRH-Analoga) oder Männern (Kryokonservieren von Spermien oder Hodengewebe) sowie Adressen der qualifizierten reproduktionsmedizinischen Zentren bietet das Netzwerk FertiPROTEKT (www.fertiprotekt.de).

Sexualität bei Frauen nach gynäko-onkologischen Erkrankungen

Einleitung

Die Diagnose einer Krebserkrankung bedeutet für die meisten Menschen einen schwierigen Einschnitt. Die gewohnte Lebensperspektive wird hinterfragt und Lebensschwerpunkte, die bisher wichtig waren, verlieren an Bedeutung. Angesichts einer existenziellen Bedrohung konzentrieren sich die Patientinnen zunächst auf die notwendige Therapie und die damit verbundenen Nebenwirkungen und körperlichen Veränderungen. Sexualität ist weder für die betroffenen Frauen noch für uns Ärzte zu diesem Zeitpunkt ein vorrangiges Thema.

Nach Abschluss der Behandlung und der Rückkehr in den Lebensalltag werden sexuelle Wünsche sowie krankheits- und therapiebedingte Beeinträchtigungen wichtig. Einschränkungen der Sexualität bedeuten für die Frauen oft eine signifikante Beeinträchtigung der Lebensqualität, ihres Selbstwertgefühls und der Zufriedenheit in der Paarbeziehung.

Von einer funktionellen Sexualstörung spricht man, wenn das sexuelle Erleben und Verhalten als problematisch empfunden wird und zum subjektiven Leidenszustand führt. Sexualstörungen sind das Ergebnis des Zusammenspieles zwischen [4]:

» dem Körper mit biologisch-biomedizinischen Faktoren

» der Person mit individualpsychologischen Faktoren

» der Beziehung mit partnerschaftlichen Faktoren

» der Umwelt mit soziokulturellen Faktoren

Wenn Sexualstörungen nach einer onkologischen Erkrankung auftreten, sind sie meist multifaktoriell bedingt. Für viele Patientinnen bedeutet allein der Haarverlust durch die Chemotherapie eine Beeinträchtigung der eigenen Attraktivität. Gerade bei gynäkologischen Malignomen kommt es häufig zum Gefühl der „Verstümmelung", wenn z. B. eine Brustamputation oder die Entfernung der inneren Geschlechtsorgane erforderlich ist [19].

Bei prämenopausalen Frauen kann der Verlust der Ovarialfunktion mit dem Abfall der Östrogene und der Androgene zu den typischen postmenopausalen Symptomen führen, wie verminderter Libido, ausbleibender Lubrikation der Vagina, körperlicher Erschöpfung, Hitzewallungen, Nachtschweiß, Schlafstörungen und Veränderungen der Gefühlslage bis hin zur Ausbildung depressiver Symptome. Sehr junge Patientinnen müssen sich ggf. mit dem plötzlichen Verlust der Reproduktionsfähigkeit auseinandersetzen und sich von dem Wunsch nach einem eigenen Kind verabschieden. Es ist nicht verwunderlich, dass unter diesen Bedingungen das sexuelle Verlangen beeinträchtigt sein kann.

Postmenopausale Frauen befinden sich in einem Entwicklungsabschnitt, in dem sie sich mit einer neuen Phase der Selbstentwicklung konfrontiert sehen. Das Ausklingen oder die Veränderung der Mutterrolle, das Älterwerden und die sichtbaren Veränderungen des eigenen Körpers – etwa die Atrophie der Brustdrüsen oder eine Gewichtszunahme – sind an sich schon Herausforderungen für jede Frau. Wenn zusätzlich klimakterische Symptome wie vasomotorische Beschwerden, Schlafstörungen oder Libidomangel auftreten, kann dies zu einer Sexualstörung beitragen.

Eine onkologische Diagnose in dieser sensiblen Situation stellt eine hohe zusätzliche Belastung für die Frau und die Partnerschaft dar. Des Weiteren wirken sich die Qualität einer Partnerschaft, die Komorbiditäten, depressive Störungen, der Bildungsgrad, das empfundene Körperbild sowie das Selbstwertgefühl und Selbstvertrauen nach der Tumortherapie auf das weitere Sexualerleben aus [24, 45].

Eine zufriedenstellende Sexualität in einer lang dauernden Paarbeziehung ist nicht der Regelfall. Nicht zu unterschätzen ist deshalb die Gruppe von Frauen, die eine „beschädigte Genitalität" als Entlastung für möglicherweise schon seit Jahren bestehende sexuelle Unlustgefühle und die von ihnen nicht erfüllten Erwartungen des Partners an sie erleben. Dies kann je nach Konstellation aber auch ein Entlastungsargument für manchen männlichen Partner sein.

Sexuelle Wünsche können sich je nach Partner und Lebensabschnitt verändern. Die Mehrzahl onkologischer Patientinnen sind ältere Frauen. Für sie ist es oft besonders schwierig, zuzugeben, dass durch die Erkrankung oder Therapie Probleme im Sexualleben auftreten, weil es nach ihrer Meinung peinlich ist, sich in diesem Alter noch damit zu beschäftigen. Aber auch für ältere Menschen ist die eigene Körperlichkeit und sexuelle Aktivität wichtiger Bestandteil der eigenen Person. Das Bedürfnis nach Sexualität ist bis ins hohe Alter normal. Eine Umfrage unter 450 Frauen und Männern zeigte, dass ca. zwei Drittel der 61- bis 70-Jährigen und ein Drittel der über 70-Jährigen eine sexuelle

Aktivität bejahen, wenn ein Partner vorhanden ist [8].

Zahlreiche Untersuchungen zum Thema Sexualität nach einer Krebserkrankung wurden bei Frauen mit Brustkrebs, der häufigsten onkologischen Diagnose bei Frauen, durchgeführt. Sexuelle Störungen wie eine verringerte Libido, Erregungsstörungen, vaginale Trockenheit, Dyspareunie und eine reduzierte Orgasmusfähigkeit treten bei diesen Frauen häufiger auf als in einem nicht erkrankten Kollektiv [21, 45, 56]. Die Störungen sind nach einer Chemotherapie und dadurch bedingter vorzeitiger Menopause gerade bei prämenopausalen Frauen ausgeprägter [10, 21].

Frauen mit einem Ovarialkarzinom zeigten in klinischen Studien Prävalenzen für eine Libidostörung zwischen 47 % und 67 % [46, 47]. 60–80 % der Frauen in diesem Patientenkollektiv klagten über somatische Beschwerden wie vaginale Trockenheit, Schmerzen, unangenehme Gefühle während des Geschlechtsverkehrs oder Schwierigkeiten, zum Orgasmus zu kommen [47].

Obwohl Sexualität in unserer Gesellschaft ein offenes Thema zu sein scheint, wird es im Arzt-Patienten-Gespräch zu wenig und zu selten angesprochen. Wie die Daten der PASQOC- [18] und der Pfizer Global Studie zeigen [9], wünschen sich 80 % der Krebspatienten mehr Informationen über die Beeinträchtigungen ihrer Sexualität durch eine Krebserkrankung. 91 % der an Krebs Erkrankten trauen sich nicht, nach der Bewältigung einer schweren Erkrankung ihre Ärzte auf sexuelle Probleme anzusprechen und 97 % der Ärzte fragen ihre Patienten nicht nach sexuellen Problemen [9].

Diagnostik

Funktionelle Sexualstörungen beinhalten Störungen des sexuellen Verlangens, der sexuellen Erregung, Orgasmusstörungen und sexuell bedingte Schmerzen [4]. Ein vermindertes sexuelles Verlangen sowie ein Mangel oder Fehlen von sexuellen Fantasien wird als HSDD (hypoactive sexual desire disorder) bezeichnet. Zur Diagnostik sollte eine Sexualanamnese mit Beschreibung der Beschwerden, des aktuellen Sexualverhaltens und der Sexualbeziehung die allgemein-gynäkologische Anamnese ergänzen.

Wenn die Patientin nicht selbst die sexuellen Probleme anspricht, kann das Gespräch durch offene Fragen wie z. B. „Hat sich durch ihre Erkrankung etwas in ihrer Partnerschaft oder Sexualität geändert?" eingeleitet werden. Die Patientin hat die Option, mit einem „nein" das Gespräch zu beenden oder konkrete Schwierigkeiten anzusprechen. Eine ungestörte Atmosphäre und die der Patientin angemessene Sprache erleichtern das Gespräch.

Mit Hilfe von standardisierten Fragebögen wie z. B. dem FSFI (Female Sexual Function Index) oder PFSF (Profile of Female Sexual Function) mit einem Schwerpunkt auf Libidostörungen können die sexuellen Probleme objektiviert werden [4].

Die Bestimmung des Hormonstatus sollte die Diagnostik unterstützen. Eine durch Östrogenmangel bedingte Vaginalatrophie und eine damit verbundene verminderte Lubrikation können eine Dyspareunie verstärken. Androgene haben einen positiven Effekt auf die Libido, deshalb kann ein manifester Androgenmangel eine Libidostörung mitverursachen.

Es sollte sorgfältig geprüft werden, ob eine Depression vorliegt [22], da diese signifikant mit einer niedrigeren sexuellen Aktivität korreliert [47]. Die Prävalenz einer manifesten Depression bei Patienten mit einer Tumorerkrankung wird in verschiedenen Studien mit bis zu 38 % angegeben [32], depressive Symptome kommen bei bis zu 58 % der Patienten vor. Junge Patientinnen sind häufiger betroffen, besonders bei gynäkologischen Tumorerkrankungen [44].

Therapie

Das offene Gespräch mit der Patientin über ihre Sexualität, in dem sie ermutigt wird, sexuelle Probleme zu äußern und in dem sie fachlich über verschiedene Aspekte und Spielarten der Sexualität informiert wird, stellt eine wichtige psychoedukative Intervention dar [4]. In diesem Gespräch sollte der Arzt auch erkennen, ob eine weitere qualifizierte Sexualberatung oder -therapie notwendig ist.

Bei hormonell bedingten Beschwerden wie einer Vaginalatrophie mit begleitender Dyspareunie ist eine lokale Gabe von Östrogenen eine nebenwirkungsarme und effektive Therapie. Eine Alternative stellt der Einsatz von Befeuchtungs- und Gleitmitteln für die Vagina auf Wasser- oder Silikonbasis dar.

Wenn ausgeprägte klimakterische Symptome die Sexualstörung verstärken, kann je nach Tumorerkrankung eine Hormonersatztherapie erwogen werden. Für Frauen mit Libidostörungen nach einer chirurgisch induzierten Menopause wurde 2007 in der EU ein Testosteronpflaster zugelassen. In Studien konnte eine signifikante Steigerung der sexuellen Aktivität und des Verlangens bei östrogensubstitu-

ierten Frauen nach der transdermalen Testosteronsubstitution im Vergleich zu Plazebo gezeigt werden [11]. Die Testosteronsubstitution sollte immer in Kombination mit einer Östrogentherapie erfolgen. Zu den Langzeitrisiken gibt es noch keine eindeutigen Daten.

Zur Androgensubstitution wegen Sexualstörungen in der natürlichen Postmenopause ist bei Frauen noch kein Präparat zugelassen. Tibolon mit seinen östrogenen, gestagenen und androgenen Partialwirkungen kann klimakterische Symptome und eine Vaginalatrophie lindern. Mehrere Studien unter Tibolon zeigten eine Verbesserung der sexuellen Funktion bei postmenopausalen Frauen im Vergleich zu Plazebo oder sogar zur klassischen Östrogen-Gestagen-Ersatztherapie [30, 49]. Die Indikation zur Hormontherapie sollte zusammen mit den behandelnden Gynäkologen gestellt werden. Die Kontraindikation für diese Therapie stellen im Allgemeinen hormonempfindliche Tumoren dar.

Beim Zervixkarzinom kommt es nach einer Radiotherapie im Genitalbereich neben der Vaginalatrophie häufig zu Vaginalstrikturen oder Verklebungen. Hier empfiehlt sich der Einsatz von Vaginaldilatatoren (z. B. Amielle®) in Kombination mit Östrogensalben oder einem Gleitmittel.

Begleitendes Beckenbodentraining hilft bei der Wahrnehmung des Beckenbodens und beim Abbau der Berührungsängste. Die Angst der Frauen vor einer Manipulation am eigenen Genitale oder vor einer Wiederaufnahme des Geschlechtsverkehrs, insbesondere nach einer invasiven Therapie, sollte aktiv angesprochen werden.

121

Fazit für die Praxis

)) Funktionelle sexuelle Störungen nach einer onkologischen Erkrankung sind multifaktoriell bedingt. Der Hormonmangel spielt eine wichtige Rolle.

)) Veränderungen der Sexualität durch die Therapie sollten vom behandelnden Arzt aktiv angesprochen werden.

)) Bei der Diagnostik von Sexualstörungen muss eine Depression vorher ausgeschlossen werden.

)) Die Behandlung sexueller Störungen beinhaltet das offene Gespräch, den Einsatz von physikalischen Maßnahmen und Hormonen sowie eine Sexualberatung oder -therapie.

Literatur

1. **Ataya K, Rao LV, Lawrence E, Kimmel R.** Luteinizing hormone-releasing hormone agonist inhibits cyclophosphamide-induced ovarian follicular depletion in rhesus monkeys. Biol Reprod 1995; 52: 365–372.

2. **Beckmann MW, Binder H, Dittrich R, et al.** Konzeptpapier zur Ovarprotektion. Geburtsh Frauenheilk 2006; 66: 241–251.

3. **Bergmann M.** Spermatogenese. Urologe 2005; 44: 1131–1138.

4. **Bitzer J, Adler J.** Sexualmedizin für Gynäkologen. Gynäkologe 2008; 41: 49–71.

5. **Blumenfeld Z, Avivi I, Eckman A, et al.** Gonadotropin-releasing hormone agonist decreases chemotherapy-induced gonadotoxicity and premature ovarian failure in young female patients with Hodgkin lymphoma. Fertil Steril 2008: 89: 166–173.

6. **Blumenfeld Z.** How to preserve fertility in young women exposed to chemotherapy? The role of GnRH agonist cotreatment in addition to cryopreservation of embrya, oocytes, or ovaries. Oncologist 2007; 12: 1044–1054.

7. **Blumenfeld Z, Dann E, Avivi I, Epelbaum R, Rowe JM.** Fertility after treatment for Hodgkin's disease. Ann Oncol 2002; 13: 138–147.

8. **Brähler E, Unger U.** Sexuelle Aktivität im höheren Lebensalter im Kontext von Geschlecht, Familienstand und Persönlichkeitsaspekten – Ergebnisse einer repräsentativen Befragung. Z Gerontol 1994; 27: 110–115.

9. **Brock G, Nicolosi A, Glasser DB, Gingell C, Buvat J.** Sexual problems in mature men and women: Result of a global study. Int J Impot Res 2002; 14: 57–58.

10. **Burwell SR, Case LD, Kaelin C, Avis NE.** Sexual problems in younger women after breast cancer surgery. J Clin Oncol 2006; 24: 2815–2821.

11. **Buster JE, Kingsberg SA, Aguirre O, et al.** Testosterone patch for low sexual desire in surgically menopausal women: a randomized trial. Obstet Gynecol 2005; 105: 944–952.

12. **Byrne J, Rasmussen SA, Steinhorn SC, et al.** Genetic disease in offspring of long-term survivors of childhood and adolescent cancer. Am J Hum Genet 1998; 62: 45–52.

13. **Demeestere I, Simon P, Emiliani S, Delbaere A, Englert Y.** Fertility preservation: successful transplantation of cryopreserved ovarian tissue in a young patient previously treated for Hodgkin's disease. Oncologist 2007; 12: 1437–1442.

14. **Demeestere I, Simon P, Buxant F, et al.** Ovarian function and spontaneous pregnancy after combined heterotopic and orthotopic cryopreserved ovarian tissue transplantation in a patient previously treated with bone marrow transplantation: case report. Hum Reprod 2006; 21: 2010–2014.

15. **Deutsches IVF Register (DIR) (Hrsg).** DIR-Jahrbuch 2006, Deutsches IVF Register, 2007.

16. **Dittrich R, Mueller A, Binder H, et al.** Retransplantation von kryokonserviertem ovariellen Gewebe. Erster Eingriff in Deutschland. Dt Ärztebl 2008; 105: 274–278.

17. **Donnez J, Dolmans MM, Demylle D, et al.** Livebirth after orthotopic transplantation of cryopreserved ovarian tissue. Lancet 2004; 364: 1405–1410.

18. **Feyer P, Kleeberg UR, Steingräber M, Günther W, Behrens M.** Frequency of side effects in outpatient cancer care and their influence on patient satisfaction - a prospective survey using the PASQOC questionnaire. Support Care Cancer 2008; 16: 567–575.

19. **Fobair P, Stewart SL, Chang S, et al.** Body image and sexual problems in young women with breast cancer. Psychooncology 2006; 15: 579–594.

20. **Fossa SD, Magelssen H, Melve K, et al.** Parenthood in survivors after adulthood cancer and perinatal health in their offspring: a prelimi-

nary report. J Natl Cancer Inst Monogr 2005; 34: 77–82.

21. **Ganz PA, Rowland JH, Desmond K, Meyerowitz BE, Wyatt GE.** Life after breast cancer: understanding women´s health-related quality of life and sexual functioning. J Clin Oncol 1998; 16: 501–514.

22. **Gnirss-Bormet R.** Libidostörungen. Psychotherapeut 2004; 49: 341–349.

23. **Goldhirsch A, Glick JH, Gelber RD, et al.** Meeting highlights: International expert consensus on the primary therapy of early breast cancer 2005. Ann Oncol 2005; 16: 1569–1583.

24. **Greendale GA, Petersen L, Zibecchi L, Ganz PA.** Factors related to sexual function in postmenopausal women with a history of breast cancer. Menopause 2001; 8: 111–119.

25. **Haukvik UK, Dieset I, Bjoro T, Holte H, Fossa SD.** Treatment-related premature ovarian failure as a long-term complication after Hodgkin's lymphoma. Ann Oncol 2006; 17: 1428–1433.

26. **Howell SJ, Shalet SM.** Spermatogenesis after cancer treatment: damage and recovery. J Natl Cancer Inst Monogr 2005; 34: 12–17.

27. **Howell S, Shalet S.** Gonadal damage from chemotherapy and radiotherapy. Endocrinol Metab Clin North Am 1998; 27: 927–943.

28. **Katzorke T.** AMH – ein neuer ovarieller Marker mit zunehmender klinischer Bedeutung. Frauenarzt 2008; 49: 406–408.

29. **Keck C.** Die prämature Menopause. Bremen: Uni-Med, 2001.

30. **Laan E, van Lunsen RH, Everaerd W.** The effects of tibolone on vaginal blood flow, sexual desire and arousability in postmenopausal women. Climacteric 2001; 4: 28–41.

31. **Lass A, Akagbosu F, Abusheikha N, et al.** A programme of semen cryopreservation for patients with malignant disease in a tertiary infertility centre: lessons from 8 years' experience. Hum Reprod 1998; 13: 3256–3261.

32. **Massie MJ.** Prevalence of depression in patients with cancer. J Natl Cancer Inst Monogr 2004; 32: 57–71.

33. **Meirow D, Levron J, Eldar-Geva T, et al.** Pregnancy after transplantation of cryopreserved ovarian tissue in a patient with ovarian failure after chemotherapy. N Engl J Med 2005; 353: 318–321.

34. **Mikkelsen AL, Smith S, Lindenberg S.** Impact of oestradiol and inhibin A concentrations on pregnancy rate in in-vitro oocyte maturation. Hum Reprod 2000; 15: 1685–1690.

35. **Minton S, Munster P.** Chemotherapy induced amenorrhea and fertility in women undergoing adjuvant treatment for breast cancer. Cancer Control 2002; 9: 466–472.

36. **Nieschlag E, Weinbauer GF, Cooper TG, Wittkowaki W.** Reproduktion. In: Deetjen P, Speckmann E-J (Hrsg). Physiologie. München-Wien-Baltimore: Urban & Schwarzenberg, 1994: 491–510.

37. **Oktay K, Sönmezer M, Oktem O, et al.** Absence of conclusive evidence for the safety and efficacy of gonadotropin-releasing hormone analogue treatment in protecting against chemotherapy-induced gonadal injury. Oncologist 2007; 12: 1055–1066.

38. **Oktay K, Buyyuk E, Veeck L, et al.** Embryo development after heterotopic transplantation of cryopreserved ovarian tissue. Lancet 2004; 363: 837–840.

39. **Ortin TT, Shostak CA, Donaldson SS.** Gonadal status and reproductive function following treatment for Hodgkin's disease in childhood: the Stanford experience. Int J Radiat Oncol Biol Phys 1990; 19: 873–880.

40. **Pastor CL, Vanderhoof VH, Lim LC, et al.** Pilot study investigating the age-related decline in ovarian function of regularly menstruating normal woman. Fertil Steril 2005; 84: 1462–1469.

41. **Patridge A, Gelber S, Gelber R, et al.** Age of menopause among women who remain premenopausal following treatment for early breast cancer: long term results from international Breast Cancer Study Group Trials V and VI. Eur J Cancer 2007; 43: 1646–1653.

42. **Schmidt KL, Andersen CY, Loft A, et al.** Follow-up of ovarian function post-chemotherapy following ovarian cryopreservation and transplantation. Hum Reprod 2005; 20: 3539–3546.

43. **Schover LR, Rybicki LA, Martin BA, Bringelsen KA.** Having children after cancer. A pilot survey of survivors' attitudes and experiences. Cancer 1999; 86: 697–709.

44. **Singer S, Bringmann H, Hauss J, et al.** Prevalence of concomitant psychiatric disorders and the desire for psychosocial help in patients with malignant tumors in an acute hospital. Dtsch Med Wochenschr 2007; 132: 2071–2076.

45. **Speer JJ, Hillenberg B, Sugrue DP, et al.** Study of sexual functioning determinants in breast cancer survivors. Breast J 2005; 11: 440–447.

46. **Stead ML, Brown JM, Fallowfield L, Selby P.** Lack of communication between healthcare professionals and women with ovarian cancer

about sexual issues. Br J Cancer 2003; 88: 666–671.

47. **Taylor C.** Predictors of Sexual Functioning in Ovarian-Cancer Patients. J Clin Oncol 2004; 22: 881–889.

48. **Trounson A, Wood C, Kausche A.** In vitro maturation and the fertilisation and developmental competence of oocyte recovered from untreated polycystic ovarian patients. Fertil Steril 1994; 62: 353–362.

49. **Uygur D, Ye'ildaglar N, Erkaya S.** Effect on sexual life – a comparison between tibolone and continuous combined conjugated equine estrogens and medroxyprogesterone acetate. Gynecol Endocrinol 2005; 20: 209–212.

50. **Van Rooij IA, Broekmans FJ, Scheffer GJ, et al.** Serum antimuellerian hormone levels best reflect the reproductive decline with age in normal women with proven fertility: a longitudinal study. Fertil Steril 2005; 83: 979–987.

51. **Von Wolff M, Eberhardt I, Strowitzki T.** In-vitro-Maturation – Indikationen, Risiken und Chancen einer neuen assistierten Reproduktionstechnik. Geburtsh Frauenheilk 2007; 7: 734–741.

52. **Von Wolff M, Strowitzki T.** Kinderwunsch nach Krebs. Frauenarzt 2004; 12: 1122–1128.

53. **Wallace WH, Thomson AB, Saran F, Kelsey TW.** Predicting age of ovarian failure after radiation to a field including the ovaries. Int J Radiat Oncol Biol Phys 2005; 62: 738–744.

54. **Wallace WH, Thomson AB, Kelsey TW.** The radiosensitivity of the human oocyte. Hum Reprod 2003; 18: 117–121.

55. **Waxman JH, Ahmed R, Smith D, et al.** Failure to preserve fertility in patients with Hodgkin's disease. Cancer Chemother Pharmacol 1987; 19: 159–162.

56. **Young-McCaughn S.** Sexual functioning in women with breast cancer after treatment with adjuvant therapy. Cancer Nurs 1996; 19: 308–319.

12 Therapie von Schmerzen bei Tumorerkrankungen

MARIANNE KLOKE

Das Total Pain Konzept

Kaum eine Patientenverfügung enthält nicht den Hinweis, dass die bestmögliche Behandlung von Schmerzen selbst um den Preis einer möglichen Lebensverkürzung gewünscht wird. Was ist das für ein Symptom, an das solche Schreckvorstellungen geknüpft werden, das auch in der Öffentlichkeit immer als Hauptargument für eine aktive Sterbehilfe angeführt wird? Wenn der alttestamentliche Hiob seinen Schmerz wie folgt beschreibt: „Des Nachts durchbohrt es mir die Knochen, mein nagender Schmerz kommt nicht zur Ruh. Mit Allgewalt packt er mich am Kleid, schnürt wie der Gürtel des Rocks mich ein", dann wird deutlich, welche Bedeutung dieses Symptom für die Lebensmöglichkeit des Betroffenen hat. So wird auch die Frage: „Was schmerzt Sie?" vom Patienten oft mit dem Hinweis auf Körperteile oder einer Kurzform der Krankengeschichte beantwortet. Erst die Wiederholung der Frage, was denn nun schmerze, gibt oft Raum für die Darstellung dessen, was von *Cecilie Saunders* als Total Pain bezeichnet wurde: immer ist es der Mensch, der in seiner Gesamtheit leidet und der mitgeteilte Schmerz ist, wie von der IASP (International Association for the Study of Pain) formuliert, ein unangenehmes Sinnes- und Gefühlserlebnis mit somatischen, psychischen, sozialen und spirituellen Anteilen.

Der Tumorpatient macht diese Erfahrung darüber hinaus noch im Kontext einer existenziellen Bedrohung; er erfährt den Schmerz zumeist nur als eines von vielen die Lebensmöglichkeiten einschränkenden Symptomen. Diesen besonderen Umständen muss sowohl in der Anamnese als auch in der Therapieplanung und -durchführung Rechnung getragen werden.

Schmerzanamnese

Am Ende einer Schmerzanamnese und der ausführlichen körperlichen Untersuchung steht die vorläufige Schmerzdiagnose. Sie enthält folgende Angaben:
- Schmerzlokalisation
- Schmerzintensität
- Schmerztyp(en)
- Begleitsymptome
- Risikofaktoren

Das bekannteste Risikofaktorenmodell ist wohl das Edmonton Cancer Pain Staging System, dessen prinzipielle Gültigkeit von *Nekolaichuk* bestätigt wurde [5, 15]. Es beschreibt als negative Prädiktoren für eine suffiziente Analgesie:
- Durchbruchschmerzen
- neuropathische Schmerzen
- aktuellen oder vorbestehenden Substanzabusus
- ungelöste psychosoziale Probleme
- rasche Opioidtoleranz-Entwicklung

Ergeben sich darüber hinaus in der Vorgeschichte Hinweise auf eine psychiatrische Komorbidität oder eine anhaltende somatoforme Schmerzerkrankung, so ist hier a priori eine multimodale Therapieplanung erforderlich. Da Schmerz immer vollständig subjektiv in der Wahrnehmung und somit auch in der Kommunikation ist (Schmerz ist das, was der Patient sagt, das er hat), empfiehlt sich für den Tumorpatienten die Verwendung standardisierter Fragebögen, die den Schmerz immer im Kontext des gesamten Symptomkomplexes erfassen [16, 17]. Anstelle einer allgemeinen Schmerzsystematik sollen im Folgenden einige häufige, bei Tumorpatienten vorkommende Schmerzsyndrome dargestellt werden.

Häufige Schmerzsyndrome

Schmerzen bei Wirbelsäulenmetastasen

Beim metastatischen Befall der Wirbelsäule ist die Verstärkung der Schmerzen im Liegen gerade zu pathognomisch. Der Schmerz ist gut lokalisierbar, klinisch besteht oft Klopf- und Druckschmerzhaftigkeit. Schmerzen im Hinterhaupt mit Ausstrahlung in die Schultern bei Reklination des Kopfes sind immer hochverdächtig auf eine Metastase im Dens-Atlas-Bereich. Bei ausgedehntem Wirbelsäulenbefall lösen Husten, Niesen oder Pressen Schmerzen aus. Das Gefühl „der Rücken breche durch" wird von vielen Patienten beschrieben, ebenso wie sie häufig angeben, nur im Sitzen schlafen zu können.

Bei Beteiligung der Nervenwurzel treten Schmerzen und andere Reiz- oder Ausfallsyndrome segmental, bei Myelon-kompression oft erst einige Segmente unterhalb (!) der Läsion auf. Eine Infiltration in die paravertebrale Muskulatur verursacht dauerhafte, in der Tiefe lokalisierte krampfartige Schmerzen, die zumeist haltungsabhängig sind. Eine Infiltration per continuitatem in die prävertebrale Muskulatur (M. psoas) verursacht zusätzlich das maligne Psoassyndrom (s. u.) [6]. Die Differenzierung zwischen bewegungsinduzierten, nozizeptiven und neuropathischen paroxysmalen Durchbruchschmerzen ist oft schwierig, beide Pathologien können parallel bestehen.

Schmerzen bei Knochenmetastasen in den Extremitäten

Gut lokalisierbare, zumeist bewegungs- und belastungsabhängige Schmerzen, einhergehend mit einer Klopf- und Stauchschmerzhaftigkeit, weisen auf eine ossäre Metastasierung im Bereich der Extremitäten hin. Diese Patienten benötigen tagsüber zumeist höhere Analgetikadosen als nachts, entsprechend dem unterschiedlichen Aktivitätsniveau. Bei diesem Metastasenmuster sind bewegungsabhängige Durchbruchschmerzen häufig. Löst eine passive Bewegung deutlich Schmerzen aus, so spricht dieses eher für eine Gelenk- als eine Muskelbeteiligung. Letztere verursacht Schmerzen bei isometrischer und/oder aktiver Bewegung.

Schmerzen bei Metastasen im Bereich der Schädelbasis

Bei Schädelbasismetastasen gehen Ausfälle im Bereich der betroffenen Hirnnerven oft den Schmerzen voraus. Dieses trifft z. B. auf das Syndrom der tauben Kinnspitze zu, das pathognomisch für eine clivusnahe Metastasierung ist. Ist der N.

glossopharyngeus betroffen, kann es beim Schlucken schmerzbedingt zu synkopalen Ereignissen kommen.

Infiltrationen im Bereich des Trigeminusnerves und seiner Äste können zu einer außerordentlich heftigen Neuralgie führen. Eine Kompression von sensiblen Hirnnerven verursacht typischerweise heftige neuropathische Schmerzen im zugehörigen Versorgungsgebiet, die sowohl spontan als auch getriggert paroyxsmal und/oder dauerhaft dysästhetisch auftreten können. Hyperpathie und Hyperalgesie im Versorgungsgebiet der betroffenen Nervenstruktur sind häufig.

Schmerzen bei Metastasen in Kapsel- und Hohlorganen

Ausschlaggebend für die Schmerzintensität bei Metastasen in Kapsel- und Hohlorganen ist nicht so sehr die absolute Höhe des Druckes auf die Organkapsel oder die Wand des Hohlorgans, sondern vielmehr die Volumen- bzw. Druckzunahme in der Zeit.

Eine Metastasenleber verursacht zumeist ein dumpfes Druckgefühl im Oberbauch, durch Kompression des Magens kommt es zu einem frühen Sättigungsgefühl, die oft begleitende Leberinsuffizienz äußert sich früh in Übelkeit, Ödembildung und Blutungsneigung.

Ein chronischer Nierenaufstau verursacht zumeist keine, ein akuter hingegen oft starke Schmerzen in der Flanke. Je nach Höhe der Ureterenverlegung können diese in die Leiste projiziert werden.

Eine Überdehnung im Bereich des Magen-Darm-Traktes führt bei erhaltender Peristaltik zu kolikartigen, bei Paralyse zu dumpfen Schmerzen, oft begleitet von Übelkeit und Erbrechen. Als Orientie-

rungshilfe gilt hier: der Ösophagus projiziert nach retrosternal oder interscapulär, der Dünndarm nach periumbilikal, das Kolon zumeist in die Seiten oder nach epigastrisch und das Sigma oft nach sakral. Bei Beteiligung des Peritoneums kommen Schmerzen auf der Vorderseite der Oberschenkel hinzu, es wird eine Schonhaltung eingenommen. In der Regel sind vegetative Begleitsymptome wie Übelkeit, Erbrechen, Schwitzen, Tachykardie oder allgemeine Ängstlichkeit eruierbar. Prototypen von Head'schen Zonen sind die Schulterschmerzen bei zwerchfallnahen Prozessen, die Rückenschmerzen bei Pankreaskarzinom und die Armschmerzen bei perikardialen Ereignissen.

Schmerzen bei Tumormanifestationen im Bereich der Thoraxwand

Thoraxwandmetastasen, Pleuramesotheliome oder ausgedehnte Rippenmetastasen verursachen ein oft schwer beherrschbares Schmerzsyndrom mit viszeralen, somatischen und neuropathischen Schmerzen. So sind neben dysästhetischen sowohl paroxysmale als auch nozizeptive Durchbruchschmerzen vorhanden. Eine Atem- und Bewegungsabhängigkeit kann, muss aber nicht bestehen. Die Differenzierung zwischen Schmerzen bei Infiltration der Nervenwurzel und Manifestation im (Inter-)kostalbereich ist oft schwierig. Hier kann die exakte Eingrenzung des dys- oder anästhetischen Bereiches weiterhelfen.

Schmerzen bei Infiltrationen von Nervenplexus

Schmerzen bei Tumorinfiltrationen im Bereich des Plexus brachialis und lumbosacralis gehen oft über mehrere Wochen dem Nachweis durch bildgebende Verfahren voraus, begründen daher bis zum Beweis des Gegenteils immer den Verdacht auf einen metastatischen Befall. Oft lässt sich eine Differenzierung verschiedener Höhen (unterer, mittlerer, oberer Plexus) vornehmen.

Schmerzen bei Schädigung des Armnervengeflechtes werden zumeist als brennend, heiß, hell, kribbelnd beschrieben, und erhalten durch das begleitende Lymphödem noch zusätzlich eine dumpf drückende Komponente. Führt dann Hochlagerung oder Kompression zur Schmerzverstärkung, sollte eine Kompression der A. brachialis oder subclavia ausgeschlossen werden.

Schädigungen des Beckennervengeflechtes führen zu als dumpf, bohrend, drückend, stechend beschriebenen Schmerzen. Besonders bei Befall des unteren Plexusanteils ist Sitzen oft unmöglich, die Verordnung von Sitzhilfen (Sitzring, Sitzkissen) ist ineffektiv. Die Schmerzen werden typischerweise im Versorgungsgebiet des jeweiligen Plexusabschnittes wahrgenommen, wo sich zumeist auch Störungen der Motorik und der Sensibilität finden. Bei fortscheitender Metastasierung wird der Schmerz durch Infiltration des Os sacrum per continuitatem oft noch erheblich kompliziert.

Malignes Psoassyndrom
Lymphknotenmetasasen im Retroperitonealraum, Infiltration des M. psoas oder (Neben-)nierenmetastasen verursachen Rückenschmerzen, die bei Hyperlordosierung zunehmen. Typisch ist ein positiver Psoas-Dehntest: In Seitenlage wird das unten liegende Bein zum Rücken gezogen. Es kommt zu Rückenschmerzen. Aus-

strahlungen in die Leiste und bei Infiltration des N. ilioinguinalis auf die Vorderseite des Oberschenkels sind möglich.

Schmerzen bei Infiltration im Bereich des Truncus coeliacus
Viele Patienten mit einem Pankreaskarzinom haben eine mehrwöchige Rückenschmerzanamnese mit (im Gegensatz zu degenerativen Wirbelsäulenerkrankungen) Verstärkung in Rückenlage. Oft findet sich ein hyperpathisches Areal im Rücken, eine Dystrophie der Haut und der Hautanhangsgebilde ist möglich. Der Schmerz ist bewegungsunabhängig. Bei lokal ausgedehnter Tumormanifestation kommt es rasch zur Ausweitung des viszeralen zum somatischen Schmerz.

Therapieprinzipien

Allgemeine Grundsätze
Die nachhaltigste Linderung tumorbedingter Schmerzen lässt sich durch eine tumorspezifische Therapie erzielen. Dennoch werden eine unspezifische analgetische und eine tumorreduktive Therapie stets gleichzeitig eingeleitet. Eine suffiziente Analgesie ist oft Vorbedingung für die Durchführbarkeit einer Bestrahlung. Lokale und systemische tumorverkleinernde Therapien sind nicht Thema dieses Kapitels, aber auf die Optionen einer hypofraktionierten Radiatio bei lokalisierten Schmerzproblemen sowie einer Radionuklidtherapie bei diffuser Knochenmetastasierung mit dem Ziel Analgesie muss an dieser Stelle hingewiesen werden. Das gleiche gilt für andere kausale Therapien wie der Anlage von Stents und Schienen bei Hohlorganen oder operativen Inter-

ventionen (Anlage von Umgehungsanastomosen und Stomata).

Da Schmerz fast nie das einzige somatische Symptom im Rahmen einer Krebserkrankung ist, muss stets das gesamte Beschwerdebild einschließlich der psychischen Situation erfasst werden. Vorurteile und Ängste des Patienten und seiner Angehörigen werden selten spontan geäußert, Verleugnung oder Herunterspielen von Schmerzen sind aus Angst vor Tumorzunahme, unerwünschten Nebenwirkungen oder Wirkverlust von Medikamenten fast die Regel. Primäre und sekundäre Begleiterkrankungen, Unverträglichkeiten und Interaktionen mit anderen Medikamenten müssen in der Erstellung eines Gesamtkonzeptes berücksichtigt werden. Dennoch bleibt die medikamentöse Therapie des Tumorschmerzes wesentlicher Baustein der Schmerztherapie.

Medikamentöse Therapie

Die über zwanzig Jahre alten WHO-Leitlinien zur Tumorschmerztherapie stellen nach wie vor die Basis für die symptomatische Therapie chronischer Tumorschmerzen dar [23, 24]. Bei einigen ihrer Grundsätze verdichten sich erste Hinweise, dass gerade in der Palliativmedizin ein Abweichen von ihnen legitim sein kann. Diese sind hier kursiv dargestellt [9, 14].

» Die orale (enterale) Applikation hat Priorität. Transdermale Systeme sind nur zur Behandlung des stabilen Dauerschmerzes ohne tageszeitliche Schwankungen geeignet.

» Basis der Therapie dauerhafter Schmerzen sind oral zu verabreichende Präparate mit langer Wirkdauer (retardierte Zubereitungen). Sie eignen sich auf Grund ihres deutlich verzögerten Wirkeintritts (Maximum erst nach 60 bis 90 Minuten!) nicht zur Therapie von Durchbruchschmerzen.

» Bei Durchbruchschmerzen – definiert als zeitlich befristet auftretende Schmerzen bei ansonsten suffizienter Analgesie – werden normal freisetzende Zubereitungen mit einem schnelleren Wirkeintritt (i.d.R. 30 bis 40 Minuten) eingesetzt.

» Die Dosisfindung erfolgt mittels normal freisetzender Zubereitungen, wobei diese auch in Ergänzung einer retardierten Basismedikation eingesetzt werden können.

» Die Gewährleistung einer kontinuierlichen Analgesie erfordert die Gabe der Medikamente nach festem Zeitschema entsprechend der Wirkdauer des jeweiligen Spezifikums unter Beachtung möglicher tagesrhythmischer Schwankungen.

» Die Therapie soll nach Möglichkeit stufenweise aufgebaut werden. So wird die Therapie mit Nicht-Opioid-Analgetika eingeleitet. Bei Insuffizienz werden sie um schwach wirkende Opioid-Analgetika ergänzt. Diese werden in der Stufe III durch stark wirkende Opioide ersetzt. *Bei starken bis stärksten Tumorschmerzen können bereits initial starke Opioide gerechtfertigt sein* [13]. *Die Nützlichkeit von Nicht-Opioid-Analgetika bei hohen Dosierungen von Stufe-III-Opioiden ist nicht sicher belegt.*

» Die gleichzeitige Gabe von Opioiden verschiedener Stufen gilt als obsolet.

» In der Stufe III stellt Morphin den Goldstandard dar. Eine primäre Einstellung auf ein anderes Opioid bedarf der besonderen Indikation (z. B. Niereninsuffizienz, s. u.).

» Koanalgetika sind Substanzen, die in Abhängigkeit vom Schmerztyp allein oder in Ergänzung der Analgetika in allen Stufen eingesetzt werden können.

» Häufige Nebenwirkungen werden prophylaktisch behandelt.

» Es wird ein inhaltlich und zeitlich gestaffelter Therapieplan erstellt. Kriterien dabei sind z. B.: nicht durch Schmerzen gestörter Nachtschlaf, weitgehende Schmerzfreiheit in Ruhe, keine Verhinderung von wichtigen Aktivitäten durch Schmerzen.

» Im Therapieverlauf sind Effektivität und Toxizität engmaschig zu kontrollieren.

Antipyretische Nicht-Opioid-Analgetika

Saure und nichtsaure Nicht-Opioid-Analgetika sind fiebersenkend, was die Gefahr des verzögerten Erkennens von Infektionen birgt. Gerade der immunsupprimierte Patient sollte hierüber aufgeklärt werden. Sie wirken peripher, spinal und zentral analgetisch bei nozizeptiven und neuropathischen Schmerzen. Ihnen gemeinsam ist eine Höchstdosis, wobei Unterschiede in der Wirkstärke und im Nebenwirkungsprofil bei der Indikationsstellung ebenso wie die Akut- und eine Langzeittoxizität berücksichtigt werden müssen.

Die *nichtsteroidalen Antirheumatika (NSAID)* weisen keine grundsätzlichen Wirkunterschiede zwischen den Substanzen auf. Das Risiko des Auftretens schwerwiegender gastrointestinaler, renaler und hepatischer Toxizität sowie von Blutbildschäden und zentralnervösen Symptomen

(von leichter Verwirrtheit bis zum deliranten Syndrom möglich) ist grundsätzlich bei allen Substanzen gegeben. Die Indikation zur Gabe von NSAID muss bei bestimmten Risikogruppen sehr eng gestellt werden (Tab. 1). Protonenpumpeninhibitoren, Misoprostol oder hoch dosierte H2-Blocker senken das Risiko gastrointestinaler Nebenwirkungen, verhindern aber letztlich nicht sicher die Ulkusbildung, vor allem in tieferen Darmabschnitten. COX-II-Hemmer sind für die Tumorschmerztherapie nicht indiziert. Die Kombination von NSAID führt zu einer erheblichen Toxizitätssteigerung durch Verdrängung aus der Plasmaeiweißbindung. Ohnehin gehen NSAID Wechselwirkungen mit zahlreichen anderen Substanzen ein (Tab. 2). Der klinische Eindruck einer analgetischen Überlegenheit bei Knochen- und Entzündungsschmerzen ist wissenschaftlich nicht bewiesen. Häufig verwendete Substanzen sind Ibuprofen und Diclofenac. Beide sind rektal, retardiert oral und normal freisetzend verfügbar.

Metamizol ist sicher wirksam bei Tumorschmerz. Es besteht klinisch der Eindruck, dass es u. U. besonders geeignet ist bei viszeralen Schmerzen und im oberen Dosisbereich bei Koliken. Das Risiko einer Schädigung der Hämatopoese wird häufig überschätzt, die Mortalität durch gastrointestinale Blutungen unter NSAID ist wesentlich größer. Es gibt Hinweise auf eine genetische (Mit-)verursachung. Schnelle Bolusinjektionen sind obsolet (Gefahr des hypovolämischen Schocks). Auch bei diskreten Hinweisen auf eine Unverträglichkeit (Allergie) sollte die Einnahme ausgesetzt werden. Die Indikationsstellung sollte in der Situation der therapeutisch induzierten Myelosuppression

Tab. 1: **Risikofaktoren bei der Therapie mit NSAID.**

Risikoorgan	Risikofaktor	Besonderheit
Magen Darm	Gastritis- /Ulkusanamnese höheres Alter Kortikoid-Komedikation ASS-Komedikation	Prophylaxe erforderlich, Protonenpumpeninhibitoren Substanzen der ersten Wahl
Niere	höheres Alter vorbestehende Nierenerkrankung arterielle Hypertonie, Herzinsuffizienz Flüssigkeitsdefizit, Diuretika-Gabe ACE-Hemmer-Gabe Gentamycin-Aminoglykosid-Gabe	Kann bereits nach einmaliger Gabe zum akuten Nierenversagen führen, kumulative Toxizität möglich, Urinstatus kann unauffällig sein.
Leber	vorbestehende Schädigung	Synergistische Effekte mit anderen Substanzen häufig
Neuropsych. Symptome	höheres Alter Exsikkose, Fieber	Wechsel der Substanz kann hier effektiv sein.

Tab. 2: **Wechselwirkungen von NSAID mit anderen Substanzen (Auswahl).**

Wirkverstärkung	Wirkabschwächung	Toxizitätssteigerung
Antikoagulanzien Kortikoide Alkohol Digoxin Lithium orale Antidiabetika Methotrexat Valproinsäure	Diuretika Antihypertensiva	NSAID ASS ACE-Hemmer Methotrexat

aufgrund der möglichen Maskierung einer allergisch-toxischen Knochenmarksschädigung kritisch überprüft werden. Unkomfortabel ist die begrenzte Wirkdauer von vier bis maximal sechs Stunden, vorteilhaft die Verfügbarkeit einer oralen, rektalen und intravenösen Applikationsform.

Paracetamol ist schwach analgetisch wirksam. Gelegentlich ist es bei hirndruckbedingten Kopfschmerzen sowie bei durch eine Zytokintherapie induzierten Muskel-/Gelenkschmerzen sogar Opioiden überlegen. Eine schwerwiegende Hepatotoxizität ist schon bei deutlich unter 6 g liegenden Tagesdosen möglich, besonders bei Kindern, sowie bei Alkoholabusus, vorbestehender Leberschädigung und Cytochrom-450-Induktion (viele Antiepileptika und Antidepressiva).

Allgemeines zu Opioiden

Opioide entfalten ihre Wirkung rezeptorvermittelt. Es wurden drei Rezeptorklassen (μ, δ und κ) mit zahlreichen Untertypen identifiziert. Ihre Expression in verschiedenen Abschnitten des Nervensystems und auch anderer Gewebe sowie die Bildung funktioneller Komplexe sind individuell, vermutlich genetisch, fixiert (Details s. Lehrbücher der Neurophysiologie). Für den klinischen Alltag ist dies relevant, wenn opioidbedingte Nebenwirkungen auch unter Therapie persistieren oder sich trotz erheblicher Dosissteigerung nie eine analgetische Wirkung erzielen lässt: mindestens zwei Drittel der dann durchgeführten Wechsel des Opioids (Durchführung s. u.) sind ausreichend effektiv.

Weiterhin muss klinisch zwischen μ-Agonisten (Prototyp Morphin), μ-Antagonisten (Prototyp Naloxon) und partiellen Agonisten (z. B. Buprenorphin) unterschieden werden. Die Zugabe eines Agonisten zu Buprenorphin wird aufgrund von dessen höherer Affinität vermutlich keine additive Wirkung haben. Die Zugabe von Buprenorphin zu einem Agonisten kann jedoch ein akutes Entzugssyndrom provozieren.

Dieses ist auch bei der Antagonisierung einer Opioidwirkung mit Naloxon zu beachten: nicht nur die unerwünschte, sondern auch die erwünschte Wirkung wird aufgehoben und ein akutes Entzugssyndrom sowie erneute Schmerzen werden provoziert! Eine Ausnahme scheint hier das Methylnaltrexon darzustellen, bei dem bei einem Teil der Patienten eine Aufhebung der opioidbedingten Obstipation ohne Analgesieverlust zu beobachten war [19].

Schwache Opioide und Partialagonisten haben klinisch eine Höchstdosis (asymptotische Annäherung der Dosis-Wirkungskurve an die Abszisse). Alle stark wirkenden μ-Agonisten haben keine pharmakologische Höchstdosis. Dosislimitierend sind hier allein die Nebenwirkungen.

Opioidwirkungen

Bezüglich der Analgesie tritt bei kaum einem Patienten ein klinisch relevanter Wirkverlust ein, wobei nicht alle Schmerztypen gleich gut auf Opioide ansprechen. Zur Palliation neuropathischer Schmerzen sind i.d.R. höhere Dosen erforderlich, bzw. sind nicht alle Opioide gleichermaßen indiziert. Der Kolikschmerz infolge einer Verlegung von Hohlorganen ist opioidsensibel, es kann aber sekundär opioidbedingt zu einer Verstärkung der schmerzauslösenden Motilitätsstörung kommen.

Nebenwirkungen

Nausea/Emesis treten bei 40 % der Patienten initial, bei circa 20 % dauerhaft auf. Somit ist die prophylaktische Gabe von Metoclopramid oder Domperidon (gleichzeitig prokinetisch wirksam) oder Haloperidol (im Dosisbereich von 0,3 bis 0,5 mg Einzeldosis hoch potenter D2-Rezeptor-Antagonist) für die ersten 10 Tage mehr als empfehlenswert.

Obstipation tritt regelhaft auf, u.U. etwas ausgeprägter bei oraler als bei transdermaler oder parenteraler Gabe. Sie ist Folge eines Verlustes der großen migrierenden Komplexe, einer reduzierten Sekretion und einer gesteigerten Rückresorption bei verlängerter Transitzeit. Somit ist die prophylaktische Gabe von Laxanzien obligat!

Aufgrund des Pathomechanismus sind Quellmittel relativ kontraindiziert, während die Osmolaxanzien Substanzen der ersten Wahl sind. Macrogol wird oft geschmacklich nicht toleriert, Lactulose wirkt stark blähend. Bei Ersteinnahme ist mit einem verzögerten Wirkeintritt zu rechnen. Irritanzien wie Bisacodyl oder Natriumpicosulfat können die Osmotica ergänzen. Als Gleitmittel kann zusätzlich noch Paraffin, als Entleerungshilfe können irritativ oder aufweichend wirkende Suppositorien eingesetzt werden.

Die *Sedierung* ist zumeist auf die Initialphase beschränkt, ist aber individuell unterschiedlich ausgeprägt. Eine Aufklärung über mögliche eingeschränkte Fahrtüchtigkeit ist besonders zu Therapiebeginn und bei Dosisänderungen durch den Arzt erforderlich. Dieser kann aber grundsätzlich kein Fahrverbot erteilen, sondern klärt den Patienten über seine Pflicht auf, sich vor Antritt der Fahrt Rechenschaft über seine individuelle Verkehrstauglichkeit abzulegen. Bei Persistenz oder äußerst stark ausgeprägter Sedierung kann ein Versuch mit Methylphenidat oder Modafinil gerechtfertigt sein.

Verwirrtheit und/oder *Desorientiertheit* sind häufiger bei hochbetagten und exsikkierten Patienten. Für diese Situation konnte die Effizienz einer Rehydrierung nachgewiesen werden.

Halluzinationen können zu jedem Zeitpunkt der Therapie auftreten. Sie werden selten spontan durch den Patienten geäußert, häufiger fallen Wesensveränderung und Rückzug auf. Diese Situation bedarf des sorgfältigen Abwägens zwischen den Optionen eines Opioidwechsels oder der Gabe antipsychotisch wirkender Neuroleptika (z.B. Haloperidol).

Eine klinisch relevante *Atemdepression* erfordert eine massive Überdosierung. Möglich ist aber eine „endogene" Überdosierung bei akutem Nierenversagen mit Retention von Muttersubstanz und aktiven Metaboliten. Zur therapeutischen Nutzung des atemantriebssenkenden Effektes bei Atemnot (Dyspnoe) ist eine mindestens 30 %ige Steigerung gegenüber der analgetisch effektiven Dosis nötig. Der antidyspnoeische Effekt korreliert mit der analgetischen Potenz; ihm gegenüber bildet sich jedoch rasch eine Tachyphylaxie aus.

Eine effektive *Hustendämpfung* findet bereits unterhalb der analgetisch effektiven Dosierung statt; bei äquianalgetischer Dosierung sind Codein, Hydrocodein und Hydrocodon antitussiv effektiver als Morphin, Hydromorphon oder Fentanyl.

Pruritus ist oft nur perioral lokalisiert, es sind keine Hauteffloreszenzen sichtbar.

Bei benigner Prostatahypertrophie oder vorbestehender neuronaler Blasenentleerungsstörung ist ein akuter *Harnverhalt* möglich.

Myoklonien sind zumeist dosiskorreliert und häufiger in der Situation des Nierenversagens als Frühzeichen einer beginnenden Retention.

Eine *physische Abhängigkeit* ist gekennzeichnet durch die Gefahr des Entzugssyndromes bei abruptem Absetzen oder zu rascher Dosisreduktion und äußert sich in Gähnen, Durchfall, Muskelschmerzen, Unruhe und Schwitzen. Eine Reduktion um 10 % alle zwei Tage wird fast immer problemlos toleriert. Ein akutes Entzugssyndrom ist auch beim komatösen Patienten möglich! Von daher muss die Opioidmedikation auch beim nicht mehr bewusstseinsklaren Patienten in der Terminalsituation fortgesetzt werden.

Sucht wird definiert als der Zwang, eine Droge zur Erzielung eines psychischen Wohlbefindens immer wieder zuzuführen, trotz der Einsicht in die schädliche Wirkung. Dies kommt beim indikationsgerechten Gebrauch praktisch nicht vor. Eine vorherige Aufklärung des Patienten unter Einbeziehung seiner Selbstbeobachtung bezüglich des Auftretens einer Euphorie ist unbedingt empfehlenswert, da eine deutliche Korrelation zwischen Effektivität einer medikamentösen Schmerztherapie und Akzeptanz und Aufklärungsstand des Patienten gibt.

Besonders bei langfristiger und/oder höchstdosierter Opioidtherapie kann sich ein *hyperalgetischer Zustand* ausbilden, der durch eine Steigerung der Opioiddosis zur Schmerzzunahme führt. Ihm liegt ein komplexer Sensibilisierungsvorgang zugrunde, in dem NMDA - und GABA-Rezeptoren eine wichtige Rolle spielen [10]. Hier ist nach alternativen Therapieverfahren zu suchen oder ein Opioidwechsel ist indiziert.

Fazit: Opioide

» Opioide sind gut verträgliche Substanzen.
» Opioide haben keine spezifische Organtoxiziät.
» Bei bestehender Schmerzfreiheit ist bei unerwünschten Nebenwirkungen zunächst die Dosis bis zum Auftreten von Schmerzen zu reduzieren. Erst dann ist die Indikation zum Opioidwechsel gegeben.

Schwache Opioide (Stufe II)

Die Potenz der schwachen Opioide beträgt (1/5–)1/10 der äquianalgetischen Dosis von oralem Morphin; somit gibt es einen Überlappungsbereich äquipotenter Dosierungen von starken und schwachen Opioiden. Von daher darf in Abhängigkeit von der Schmerzsituation und der Erfahrung des Behandlers in Einzelfällen diese Stufe übersprungen werden [13].

Tramadol wirkt sowohl μ-rezeptoragonistisch als auch serotoninerg/noradrenerg. In Kombination mit Antidepressiva vom SSRI-Typ sind somit – zumeist abortive – akute Serotoninsyndrome möglich. In klinischen Studien war es auch bei neuropathischen Schmerzen effektiv. Klinisch scheint die nicht retardierte Form deutlich häufiger Übelkeit und Schwindel zu verursachen als die Retard-Zubereitung. Die Höchstdosis beträgt 400 mg/d.

Tilidin/Naloxon ist nur in fixer Kombination erhältlich, wobei Tilidin in der Leber aktiviert und Naloxon inaktiviert werden muss. Von daher beträgt die Höchstdosis auch hier 400 mg/d. Durch Zugabe des Opioidantagonisten Naloxon ist das Spezifikum deutlich weniger obstipierend. Auch hier sollte die Retard-Zubereitung bevorzugt werden.

(Di-)hydrocodein wird in der Schmerztherapie aufgrund seiner ausgeprägt obstipierenden Wirkung nur selten eingesetzt, ist aber in normal und retardiert freisetzender Form verfügbar. Aufgrund seiner guten antitussiven Wirkung eignet sich die retardierte Form gut zur Dämpfung schlafstörender nächtlicher Hustenattacken.

Opioide (Stufe III)

Nach heutigem Wissensstand sind alle Opioide dieser Stufe gleich wirksam und gleich verträglich. Besseres Wissen um die pharmakokinetischen und -dynamischen Eigenschaften der einzelnen Substanzen sowie um den Einfluss genetischer Variablen auf Verträglichkeit und Wirksamkeit haben zur Einsicht geführt, dass Morphin zwar Referenzsubstanz ist, im klinischen Alltag aber doch mehr als ein einziges Opiat benötigt wird [10,11].

Morphin ist kommerziell in allen denkbaren Applikationsformen und galenischen Zubereitungen verfügbar. Hauptproblem ist die Existenz von zwei renal eliminationspflichtigen Metaboliten, von denen sich bei Niereninsuffizienz das im Vergleich zur Muttersubstanz potentere 6-Glucuronid mit zeitlicher Verzögerung im Liquor anreichern und das 3-Glucuronid zentral exzitatorisch wirken kann [1]. Beim Wechsel der Applikationsform oder bei eingeschränkter Leberfunktion ist zu berücksichtigen, dass die Bioverfügbarkeit von oralem Morphin von 30 % auf Grund der hohen First-Pass-Eliminationsrate bei Leberinsuffizienz deutlich gesteigert sein kann. Die Bedeutung der antagonistischen Wirkung des 3-Glucuronids für die Verzögerung einer Toleranzentwicklung ist derzeit Forschungsgegenstand.

Hydromorphon hat keine klinisch relevanten aktiven Metaboliten und eine geringe Eiweißbindung [22]. Die orale Bioverfügbarkeit beträgt 40 % und leitet sich im wesentlichen aus der First-Pass-Elimination ab. Die Substanz wird renal ausgeschieden, folglich sind Dosisanpassungen bei Niereninsuffizienz erforderlich, ohne dass jedoch eine Kumulationsgefahr aktiver Metaboliten besteht. Hydromorphon steht oral normal freisetzend und retardiert sowie zur i.v./s.c.-Gabe zur Verfügung. Seine analgetische Potenz ist bezogen auf Gewichtseinheiten um den Faktor (5–)7,5 höher im Vergleich zu oralem Morphin. Die ultraretardierte Zubereitung (24 Std.) ist bei Z.n. ausgedehnten Darmresektionen oft nicht oder eingeschränkt wirksam.

Fentanyl kann aufgrund seiner hohen Lipophilie transdermal appliziert werden. Seine Indikation beschränkt sich jedoch auf den stabilen Dauerschmerz ohne tageszeitliche Schwankungen. Die Resorption kann bei septischen Temperaturen um 30 % gesteigert werden. Bei 5–10 % der Anwender ist ein Wechsel bereits nach 48 und nicht erst nach 72 Stunden erforderlich. Eine genaue Beachtung der Anwendungsvorschriften ist unverzichtbar. Auf Grund seiner trägen Kinetik (Anflutungszeit 18 Std.) ist es als Ersttherapie bei neu aufgetretener Schluckunfähigkeit in der Terminalphase nicht indiziert. Fentanyl wird transmukosal resorbiert und hat eine kurze Halbwertzeit (< 1 h). Dieses hat zur Entwicklung des „Fentanyl-Lolly" mit der Indikation Therapie von Durchbruchschmerzen geführt. Die Resorption unterliegt jedoch in Abhängigkeit von der aktuellen Speichelproduktion und der Schleimhautdurchblutung erheblichen intra- und interindividuellen Absorptionsunterschieden. Andere Applikationssysteme (Sublingualtablette, Nasenspray) mit gleicher Indikation stehen kurz vor der Zulassung. Fentanyl wird renal unverändert ausgeschieden und hat eine hohe Eiweißbindung [20].

L-Methadon ist nicht nur ein Agonist am μ- und ϑ-Rezeptor, sondern auch ein

Antagonist am NMDA-Rezeptor. Die klinische Relevanz des somit gegenüber Morphin erweiterten Wirkspektrums mit besserer Wirksamkeit bei neuropathischen Schmerzen ist aufgrund ausgedehnter klinischer Erfahrungen sehr wahrscheinlich. Auch gilt L-Methadon als geeignetes Opioid im Rahmen einer Opioidrotation, die aufgrund einer raschen Opioiddosis-Eskalation notwendig wird. Die orale Bioverfügbarkeit ist mit 80 % sehr hoch. Problematisch erscheinen jedoch das hohe Interaktionspozential mit zahlreichen häufig verwandten Substanzen (s. Fachinformation) sowie die hochgradig individualisierte Aufsättigungs- und Verteilungskinetik. Von daher ist eine sorgfältige und kontrollierte Dosisfindung bei Ersteinstellung oder Wechsel auf diese Substanz dringend empfehlenswert [25].

Oxycodon ist ein µ-Rezeptor-Agonist. Die klinische Relevanz seiner intrinsischen Aktivität am κ-Rezeptor kann noch nicht abschließend bewertet werden. Es gibt Hinweise, dass es besonders bei psychomimetischen Nebenwirkungen von Morphin und im Alter ein geeignetes Wechselopioid ist. Seine analgetische Potenz beträgt bezogen auf Gewichtseinheiten das Doppelte von oralem Morphin. Es steht sowohl oral in normal freisetzender und retardierter Form als auch zur s.c.- und i.v.-Gabe zur Verfügung. Die orale Bioverfügbarkeit beträgt 60 %. Die im Handel befindliche fixe Kombination mit Naloxon scheint die obstipierende Wirkung des Oxycodons zu mildern. Aufgrund der limitierten First-Pass-Eliminationskapazität der Leber für Naloxon sollte hier die Tagesdosis auf 40/20 mg bis zum Vorliegen weiterer Studienergebnisse nicht überschritten werden. Es hat

keinen klinisch relevanten Metaboliten und wird renal eliminiert [18].

Buprenorphin ist ein Partialagonist (s. o.). Mögliche Vorteile dieser als sublinguale Tablette, als Injektionslösung und als transdermales System zur Verfügung stehenden Substanz sind eine bis zu 70-prozentige Ausscheidung mit den Fäzes sowie eine geringe Spasminogenität an den intestinalen Sphinkteren. Als Nachteil in der Tumorschmerztherapie muss die faktisch vorhandene Höchstdosis gelten.

Vorgehen beim Opioidwechsel

Da es im Rahmen eines Opioidwechsels immer wieder zu Entzugs- und Überdosierungssituationen kommen kann, bedarf es einer sicheren Indikation [12], wie z. B.:

» Trotz rascher Dosissteigerung des stark wirkenden µ-Rezeptor-Agonisten lässt sich keine suffiziente Analgesie erreichen.

» Trotz angemessener Prophylaxe treten intolerable Nebenwirkungen auf, bevor eine ausreichende Schmerzlinderung erzielt werden kann.

» Die gewählte Substanz steht nicht in der geeigneten Applikationsform zur Verfügung. Da mittlerweile von allen verfügbaren starken Opiaten aber sowohl orale (normal und retardiert) als auch parenteral anwendbare Zubereitungen existieren, trifft dies fast ausschließlich auf die transdermalen Systeme zu.

Praktisch wird hierbei die rechnerisch ermittelte Äquivalenzdosis (zumeist bezogen auf die Tagesdosis) um 30–50 % reduziert, um dann mit einer normal freisetzenden Zubereitung die benötigte Dosis des Wechselopioids erneut zu titrieren (Tab.

Tab. 3: **Umrechnungsfaktoren zur Ermittlung der rechnerischen Äquivalenzdosen beim Opioid-wechsel.***

Ausgangsopioid	Faktor*	Zielopioid
Morphin p.o.	0,5	Oxycodon p.o.
	0,13–0,2	Hydromorphon p.o.
	0,01	Fentanyl transdermal**
	0,013	Buprenorphin s.l.
Oxycodon p.o.	2	Morphin p.o.
Hydromorphon p.o.	5–7,5	
Fentanyl transdermal**	100	
Buprenorphin s.l.	75	

* Die hier angegebenen Werte sind nur Näherungswerte. Die Dosis von L-Methadon muss individuell gefunden werden.

** Eine transdermale Freisetzung von 25 µg/h entspricht 60 bis 90 mg p.o. Morphin/d.

3). Ist mit dem Wechsel des Opioids auch ein Wechsel des Applikationsweges verbunden, wird die de facto benötigte Dosis noch unkalkulierbarer, und ist somit besondere Vorsicht geboten.

Wechsel des Applikationsweges

Schluckstörungen, Bewusstseinseintrübung, unsichere oder stark eingeschränkte enterale Resorption machen besonders in weit fortgeschrittenen Erkrankungsstadien zumindest passager die orale Therapie unmöglich. Bei Verlassen der enteralen Applikationsform muss die veränderte Bioverfügbarkeit der Substanzen beachtet werden (Tab. 4). Nur außerhalb der Terminalphase sind dann transdermale Systeme mit ihrer langsamen Anflutzeit (12 bis 16 Stunden) bei ausreichend durchbluteter Haut sowie fehlenden septischen Temperaturen mögliche Alternativen. Rektal verfügbar sind alle Nicht-Opioid-Analgetika, jedoch nur wenige Opioide. Zumeist wird man sich somit für die subkutane oder intravenöse Applikation entscheiden. Hierbei ist zu beachten, dass die Wirkdauer und damit auch das Applikationsintervall deutlich gegenüber den retardierten Zubereitungen auf zumeist vier Stunden verkürzt sind. Von daher ist bei längerer Therapiedauer u. U. die Verwendung von externen Pumpen mit einer zusätzlichen Bolusfunktion empfehlenswert. Die Bioverfügbarkeit (Tab. 4) von Substanzen mit hoher hepatischer Eliminationsrate, wie z. B. Morphin und Hydromorphon, steigert sich bei Leberinsuffizienz erheblich, so dass dann bei der Umstellung von enteral auf parenteral andere Umrechnungsfaktoren gelten. Alle Opioide mit Ausnahme des L-Methadons (hier gelegentlich Granulombildungen) sind subkutan exzellent verträglich [8].

Therapie mit Koanalgetika

Koanalgetika sind per definitionem Substanzen, die zunächst erst einmal keine direkte antinozizeptive Wirksamkeit haben, aber durch Modulation der Neurotransmission (Veränderung der intra- und interzellulären Signaltransduktion sowie der Neurotransmitter) in Abhängigkeit

137

Tab. 4: **Bioverfügbarkeit starker Opioide bei intakten Resorptionsverhältnissen.**

Opioiod	Bioverfügbarkeit
Morphin p.o.	30 %
Hydromorphon p.o.	40 %
Oxycodon p.o.	60 %
L-Methadon p.o.	80 %
Fentanyl transdermal	12,5 µg/h = 0,3 mg/d i.v.
Buprenorphin transdermal	35 µg/h = 0,8 mg s.l./d

vom Schmerztyp schmerzlindernd wirken.

Koanalgetika bei neuropathischen Schmerzen

Der *paroxysmale Schmerz* ist Folge unkontrollierter ektoper Neuronentladungen. Somit sind Antikonvulsiva als membranstabilisierende Substanzen bei diesem Schmerztyp effektiv. Für alle ist eine langsame Aufdosierung erforderlich. *Carbamazepin* (100 bis 300 mg retard 12-stdl.) ist das traditionell verwendete Antiepileptikum in diesem Zusammenhang. Sedierung, Schläfrigkeit, Ataxie, Verwirrtheit, Schwindel, Leberfunktionsstörungen und Blutbildveränderungen sind häufige unerwünschte Wirkungen. Es ist bei Leber-/Herzinsuffizienz, höherem Alter, Prostatahypertrophie und Herzrhythmusstörungen (relativ) kontraindiziert. Es verstärkt die Wirkung aller anticholinerg wirkenden Substanzen wie z. B. die von Antiparkinsonmitteln und Antihistaminika und geht darüber hinaus Wechselwirkungen mit zahlreichen anderen Substanzen ein.

Aufgrund der fehlenden Indikationsbeschränkungen bei Herz- und Lebererkrankungen wurde Carbamazepin zunächst von *Gabapentin* (300 bis 800 mg 6- bis 8-stdl.), später von *Pregabalin* (75 bis 150 mg 12-stdl.) verdrängt. Beide Substanzen müssen bei eingeschränkter Nierenfunktion in der Dosis reduziert werden, sind letztlich aber sogar bei Dialysepatietenten einsetzbar (s. Fachinformation). Sedierung, Ataxie, Schwindel und Ödembildung sind die den Patienten belastenden Nebenwirkungen, objektiv sind u. U. sogar gravierende Blutbildveränderungen zu beobachten. Dagegen gibt es kaum relevante Interaktionen.

Der *dysästhetische neuropathische Schmerz* ist zwar grundsätzlich auch als sensibel gegenüber Gabapentin bzw. Pregabalin einzustufen. Diese Substanzen sind hier jedoch vermutlich den trizyklischen Antidepressiva unterlegen, die in subpsychiatrischen Dosierungen ggf. unter Ausnutzung ihrer schlafanstoßenden Wirkung appliziert werden.

Amitriptyllin und *Doxepin* sind dabei in Dosierungen von 25 bis maximal 100 mg die meistverwendeten Substanzen. Sie sind kontraindiziert bei AV-Block, Herzinsuffizienz, Engwinkelglaukom und Prostatahypertrophie. Sie senken die Krampfschwelle, verstärken die Wirkung anticholinerger Substanzen (Antihistaminika, Antiparkinsonmittel, Neuroleptika) und verursachen Sedierung, Mundtrockenheit und orthostatische Dysregulation. Sie weisen Wechselwirkungen mit zahlreichen anderen Substanzen auf [2, 4].

Von den neueren Antidepressiva gilt eine koanalgetische Wirkung von *Duloxetin* und *Venlafaxin* als gesichert. Beide haben ein günstigeres Nebenwirkungsprofil im Vergleich zu den klassischen Trizyklika.

Koanalgetika bei Knochenschmerzen

Die koanalgetische Wirkung der neueren *Bisphophonate* bei ossären Metastasen beruht vermutlich auf einer Suppression immunologischer Vorgänge im Resorptionssaum. Von daher tritt die analgetische Wirkung auch innerhalb weniger Tage ein, während die Resklerosierung viele Wochen benötigt [21].

Schmerzen bei einer ausgeprägten Knochenmarks-Karzinose können mit hochdosierten Kortikosteroiden therapiert werden, die niedrigste Effektivdosis sollte rasch gefunden werden.

Koanalgetika bei viszeralen Schmerzen

Kapselspannungsschmerzen sowie alle mit einem Begleitödem einhergehenden Schmerzzustände bessern sich schnell durch die Gabe von Kortikosteroiden. Hier sollte eine ausreichend hohe Startdosis (z. B. 16–32 mg Dexamethason), ggf. sogar parenteral, gewählt werden. Zur Vermeidung von Akutkomplikationen (Infektion, psychotrope Wirkung, Muskelschwäche) sollte diese nach Möglichkeit rasch wieder gesenkt werden.

Kolikartige Schmerzen lassen sich mit Metamizol im oberen Dosisbereich oft gut beherrschen. N-Butylscopolamin wird oral so gut wie nicht, rektal zu 30 % resorbiert. Somit muss es s.c. oder i.v. appliziert werden. Es senkt die Krampfschwelle, führt zu Tachykardien und kann bei erhöhtem Augeninnendruck einen akuten Glaukomanfall provozieren.

Koanalgetika bei Schmerzen im Muskelbereich

Hauptursache von Muskelschmerzen sind durch Zwangs- oder Schonhaltung sowie auch durch psychische Belastungen getriggerten Myogelosen. Hier kann die auch in der Palliativmedizin zeitlich limitierte Gabe von Benzodiazepinen (z. B. Tetrazepam, Clonazepam) die gesprächstherapeutischen Bemühungen unterstützen. Zu beachten ist jedoch die zusätzliche Reduktion der Kraft bereits durch Kachexie oder Immobilität geschwächter Muskulatur.

Schmerzhafte *Muskelspastik* ist die Folge einer neuronalen Schädigung. Sie bedarf der medikamentösen und physikalischen Behandlung einschließlich Lagerungstherapie. Substanzen der ersten Wahl sind Myotonolytica wie z. B. Baclofen (ED 5–10 mg p.o., TD 15–60 mg, 8–12 stdl. Gabe). Es ist auch wirksam bei Singultus. Myotonolytica mit anderem Wirkmechanismus sind Thianizidin und Dantrolen. In hohen Dosen sind auch Benzodiazepine wirksam.

Besondere Therapiesituationen

Terminal- und Sterbephase

In der Terminal- und Sterbephase verändert sich oft der Analgetikabedarf: sowohl deutliche Dosissteigerungen als auch Absenkungen sind möglich. Als gesichert darf gelten, dass sich durch eine (Re-)hydrierung mit Augenmaß die Vigilanz und die psychotropen Nebenwirkungen von Opioiden bessern lassen. Auch der (prä-)komatöse Patient sollte sein Opioid weiter erhalten, denn ein akutes Entzugssyndrom kann unnötiges Leid für den Betroffenen bedeuten.

Kommunikationseingeschränkte Patienten

Therapie- und Nebenwirkungskontrolle beim kommunikationseingeschränkten (dementen) Patienten bedürfen des besonders engen Miteinanders von Angehörigen, Pflegepersonal und Arzt. Hierzu wurden verschiedene Evaluationssysteme wie z. B. der Dolo-Plus- oder der EAPC-Fragebogen entwickelt, die hier auch mittels exakter Krankenbeobachtung eine ausreichende Beurteilung der Schmerzsituation erlauben [3].

Invasive Schmerztherapie

Epidurale Analgesieverfahren werden selbst in spezialisierten Einrichtungen nur bei unter einem Prozent der Patienten erforderlich. Bei richtiger Indikation stellen sie jedoch in nahezu aussichtslosen Fällen einen wahren Segen dar. Ihre eigentlichen Vorteile ergeben sich zum einen aus der Option, Lokalanästhetika (zumeist Bupivacain oder Ropivacain) hier applizieren zu können (auf wenige Segmente begrenzte Wirkung!), zum anderen aus der Option, spinal eine wesentlich intensivere segmentale/spinale Wirkung insbesondere der lipophilen Opioide (Fentanyl und Sufentanil) erzielen zu können. Trotzdem stellen epidurale Analgesieverfahren sehr selten eine langfristige Lösung dar. Zur Vermeidung von Dislokationen sollte zumindest subkutan untertunnelt und zur Verminderung des Infektionsrisikos immer Bakterienfilter verwendet werden. Eine intrathekale Opioidgabe stellt eine große Ausnahme dar und sollte erfahrenen Zentren vorbehalten bleiben [7].

Eine *Lyse des Ganglion coeliacum* kann bei einem Prozess im Bereich des Ober- und Mittelbauches den Analgetikabedarf senken, bei Beschränkung auf den Versorgungsbereich des Ganglions sogar zu Schmerzfreiheit führen. Insgesamt wird dieses Verfahren heute aber so selten durchgeführt, das kaum noch ausreichende Erfahrung hierin besteht.

Vertebroplastien können einen erheblichen Beitrag zur Schmerzlinderung bei Wirbelkörperfrakturen leisten, sofern die Hinterkante des Wirbelkörpers noch steht und somit nicht die Gefahr des Eindringens von Pallakos in den Spinalkanal besteht.

Fazit

Schmerzen sind das häufigste Symptom im Rahmen von Tumorerkrankungen. Unbehandelt verschlechtern sie die Lebensqualität und schränken die Aktivitäten des täglichen Lebens hochgradig ein. Sowohl bei der Diagnose als auch der Therapie müssen im Rahmen des Total-Pain-Konzeptes neben der biologischen auch die psychische, soziale und spirituelle Dimension beachtet werden. Im Rahmen eines multimodalen Therapiekonzeptes gelingt es bei weit über 90 % der Patienten, eine suffiziente Analgesie zu erreichen. Schmerzen zählen zu den am effizientesten behandelbaren Symptomen, auch in fortgeschrittenen Stadien. Durch frühzeitige Aufklärung und kunstgerechte

Diagnose und Therapie haben wir hier die besondere Chance, bei krebskranken Patienten und ihren Angehörigen die Angst vor einem qualvollen Tod zu mindern und ihnen ein wichtiges Stück realisierbarer Hoffnung mitgeben zu können.

Literatur

1. **Ashby M, Fleming B, Wood M, Somogyi PD.** Plasma morphine and glucuronide (M3G and M6G) concentrations in hospice inpatients. J Pain Symptom Manage 1997; 14: 157–166.
2. **Attal N, Cruccu G, Haanpaa M, et al.** EFNS guidelines on pharmacological treatment of neuropathic pain. Eur J Neurol 2006; 13: 1153–1169.
3. **Basler HD, Hesselbarth S, Schuler M.** Pain assessment in the geriatric patient: Pain diagnostics. A Review Schmerz 2004; 18: 317–326.
4. **Berger A, Dukes E, et al.** Use of antiepileptics and tricyclic antidepressants in cancer patients with neuropathic pain. Eur J Cancer Care 2006; 15: 138–145.
5. **Burera E, Schoeller T, Wenk R, et al.** A prospective multicenter assessment of the Edmonton staging system for cancer pain. J Pain Symp Manage 1995; 10.5: 348–355.
6. **Clohisy DR, Mantyh PW.** Bone cancer pain. Cancer 2003; 97(3 Suppl): 866-873.
7. **Eisenach JC, Rauch RL.** Spinal Opiate Administration in Cancer Pain Management. In: Foley KM, Payne RM (eds). Current Therapy of Pain. Toronto: Decker, 1989: 400–408.
8. **Expert Working Group of EAPC.** Morphine in cancer pain: modes of administration. Br Med J 1996; 312: 823–826.
9. **Grond S, Zech D, Schug SA, et al.** Validation of the World Health Organisation guidelines for cancer pain relief during the last days and hours of life. J Pain Symp Manage 1991; 6: 411–412.
10. **Kloke M.** Gaps and junctions between clinical experience and theoretical framework in the use of opioids. Support Care Cancer 2004; 12: 749–751.
11. **Marinangeli F, Ciccozzi A, Leonardis M, et al.** Use of strong opioids in advanced cancer pain: a randomized trial. J Pain Symptom Manage 2004; 27: 409–416.
12. **Mercadante S, Bruera E.** Opioid switching: A systematic and critical review. Cancer Treat Rev 2006; 32: 304–315.
13. **Mercadante S, Porzio G, Ferrera P, et al.** Low morphine doses in opioid-naive cancer patients with pain. J Pain Symptom Manage 2006; 31: 242–247.
14. **Mercadante S, Fulfaro F.** World Health Organization guidelines for cancer pain: a reappraisal. Ann Oncol 2005; 16 (Suppl 4): iv132–iv135.
15. **Nekolaichuk CL, Fainsinger RL, Lawlor PG.** A validation study of a pain classification system for advanced cancer patients using content experts: the Edmonton Classification System for Cancer Pain. Palliat Med 2005; 19: 466–476.
16. **Radbruch L, Loick G, et al.** MIDOS – validation of a minimal documentation system for palliative medicine. Schmerz 2000; 14: 231–239.
17. **Radbruch L, Sabatowski R, et al.** Validation of the German version of the Brief Pain Inventory. J Pain Symptom Manage 1999; 18: 180–187.
18. **Reid CM, Martin RM, Sterne JA, Davies AN, Hanks GW.** Oxycodone for cancer-related pain: meta-analysis of randomized controlled trials. Arch Intern Med 2006; 166: 837-843.
19. **Sanz Rubiales A, del Valle Rivero ML.** Methylnaltrexone for opioid-induced constipation in advanced illness. N Engl J Med 2008; 359: 1070-1071.
20. **Tawfik MO, Bryuzgin V, Kourteva G; FEN-INT-20 Study Group.** Use of transdermal fentanyl without prior opioid stabilization in patients with cancer pain. Curr Med Res Opin 2004; 20: 259-267.
21. **Vogel CL, Yanagihara RH, Wood AJ, et al.** Safety and pain palliation of zoledronic acid in patients with breast cancer, prostate cancer, or multiple myeloma who previously received bisphosphonate therapy. Oncologist 2004; 9: 687–695.
22. **Wirz S, Wartenberg HC, Nadstawek J.** Less nausea, emesis, and constipation comparing hydromorphone and morphine? A prospective open-labeled investigation on cancer pain. Support Care Cancer 2008; 16: 999–1009.
23. **World Health Organisation.** Cancer Pain Relief; Second edition. Geneve: WHO, 1997.
24. **World Health Organisation.** Cancer Pain Relief, Volume 19, No. 1 Geneve: WHO, 2006.
25. **Zimmermann C, Seccareccia D, Booth CM, Cottrell W.** Rotation to methadone after opioid dose escalation: How should individualization of dosing occur? J Pain Palliat Care Pharmacother 2005; 19: 25–31.

13 Einsatz von Bisphosphonaten

PETER SCHMID

Einleitung

Eine Reihe von Tumorerkrankungen geht mit Knochenmanifestationen einher. Diese können entweder durch lokal-invasives Wachstum oder durch systemische, knochenresorbierende Produkte, die eine Verschiebung des physiologischen Gleichgewichts zwischen An- und Abbau von Knochensubstanz induzieren, verursacht werden. Der Entstehung von Knochenmetastasen geht in der Regel eine Ansammlung von Tumorzellen im Knochenmark voraus. Letzteres stellt aufgrund des Reichtums an Zytokinen und Wachstumsfaktoren ein ideales Kompartiment für das Tumorwachstum dar. Durch die Produktion osteotroper Faktoren in Tumor- oder Stromazellen kommt es sekundär zu einer Aktivierung von Osteoklasten und Osteoblasten, die letztendlich für den Knochenumbau verantwortlich sind (Abb. 1).

Den Osteoklasten kommt dabei vor allem in der Frühphase der Knochenmetastasierung eine entscheidende Rolle zu, während bei fortgeschrittener Metastasierung auch Tumorzellen selbst an der Knochenzerstörung beteiligt sein sollen. Im Rahmen des Knochenumbaus werden wiederum Mediatoren freigesetzt, die ihrerseits das Tumorwachstum begünstigen können, so dass letztendlich ein Circulus vitiosus zwischen Knochendestruktion und Tumorprogression entstehen kann.

In Abhängigkeit von dem Ausmaß der knochenresorbierenden oder knochenbildenden Aktivität entstehen osteolytische, osteoblastische oder gemischte Metastasen. Verschiedene Tumorentitäten zeigen dabei bevorzugte Erscheinungsformen. Während z. B. Bronchial- oder Nierenzellkarzinome überwiegend osteolytische Metastasen hervorrufen, werden beim Prostatakarzinom typischerweise osteoblastische Veränderungen beobachtet. Mammakarzinome hingegen führen oft zu gemischtförmigen Metastasen.

Knochenmetastasen bleiben häufig lange unbemerkt, da sie in der Regel erst Beschwerden machen, wenn der Knochen unter dem Einfluss der im Knochenmark wachsenden Tumorzellen in stärkerem Ausmaß umgebaut wird. Im Vergleich zu Metastasen in anderen Organen wie z. B.

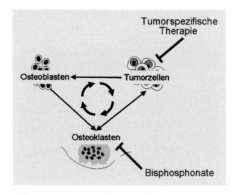

Abb. 1: **Pathogenese der Knochenmetastasen und Tumorosteopathien und therapeutische Ansatzpunkte.**

der Leber oder dem Gehirn gehen Knochenmetastasen mit einer deutlich besseren Prognose einher. Allerdings können sie über eine lange Zeit den Erkrankungsverlauf und die Lebensqualität der betroffenen Patienten prägen.

Allgemeine Behandlungstrategie bei Knochenmetastasen

Grundsätzlich zielen die Therapiestrategien darauf ab, die Knochenmetastasierung möglichst an mehreren Stellen zu beeinflussen. Dies erfordert eine multimodale Vorgehensweise, die sowohl eine tumorspezifische systemische Therapie als auch eine knochen- bzw. osteoklastenspezifische Behandlung mit Bisphosphonaten umfasst.

In bestimmten Situationen können zudem lokale radiotherapeutische oder chirurgische Therapiemaßnahmen ergänzend zum Einsatz kommen (Abb. 2). Dies ist vor allem bei klinischem oder bildgebendem Verdacht auf das Vorliegen einer ossären Instabilität, bei pathologischen Frakturen, drohenden oder manifesten

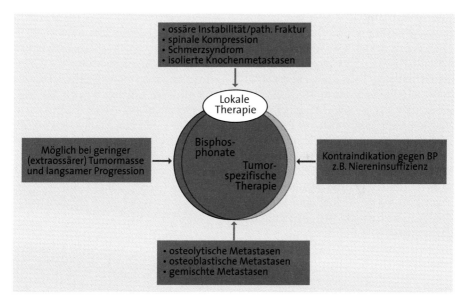

Abb. 2: Strategien und Indikationen bei der Behandlung tumorinduzierter Knochenveränderungen: Für die Mehrzahl der Patienten mit ossären Metastasen besteht die Indikation für eine tumorspezifische Therapie in Kombination mit Bisphosphonaten. Bei Patientinnen mit ossärer Instabilität, spinaler Kompression, ausgeprägtem Schmerzsyndrom oder einer isolierten Knochenmetastasierung kann zusätzlich oder in Einzelfällen auch ausschließlich die Indikation für eine lokale Radiotherapie oder eine operative Behandlung gegeben sein. In Einzelfällen, z. B. bei Niereninsuffizienz, wird auf eine Bisphosphonat-Therapie verzichtet. Bei Patienten mit geringer (extraossärer) Tumormasse und/oder langsamer Progression kann wiederum gelegentlich eine alleinige Behandlung mit Bisphosphonaten erfolgen.

spinalen Kompressionssyndromen, medikamentös nicht ausreichend beherrschbaren Schmerzsyndromen und gelegentlich auch bei isolierten Knochenmetastasen der Fall. In der Regel werden lokale Therapiemaßnahmen mit systemischen Therapien kombiniert. In Einzelfällen, z. B. bei einer isolierten singulären Knochenmetastasierung, kann jedoch auf eine zusätzliche tumor- und/oder knochenspezifische Therapie verzichtet werden.

In das Behandlungskonzept muss zudem stets eine adäquate Schmerztherapie eingebunden werden. Die Schmerztherapie kann bei dissiminiertem Knochenbefall auch nuklearmedizinische Therapieansätze einbeziehen. Dabei werden eine Reihe von osteotropen Radiopharmaka wie z. B. Strontium-89-Chlorid oder -85-Chlorid, Yttrium-90-Chlorid, Rhenium-186-HEDP oder Samarium-153-EDTMP mit vergleichbarem Therapieerfolg eingesetzt. Die Osteotropie der aufgeführten Verbindungen ergibt sich aus ihrer Analogie zum Kalzium (Strontium, Yttrium) oder der Adsorption als Phosphonat an Hydroxyapatit (Rhenium-HEDP, Samarium-EDTMP). Voraussetzung für die Durchführung der Radionuklid-Schmerztherapie ist, dass die Anreicherung des Radiopharmakons im Bereich der Metastasen durch eine vorherige Skelettszintigraphie gesichert wurde.

Bisphosphonate

Pharmakologie

Die Bisphosphonate sind Analoga des anorganischen Pyrophosphats. Sie weisen eine hohe Affinität zur Mineralsubstanz des Knochens auf und können die antire-

sorptive Aktivität von Osteoklasten effektiv hemmen. Die hohe Bindungsfähigkeit zum Knochengewebe beruht vor allem auf der Fähigkeit, Komplexe mit zweiwertigen Kationen wie Ca^{2+} einzugehen.

Das Grundgerüst der Bisphosphonate sind zwei Phosphatgruppen, die über eine stabile Methylengruppe verbunden sind (P-C-P Struktur; Abb. 3). Dieser Aufbau macht Bisphosphonate wesentlich stabiler gegenüber Hydrolyse oder enzymatischer Spaltung als Pyrophosphat, das einem schnellen Abbau im Körper unterliegt.

Die einzelnen Bisphosphonate unterscheiden sich durch zwei Seitenketten. Die R^1-Seitenkette, die bei der Mehrzahl der gängigen Bisphosphonate aus einer Hydroxylgruppe besteht, bestimmt die Affinität zu Festphasen-Kalziumphosphat an der Knochenoberfläche. Die R^2-Seitenkette ist hingegen ausschlaggebend für die antiresorptive Aktivität. Durch den Einbau einer primären Aminogruppe kann gegenüber einer reinen Alkyl-Seitenkette die antiresorptive Aktivität deutlich gesteigert werden (Tab. 1). Die derzeit wirksamsten Verbindungen weisen heterozyklische Seitenketten auf [15, 36].

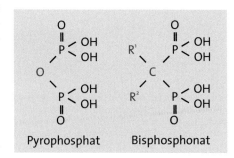

Abb. 3: **Chemische Strukturformeln von Pyrophosphat und Bisphosphonat. R^1 und R^2 bezeichnen die beiden Seitenketten.**

Tab. 1: **Relative (bezogen auf Etidronat) biologische Aktivität, Struktur und Dosierung verschiedener Bisphosphonate. *= abhängig vom eingesetzten Präparat.**

Substanz	R1	R2	Relative Potenz	Dosierung
Clodronat	Cl	Cl	10	1600–3200 mg/d p.o.* bzw. 520–1040 mg/d p.o.* oder 1500 mg i.v. bzw. 2–10 x 300 mg i.v.
Pamidronat	CH_2-CH_2-NH_2	OH	100	(15)–90 mg i.v.
Ibandronat	$CH_2 - (CH_2)_4$ CH_2 $N - (CH_2)_4$	OH	10.000	2–6 mg i.v. (6 mg für Knochenmetastasen) oder 50 mg/d p.o.
Zoledronat	N⟩—N — CH_2	OH	20.000	4 mg i.v.

Wirkmechanismen

Bisphosphonate hemmen vor allem die osteoklastäre Knochenresorption. Sie führen über eine Beeinträchtigung der Reifung und Differenzierung und durch Induktion von Apoptose zu einer Verringerung der Osteoklastenzahl. Zudem beeinträchtigen Bisphosphonate die Chemotaxis, Adhäsion und Aktivität der Osteoklasten. Diese Wirkungen führen letztendlich zu einer positiven Kalziumbilanz und einer Zunahme des Knochenmineralgehaltes [9].

Bisphosphonate binden bevorzugt an Stellen erhöhten Knochenumbaus, insbesondere im Bereich der Resorptionslakunen zwischen Osteoklasten und der arrodierten Knochenoberfläche. Diese Anreicherung ist Grundlage der direkten Hemmung der Osteoklasten [23, 35]. Nach der intrazelluären Aufnahme der Bisphosphonate kommt es in den Osteoklasten zu einer Störung des zellulären Stoffwechsels, die sich in einer Verminderung zellulärer Leistungen, insbesondere der Ausbildung eines funktionsfähigen Zytoskeletts und dem für die Knochenresorption entscheidenden Bürstensaum zeigt und schließlich zur Apoptose führen kann.

Die zugrunde liegenden molekularen Mechanismen werden zunehmend besser verstanden. Interessanterweise gibt es dabei deutliche Unterschiede zwischen verschiedenen Bisphosphonaten. Relativ einfache Verbindungen wie Clodronat oder Etidronat, die eine ausgeprägte Strukturähnlichkeit zu anorganischem Pyrophosphat aufweisen, können zu nicht

145

hydrolisierbaren Analoga von ATP metabolisiert werden [10, 30]. Die intrazelluläre Akkumulation dieser ATP-Analoga führt zu einer Hemmung essenzieller Stoffwechselprozesse und letztendlich zur Apoptose.

Im Gegensatz dazu werden Aminobisphosphonate intrazellulär nicht metabolisiert. Sie wirken vielmehr über eine Hemmung des Mevalonat-Stoffwechselweges, was eine Störung der posttranslationellen Modifizierung verschiedener Proteine nach sich zieht [21]. Durch die Unterbindung des Mevalonat-Stoffwechsels wird vor allem die Prenylierung GTP-bindender Proteine gestört, die die Voraussetzung für deren korrekte Verankerung an der Innenseite der Zellmembran ist. Eine Funktionsminderung dieser wichtigen Signalproteine bedingt einen Funktionsverlust der Osteoklasten und induziert letztendlich die Apoptose.

Die intrazellären Effekte der Bisphosphonate scheinen nicht osteoklastenspezifisch zu sein, sondern sind theoretisch auch in anderen Zellen möglich. Die physiologisch weitgehend selektive Wirkung auf Osteoklasten resultiert vor allem aus der lokal extrem hohen Konzentration und langen Halbwertszeit sowie aus der relativ hohen Endozytosekapazität von Osteoklasten.

Verabreichung der Bisphosphonate

Bisphosphonate können oral oder parenteral verabreicht werden. Allerdings ist die Bioverfügbarkeit nach oraler Applikation relativ gering. Nur etwa 1–5 % der verabreichten Bisphosphonatdosis werden resorbiert. Dennoch können auch mit diesen vergleichsweise geringen Mengen zufriedenstellende Therapieergebnisse erzielt werden. Für einen raschen Wirkungseintritt sollte jedoch eine parenterale Verabreichung bevorzugt werden. Da die Bisphosphonate mit zweiwertigen Kationen Komplexe bilden können, wird die Resorption durch eine begleitende Nahrungsaufnahme oder kalziumhaltige Getränke wie Milch zusätzlich eingeschränkt. Aus diesem Grund sollten Bisphosphonate immer *mindestens eine Stunde vor* oder *zwei Stunden nach Nahrungsaufnahme* eingenommen werden [11].

Nach parenteraler Verabreichung werden Bisphosphonate rasch an kalziumhaltige Gewebe gebunden. Nicht im Knochen gebundene Bisphosphonate werden unverändert über die Nieren ausgeschieden. Die Metabolisierung der Bisphosphonate ist vernachlässigbar gering. Innerhalb des Skelettes werden Regionen mit erhöhtem Umsatz bevorzugt. Eine vermehrte Anreicherung findet vor allem in den Resorptionszonen unterhalb der Osteoklasten statt. Die im Organismus retinierte Menge ist von der verabreichten Gesamtdosis, nicht von der Infusionsgeschwindigkeit abhängig.

Die Halbwertszeit von Bisphosphonaten wie Pamidronat beträgt im Blut ca. 45 Minuten, im Knochen jedoch vermutlich bis zu 10 Jahren. Dennoch verlieren die Bisphosphonate im Knochen rasch ihre therapeutische Wirkung, da sie im Verlauf der kontinuierlich ablaufenden Umbauvorgänge im Knochen von der Oberfläche in das Knocheninnere verlagert werden. Für die Wirkung ist jedoch die Oberflächenbindung am Knochen mit der Möglichkeit der Ablösung und nachfolgenden zellulären Aufnahme in die Osteoklasten entscheidend. Aus diesem Grund ist eine Intervalltherapie in mehrwöchigen Abständen notwendig, wobei sich die Intervalldauer nach der Indikation richtet (z. B. alle 3–4 Wochen zur Behandlung von Knochenmetastasen; alle 6 Monate zur Osteoprotektion).

Nebenwirkungen

Bisphosphonate sind im allgemeinen sehr gut verträglich. Nebenwirkungen treten relativ selten auf und sind dann in der Regel nur gering ausgeprägt. Dies lässt sich vor allem auf die rasche Aufnahme in das Knochengewebe und somit relativ kurze Verweildauer in der Zirkulation sowie auf das Fehlen toxischer Metabolite zurückführen. Das Nebenwirkungsprofil unterscheidet sich bei oraler und intravenöser Verabreichung.

Gastrointestinale Nebenwirkungen stehen vor allem bei oraler Verabreichung im Vordergrund. Sie können die Durchführbarkeit der oralen Behandlung einschränken oder gar, wie bei den meisten Aminobisphosphonaten, unmöglich machen. Für die orale Therapie von Knochenmetastasen am ehesten geeignet sind Clodronat und Ibandronat. Bei oraler Applikation von Clodronat treten dosisabhängig bei 2–10 % der Patienten gastrointestinale Nebenwirkungen wie Übelkeit, Diarrhö, Dyspepsie oder epigastrische Schmerzen auf. Neuere Verbindungen wie die meisten Aminobisphosphonate können gelegentlich zu schweren ulzerierenden Ösophagitiden führen und sind deshalb, mit Ausnahme von Ibandronat, nicht für die orale Therapie geeignet.

Da Bisphosphonate mit Kalzium Komplexe bilden können, kann es gelegentlich zu einer *passageren Hypokalzämie* kommen, die aber in der Regel asymptomatisch bleibt und wenn notwendig durch exogene Kalziumgaben leicht beherrschbar ist. Allerdings können unter gleichzeitiger Therapie mit Aminoglykosiden schwere, klinisch relevante Hypokalzämien auftreten, so dass diese Therapiekombination nur mit äußerster Zurückhaltung eingesetzt werden sollte.

Bei intravenöser Applikation größerer Bisphosphonatmengen ist Vorsicht geboten, da es in einzelnen Fällen unter schneller Infusion von hohen Dosen, insbesondere bei gleichzeitig vorliegendem Volumenmangel, zur Ausbildung eines akuten Nierenversagens gekommen ist. Ursache hierfür könnte die Bildung von unlöslichen Komplexen sein, die in der Niere zurückgehalten werden. Die *Nephrotoxizität* kann deutlich verringert werden, wenn die Bisphosphonate langsam und in einem großen Flüssigkeitsvolumen (z. B. 500 ml NaCl- oder 5 %iger Glukoselösung) appliziert werden. Bei den stärkeren Bisphosphonaten, die in geringeren Mengen eingesetzt werden, scheint eine schwächere Verdünnung und zum Teil eine wesentlich kürzere Applikationszeit bis hin zur Bolusgabe auszureichen.

Nach Infusion von Aminobisphosphonaten wie Pamidronat oder Ibandronat tritt bei etwa 10–20 % der Patienten ein vorübergehender akuter Temperaturanstieg von 1–2 °C auf, begleitet von grippeähnlichen Beschwerden wie Kopf-, Glieder-, Knochen- oder Gelenkschmerzen. Diese *Akute-Phase-Reaktion*, die mit einem Abfall der Lymphozytenzahlen im peripheren Blut und einem Anstieg des C-reaktiven Proteins einhergehen kann, tritt insbesondere 12–24 Stunden nach der ersten Bisphosphonat-Gabe auf und bildet sich innerhalb von drei Tagen spontan zurück, selbst wenn die Behandlung fortgesetzt wird. Bedingt werden diese Beschwerden durch eine Freisetzung von Zytokinen, insbesondere von Interleukin-6, Tumor-Nekrose-Faktor-α und Interferon-γ. Bei Bedarf kann eine symptomorientierte Behandlung mit nichtsteroidalen Antiphlogistika durchgeführt werden.

Mehrere Gruppen haben ein gehäuftes Auftreten von *Kieferosteonekrosen* als späte unerwünschte Wirkung (s. Kap. "Kieferosteonekrosen" in diesem Buch, S. 159) unter einer Bisphosphonat-Therapie beschrieben [37]. Die Inzidenz dieser Veränderung ist derzeit unklar. Betroffen sind möglicherweise bis zu 0,1–1 % aller Patienten, die eine Bisphosphonat-Therapie erhalten. Bisher sind weder der genaue Entstehungsmechanismus der Kieferosteonekrosen noch die Frage, ob ein kausaler Zusammenhang mit der Bisphosphonat-Therapie besteht, eindeutig geklärt. Vieles deutet auf ein multifakorielles Geschehen hin. Als Risikofaktoren werden eine mechanische Schädigung (z. B. durch dentale Eingriffe oder schlecht sitzende Zahnprothesen), lokale Infektionen (z. B. Parodontose), eine Beeinträchtigung der lokalen Perfusion (z. B. durch Bestrahlung der Kopf-Hals-Region, Koagulopathien oder Gefäßerkrankungen) und eine Chemo-, Steroid-, Bisphosphonat- oder andere Tumortherapie angesehen. Nikotin- und Alkoholabusus scheinen ebenfalls prädisponierend zu sein.

Da die genauen Zusammenhänge unklar sind, ist es wichtig, die Patienten über diese mögliche Nebenwirkung aufzuklären und für Symptome wie z. B. lokale Schmerzen oder ein Schweregefühl im Kiefer zu sensibilisieren. Planbare Eingriffe im Kieferbereich sollten möglichst vor Initiie-

rung einer Bisphosphonat-Therapie erfolgen. Andererseits gibt es keine klaren Hinweise, dass eine Unterbrechung einer laufenden Bisphosphonat-Therapie notwendig ist. Eine wesentliche prophylaktische Maßnahme ist die Gewährleistung einer möglichst guten Zahnhygiene.

Bei Auftreten einer Kieferosteonekrose wird in der Regel eine konservative Vorgehensweise empfohlen. Die wichtigste therapeutische Maßnahme ist eine intensive Wundpflege, unter Umständen begleitet durch eine antibiotische Therapie. Operative Eingriffe sollten hingegen möglichst zurückhaltend erfolgen, z. B. zur Abtragung von Sequestern oder bei Auftreten von Komplikationen. Grundsätzlich kann bei Auftreten einer Kieferosteonekrose die laufende Bisphosphonat-Therapie fortgesetzt werden. Die Entscheidung sollte jedoch auf einer individuellen Basis unter Abwägung des möglichen Nutzens und der Risiken erfolgen.

Spezielle Therapieindikationen

Bisphosphonate zur Behandlung der tumorinduzierten Hyperkalzämie

Die Hyperkalzämie ist eine der häufigsten tumorinduzierten Stoffwechselkomplikationen. Sie kann Folge einer ausgedehnten ossären Metastasierung oder einer paraneoplastischen Produktion Knochenstoffwechsel-aktivierender Mediatoren sein. Durch parakrine oder humorale Sekretion osteoklastenstimulierender Faktoren kommt es dabei zu einer vermehrten Kalziumfreisetzung aus dem Knochen und zu einer verminderten renalen Kalziumausscheidung. Während noch vor wenigen Jahren bei bis zu einem Drittel aller Tumorpatienten mindestens eine hyperkalzämische Episode im Verlauf der Erkrankung auftrat, ist die Inzidenz in den letzten Jahren deutlich gesunken. Dies ist vor allem auf den konsequenten Einsatz von Bisphosphonaten zur Behandlung tumorinduzierter Knochenveränderungen zurückzuführen.

Die Bisphosphonate stellen derzeit die Behandlungsform der ersten Wahl bei der tumorinduzierten Hyperkalzämie dar, während andere Substanzen wie z. B. Calcitonin nur noch selten zum Einsatz kommen. Aufgrund ihrer besseren Wirksam-

keit werden bevorzugt Aminobisphosphonate wie z. B. Pamidronat, Ibandronat oder Zoledronat eingesetzt. Sie führen bei etwa 70–90 % der Patienten zu einer Normalisierung der Serumkalziumwerte. Zudem weisen sie einen im Vergleich zu den älteren Präparaten Etidronat oder Clodronat rascheren Wirkungseintritt und ein längeres Anhalten des Therapieeffekts auf [16, 22, 26, 28]. Mehrere Studien zeigen eine deutliche Dosis-Wirkungs-Beziehung bei Einsatz von Aminobisphosphonaten. Aus diesem Grund ist eine Anpassung der Bisphosphonat-Dosierung an den Schweregrad der Hyperkalzämie sinnvoll (Tab. 2).

Tab. 2: **Therapie der tumorinduzierten Hyperkalzämie: Dosierungsrichtlinien für Bisphosphonate .**

Clodronat

Verabreichungsform:

300 mg/Tag über 5–7 Tage oder 1500 mg als einmalige Infusion über 2 Stunden

Pamidronat

Verabreichungsform:	Dosierung in Abhängigkeit vom initialen Kalziumwert	
15–90 mg, in 500 ml 0,9 %iger NaCl- oder 5 %iger Glukoselösung, Infusionsgeschwindigkeit 15 mg/ Stunde	Kalziumspiegel	Dosis
	2,6–3,0 mmol/l	15–30 mg
	3,0–3,5 mmol/l	30–60 mg
	3,5–4,0 mmol/l	60–90 mg
	> 4,0 mmol/l	90 mg

Ibandronat

Verabreichungsform:	Dosierung in Abhängigkeit vom initialen Kalziumwert	
2–4 mg, in 500 ml 0,9 %iger NaCl- oder 5 %iger Glukoselösung	2,6–3,0 mmol/l	2 mg
	3,0–3,5 mmol/l	3 mg
	> 3,5 mmol/l	4 mg

Zoledronat

Verabreichungsform:

4 mg in 100 ml 0,9 %iger NaCl- oder 5 %iger Glukoselösung über 15 Minuten

Beeinflussung von Knochenschmerzen durch Bisphosphonate

Im Vordergrund der Beschwerden durch Knochenmetastasen stehen vor allem Schmerzen in den befallenen Knochenbereichen, die häufig auch der erste Hinweis auf das Vorliegen von Knochenmetastasen sind. Über die Hälfte der betroffenen Patienten hat bereits zum Zeitpunkt der Diagnosestellung von Knochenmetastasen Schmerzen. Zahlreiche Phase-II- und III-Studien sowie mehrere Metaanalysen belegen, dass eine orale oder intravenöse Behandlung mit Bisphosphonaten bei Patienten mit tumorinduzierten Knochenveränderungen zu einer Verringerung von Schmerzen führen kann [8, 17, 29, 38]. Die Reduktion der Knochenschmerzen kann bereits wenige Tage nach Beginn der Behandlung eintreten und bei Fortführung der Therapie Monate bis Jahre anhalten.

Ein direkter Vergleich zwischen der analgetischen Potenz der unterschiedlichen Bisphosphonate liegt derzeit nicht vor. Allerdings scheint eine Dosis-Wirkungs-Beziehung für die einzelnen Bisphosphonate zu bestehen [5, 12]. Die Höhe der notwendigen Bisphosphonatdosis scheint dabei von der Ausdehnung der Erkrankung im Skelettsystem und von der proliferativen Aktivität des Tumorgeschehens abhängig zu sein.

Die analgetische Wirkung der Bisphosphonate ist von der Verabreichungsform abhängig. Bei intravenöser Therapie kommt es zu einem vergleichsweise rascheren Wirkungseintritt und zu einem ausgeprägteren Effekt. Aus diesem Grund wird hinsichtlich der Schmerzkontrolle bei symptomatischen Patienten die intravenöse gegenüber der oralen Applikation bevorzugt.

Bisphosphonate zur Behandlung von Knochenmetastasen

Bei Patienten mit tumorinduzierten Knochenveränderungen wird der Nutzen einer Bisphosphonat-Behandlung in der Regel über die Senkung der Häufigkeit von sogenannten Knochenereignissen definiert. Dazu zählen pathologische Frakturen, spinale Kompressionssyndrome, hyperkalzämische Episoden sowie die Notwendigkeit der Durchführung lokaler radiotherapeutischer oder chirurgischer Therapiemaßnahmen. Der Nutzen der Bisphosphonate ist vor allem bei Patienten mit Mammakarzinomen und multiplen Myelomen belegt. In zahlreichen Studien konnte dabei gezeigt werden, dass Bisphosphonate zu einer signifikanten Prävention von Knochenkomplikationen und zu einer Verzögerung der Tumorprogression im Skelettsystem führen. Damit lässt sich bei nur minimalen Nebenwirkungen der Bisphosphonat-Therapie die allgemeine Lebensqualität der Patienten erheblich verbessern. Mit Ausnahme von Untergruppen spiegelt sich dies jedoch bei beiden Entitäten nicht im Gesamtüberleben wider.

Bei Patientinnen mit metastasiertem Mammakarzinom und Knochenbeteiligung kann durch eine orale oder intravenöse Bisphosphonat-Therapie (Tab. 3 und 4) die Häufigkeit von Knochenereignissen um etwa ein Viertel reduziert werden. Zudem wird die Zeit bis zum Auftreten der ersten Komplikationen im Knochensystem signifikant verlängert [2, 3, 20, 31]. Aus diesem Grund sollten alle Patienten mit Knochenmetastasen eine kontinuierliche orale oder eine intermittie-

Tab. 3: **Wirksamkeit intravenöser Bisphosphonate bei Brustkrebspatientinnen mit Knochenmetastasen.** SMR=Skeletal morbidity rate; SRE=Skeletal-related event; SMPR=Skeletal morbidity period rate; NS=nicht signifikant, NR=nicht erreicht; RR= relatives Risiko

Studie/Endpunkt			P-Wert
Lipton et al., 2000	**Pamidronat 90 mg** (n=367)	**Plazebo** (n=388)	
Anteil der Patienten mit SRE	51%	64%	<0,001
mediane Zeit bis zum 1. SRE	12,7 Monate	7,9 Monate	<0,001
SMR (SREs/Jahr)	2,4	3,7	<0,001
Body et al., 2003	**Ibandronat 6 mg** (n=154)	**Plazebo** (n=158)	
Anteil der Patienten mit SRE	51%	62%	NS
mediane Zeit bis zum 1. SRE	11,7 Monate	8,3 Monate	0,018
SMPR (Intervalle/Jahr)	1,19	1,48	0,004
Body et al., 2003	**Ibandronat 2 mg** (n=154)	**Plazebo** (n=158)	
Anteil der Patienten mit SRE	62%	62%	NS
mediane Zeit bis zum 1. SRE	10,3 Monate	8,3 Monate	NS
SMPR (Intervalle/Jahr)	1,31	1,48	NS
Kohno et al., 2005	**Zoledronat 4 mg** (n=114)	**Plazebo** (n=113)	
Anteil der Patienten mit SRE	31%	52%	0,001
mediane Zeit bis zum 1. SRE	NR	11,9 Monate	0,004
SMR (SREs/Jahr)	0,63	1,10	0,016
Rosen et al., 2003	**Zoledronat 4 mg** (n=378)	**Pamidronat 90mg** (n=388)	
Anteil der Patienten mit SRE	46%	49%	NS
mediane Zeit bis zum 1. SRE	NR	NR	NS
SMR (SREs/Jahr)	0,91	1,57	0,102

Tab. 4: **Wirksamkeit oral verabreichter Bisphosphonate bei Brustkrebspatientinnen mit Knochenmetastasen.** SRE=Skeletal-related event; SMPR=Skeletal morbidity period rate; NS=nicht signifikant; NA=nicht angegeben; RR= relatives Risiko

Studie/Endpunkt			P-Wert
Paterson et al., 1993	**Clodronat 1,6 g (n=85)**	**Plazebo (n=88)**	
mediane Zeit bis zum 1. SRE	9,9 Monate	4,9 Monate	0,022
SMR (SREs/100 Jahre)	218,6	304,8	< 0,001
Kristensen et al., 1999	**Clodronat 1,6 g (n=49)**	**Plazebo (n=51)**	
Anteil der Patienten mit SRE (%)	29	41	NS
mediane Zeit bis zum 1. SRE	NA	NA	0,015
Tubiana-Hulin et al., 2001	**Clodronat 1,6 g (n=69)**	**Plazebo (n=68)**	
mediane Zeit bis zum 1. SRE	8,0 Monate	5,9 Monate	0,05
Body et al., 2004	**Ibandronat 50 mg (n=287)**	**Plazebo (n=277)**	
Anteil der Patienten mit SRE (%)	45	52	NS
mediane Zeit bis zum 1. SRE	22,5 Monate	16,2 Monate	NS
SMPR (Intervalle/Jahr)	0,95	1,18	0,004
Poisson Regressionsanalyse (RR)	0,62		< 0,0001

rende intravenöse Bisphosphonat-Behandlung erhalten, so lange sich Knochenmanifestationen nachweisen lassen. Der prophylaktische Einsatz von Bisphosphonaten bei fehlendem Nachweis einer Knochenmetastasierung geht in metastasierter Behandlungssituation mit keinem klaren Nutzen einher und ist dementsprechend nicht indiziert.

In der adjuvanten Behandlungssituation ist der Stellenwert der Bisphosphonate derzeit nicht abschließend geklärt. Die bisherigen Ergebnisse sind zum Teil widersprüchlich. Auf der einen Seite belegten drei Studien, dass eine adjuvante Bisphosphonat-Therapie, zumindest während der Behandlungsphase, zu einer Senkung der Inzidenz von Knochenmetastasen führen kann, die sich auch in einer Mortalitätsreduktion ausdrückt [7, 27]. Hervorzuheben ist dabei eine jüngst vorgestellte Untersuchung, in der prämenopausale Frauen parallel zu einer adjuvanten kombinierten endokrinen Therapie mit GnRH-Agonisten und Tamoxifen bzw. GnRH-Agonisten und Anastrozol eine Bisphosphonat-Therapie mit Zoledronat erhielten, das alle sechs Monate intravenös verabreicht wurde. In dieser Studie konnte eine signifikante Senkung des Rückfallrisikos unter Zoledronat (HR 0.65, p=0.015) beobachtet werden, die auch zu einem zumindest tendenziellen Überlebensvorteil führte (HR 0.60, p=0.1) [14]. Auf der anderen Seite zeigte sich in einer weiteren, relativ kleinen Studie kein Effekt auf die Häufigkeit von Knochenmetastasen, aber überraschenderweise ein signifikant vermehrtes Auftreten nichtskelettaler Metastasen in der Bisphosphonatgruppe, das mit einer Verkürzung des krankheitsfreien Überlebens und des Gesamtüberlebens einherging [34]. Die Mechanismen der möglichen negativen Effekte der Bisphosphonate sind dabei unklar. Letztendlich ist der Stellenwert der adjuvanten Bisphosphonat-Therapie beim Mammakarzinom nicht abschließend geklärt, wenngleich die Mehrheit der Daten einen Einsatz nahelegen und die Risiken und Nebenwirkungen der Therapie als sehr gering einzustufen sind.

Auch bei Patienten mit multiplem Myelom lässt sich durch Einsatz von Bisphosphonaten das Eintreten von Knochenereignissen verhindern. Insbesondere die Häufigkeit vertebraler Frakturen kann um etwa 40 % gesenkt werden (Tab. 5). Ähnlich wie beim Mammakarzinom ist auch beim multiplen Myelom der Nutzen eines frühzeitigen Einsatzes von Bisphosphonaten bei Fehlen von Knochenmanifestationen nicht klar bewiesen und dementsprechend außerhalb klinischer Studien nicht indiziert [1, 4, 19, 24, 25].

Während für das Mammakarzinom und das multiple Myelom umfangreiche Ergebnisse vorliegen, die den Nutzen einer Bisphosphonat-Therapie dokumentieren, ist die Datenlage für andere maligne Erkrankungen weniger ergiebig. Die Ergebnisse zweier randomisierter Studien mit dem Aminobisphosphonat Zoledronat belegen jedoch auch bei Patienten mit metastasiertem Prostatakarzinom bzw. anderen soliden Tumoren die Wirksamkeit einer Bisphosphonat-Therapie (Tab. 6) [32, 33].

Tab. 5: **Bisphosphonate versus Plazebo bei Patienten mit multiplem Myelom. +: Vorteil, -: kein Vorteil; 1: Patienten ohne Wirbelfraktur bei Studienbeginn mit Überlebensvorteil (retrospektive Analyse); 2: Überlebensvorteil für Patienten mit fortgeschrittener Erkrankung**

Studie	Bisphosphonat	Dosierung	N	Schmerzreduktion	Reduktion von SRE	Überlebensvorteil
Lahtinen et al., 1992	Clodronat	2,4 g/d	350	+	+	−
McCloskey et al., 2001	Clodronat	1,6 g/d	530	+	+	− (+ 1)
Brincker et al., 1998	Pamidronat	300 mg/d	300	+	−	−
Berenson et al., 1996	Pamidronat	90 mg/Q4 wks	392	+	+	− (+ 2)
Menssen et al., 2002	Ibandronat	2 mg/Q4 wks	198	−	−	−

Tab. 6: **Wirksamkeit intravenöser Bisphosphonate beim Bronchialkarzinom oder anderen soliden Tumoren bzw. beim Prostatakarzinom. SMR=Skeletal morbidity rate; SRE=Skeletal-related event**

Studie/Endpunkt			P-Wert
Bronchialkarzinom und andere Tumore (Rosen et al., 2003)	**Zoledronat** **4 mg (n=257)**	**Plazebo (n=250)**	
Anteil der Patienten mit SRE	38 %	47 %	0,039
mediane Zeit bis zum 1. SRE	230 Tage	155 Tage	0,007
SMR (SREs/Jahr)	2,24	2,73	0,017
Prostatakarzinom (Saad et al., 2004)	**Zoledronat** **4 mg (n=214)**	**Plazebo (n=208)**	
Anteil der Patienten mit SRE	38 %	49 %	0,028
mediane Zeit bis zum 1. SRE	488 Tage	321 Tage	0,009
SMR (SREs/Jahr)	0,77	1,47	0,005

Dementsprechend sollten alle Patienten mit tumorinduzierten Knochenveränderungen eine Bisphosphonat-Behandlung erhalten. Bei rascher Progression und/oder ausgeprägten Beschwerden bietet sich aufgrund des rascheren Wirkungseintritts vor allem eine intravenöse Therapie an. Nach Stabilisierung bzw. bei langsamer Progression und/oder bei geringen Beschwerden kann eine orale Bisphosphonatgabe in Betracht gezogen werden.

Die optimale Dauer einer Bisphosphonat-Therapie kann derzeit nicht klar festgelegt werden. Insbesondere die Frage des Therapieabbruchs oder der Fortsetzung der Behandlung beim Auftreten von Skelettkomplikationen ist nicht ausreichend geklärt. Da die Bisphosphonate jedoch primär an den Osteoklasten und nicht an den Tumorzellen ansetzen, erscheint auch bei einer Progression des Tumorgeschehens eine Fortsetzung der Bisphosphonat-Therapie sinnvoll. Dementsprechend wird gegenwärtig bei Vorliegen einer Knochen-

metastasierung diese Therapie solange fortgeführt, bis es zu einer substanziellen Verschlechterung des Allgemeinzustands kommt, die einen weiteren Nutzen unwahrscheinlich macht.

Prävention und Behandlung des therapieinduzierten Knochenverlustes

Die Osteoporose zählt heute mit ca. 5–6 Millionen betroffenen Patienten zu einer der bedeutendsten Volkskrankheiten in Deutschland, wobei Frauen etwa 4–5mal häufiger als Männer betroffen sind. Statistisch wird jede dritte Frau nach der Menopause von einer osteoporosebedingten Fraktur betroffen sein. Die Inzidenz dieser Frakturen nimmt mit dem Alter exponentiell zu.

Neben den bekannten Risikofaktoren zeigt sich auch zunehmend, dass Chemotherapien und vor allem antiöstrogene Therapien die Knochendichte negativ beeinflussen und eine Osteoporose verursachen bzw. verstärken können. Am eindrucksvollsten ist dies für eine adjuvante Therapie des Mammakarzinoms mit Aromatase-Hemmern belegt. Mehrere randomisierte Studien konnten für eine Behandlung mit Aromatase-Hemmern eine klare Verringerung der Knochendichte mit einer etwa 50%igen Steigerung des Frakturrisikos zeigen. Der Knochenabbau scheint dabei am ausgeprägtesten während der ersten zwei Jahre der Behandlung zu sein.

Einen wesentlichen Einfluss auf das Ausmaß der Knochenveränderungen scheint zudem die Knochendichte vor Therapiebeginn zu haben. So zeigte sich bei initial normaler Knochendichte lediglich bei der Hälfte der Frauen eine relevante Verringerung der Knochendichte unter der Therapie mit dem Aromatase-Hemmer, wobei es bei keiner der betroffenen Frauen zu einer manifesten Osteoporose kam [6]. Auf der anderen Seite trat bei nahezu 20% der Frauen mit initialer Osteopenie eine manifeste Osteoporose ein. Diese Ergebnisse legen ein risikoadaptiertes Monitoring der Knochendichte nahe, wobei Hochrisiko-Patientinnen jährlich, Patientinnen mit initial normaler Knochendichte in größeren Abständen untersucht werden.

Entsprechend der multifaktoriellen Genese der Osteoporose sind die Ansatzpunkte für die Osteoporose-Prävention in erster Linie die Ausschaltung der Risikofaktoren. Hierbei steht die Motivation zur individuellen, eigenverantwortlichen Osteoporose-Prävention durch eine knochenstoffwechselgesunde Ernährungsweise bzw. einen entsprechenden Lebensstil, regelmäßige körperliche Aktivität sowie die Reduktion von Alkohol- und Niko-

tinkonsum im Vordergrund. Grundsätzlich sollte im Rahmen der Osteoporose-Prävention bei prämenopausalen Frauen eine Kalziumzufuhr von 800–1200 mg/Tag sowie eine Vitamin-D-Zufuhr von 600–800 IE/Tag erfolgen. Bei postmenopausalen Frauen liegt ein erhöhter Kalziumbedarf vor, so dass die Kalziumzufuhr auf 1500 mg/Tag und die Vitamin-D-Zufuhr auf 1000 IE/Tag erhöht werden sollte. (Cave: eingeschränkte Nierenfunktion sowie bekannte Nephrolithiasis! Hier muss die Dosis reduziert werden.)

Ein interessanter Ausweg für das Problem der Osteoporose-Induktion könnte der präventive Einsatz von Bisphosphonaten sein. Zur Klärung dieser Frage laufen derzeit randomisierte Studien. Erste Ergebnisse bei prämenopausalen Mammakarzinom-Patientinnen, die eine endokrine Therapie mit Goserelin und Tamoxifen oder Anastrozol erhielten, belegen eindrucksvoll, dass der verstärkte Knochenabbau unter Aromatase-Hemmern durch eine Bisphosphonat-Therapie mit Zoledronat in sechsmonatigen Intervallen effektiv ausgeglichen werden kann [13]. Weitere Studien, die unter anderem dazu beitragen können, das Patientenkollektiv für eine präventive Therapie besser einzugrenzen und den optimalen Zeitpunkt für den Beginn der Therapie genauer zu definieren, müssen jedoch noch abgewartet werden. Aufgrund der aktuellen Datenlage ist bei geplantem Einsatz einer adjuvanten Therapie mit Aromatase-Hemmern derzeit primär die Durchführung einer Osteodensitometrie zur Ermittlung des individuellen Frakturrisikos zu empfehlen. Bei Patientinnen mit hohem Osteoporose-Risiko oder gar einer manifesten Osteoporose kann dann individuell der Einsatz von Bisphosphonaten zusätzlich zu den o.a. allgemeinen Therapiemaßnahmen in Erwägung gezogen werden.

Fazit

Die Behandlung tumorinduzierter Knochenveränderungen erfordert eine multimodale Vorgehensweise. Wesentliche Bestandteile sind dabei eine effektive antitumorale Therapie und eine langfristige Bisphosphonat-Therapie. Bei drohenden oder manifesten lokalen Komplikationen oder bei isolierten Knochenmetastasen finden zudem radiotherapeutische oder chirurgische Therapiemaßnahmen Anwendung. Bisphosphonate sind grundsätzlich bei allen Patienten mit Knochenmanifestationen indiziert. Ein frühzeitiger Einsatz ohne Nachweis tumorbedingter Knochenveränderungen erscheint hingegen außerhalb klinischer Studien nicht gerechtfertigt.

Bisphosphonate führen zu einer signifikanten Prävention von Knochenkomplikationen und zu einer Verzögerung des Tumorfortschreitens im Skelettsystem und tragen zur Reduktion von Knochenschmerzen bei. Wenngleich der Einfluss auf das Gesamtüberleben lediglich moderat ist, hat eine konsequente multimodale Therapie von Knochenmetastasen unter Einsatz von Bisphosphonaten einen hohen Stellenwert, da sie zu einer deutlichen Reduktion der zum Teil langfristigen Morbidisierung durch die tumorinduzierten Knochenveränderungen führt und somit die Lebensqualität erhalten oder sogar verbessern kann.

Literatur

1. **Berenson JR, Lichtenstein A, Porter L, et al.** Efficacy of pamidronate in reducing skeletal events in patients with advanced multiple myeloma. Myeloma Aredia Study Group. N Engl J Med 1996; 334: 488–493.
2. **Body JJ, Diel IJ, Lichinitzer MR, et al.** Intravenous ibandronate reduces the incidence of skeletal complications in patients with breast cancer and bone metastases. Ann Oncol 2003; 14: 1399–1405.
3. **Body JJ, Diel IJ, Lichinitzer M, et al.** Oral ibandronate reduces the risk of skeletal complications in breast cancer patients with metastatic bone disease: results from two randomised, placebo-controlled phase III studies. Br J Cancer 2004; 90: 1133–1137.
4. **Brincker H, Westin J, Abildgaard N, et al.** Failure of oral pamidronate to reduce skeletal morbidity in multiple myeloma: a double-blind placebo-controlled trial. Danish-Swedish co-operative study group. Br J Haematol 1998; 101: 280–286.
5. **Cascinu S, Graziano F, Alessandroni P, et al.** Different doses of pamidronate in patients with painful osteolytic bone metastases. Support Care Cancer 1998; 6: 139–143.
6. **Coleman RE, on behalf of the ATAC Trialists' Group.** Effect of anastrozole on bone mineral density: 5-year results from the 'Arimidex, Tamoxifen, Alone or in Combination' (ATAC) trial. J Clin Oncol 2006 ASCO Annual Meeting Proceedings Part I. Vol 24, No. 18S (June 20 Supplement), 2006: 511.
7. **Diel IJ, Solomayer EF, Costa SD, et al.** Reduction in new metastases in breast cancer with adjuvant clodronate treatment. N Engl J Med 1998; 339: 357–363.
8. **Elomaa I, Blomquist C, Gröhn P, et al.** Longterm controlled trial with disphosphonate in patients with osteolytic bone disease. Lancet 1993; 1: 146-149.
9. **Fleisch H.** Bisphosphonates: Mechanisms of action. Endocrine Rev 1998; 29: 80–100.
10. **Frith JC, Monkkonen J, Blackburn GM, Russell RG, Rogers MJ.** Clodronate and liposome-encapsulated clodronate are metabolized to a toxic ATP analog, adenosine 5'-(b, g- di-chloromethylene) triphosphate, by mammalian cells in vitro. J Bone Miner Res 1997; 12: 1358–1367.
11. **Gertz BJ, Holland SD, Kline WF, et al.** Studies of the oral bioavailability of alendronate. Clin Pharmacol Ther 1995; 58: 288–298.

12. **Glover D, Lipton A, Keller A, et al.** Intravenous pamidronate disodium treatment of bone metastases in patients with breast cancer. Cancer 1994; 74: 2949–2955.

13. **Gnant M, Mlineritsch B, Luschin-Ebengreuth G, et al.** Adjuvant endocrine therapy plus zoledronic acid in premenopausal women with early-stage breast cancer: 5-year follow-up of the ABCSG-12 bone-mineral density substudy. Lancet Oncol 2008; 9: 840–849.

14. **Gnant M, Mlineritsch B, Schippinger W, et al.** Adjuvant ovarian suppression combined with tamoxifen or anastrozole, alone or in combination with zoledronic acid, in premenopausal women with hormone-responsive, stage I and II breast cancer: First efficacy results from ABCSG-12. J Clin Oncol 2008; 26: Suppl; Abstr LBA4

15. **Green JR, Muller K, Jaeggi KA.** Preclinical pharmacology of CGP 42'446, a new, potent, heterocyclic bisphosphonate compound. J Bone Miner Res 1994; 9: 745–751.

16. **Gucalp R, Ritch P, Wiernik PH, et al.** Comparative study of pamidronate and etidronate disodium in the treatment of cancer-related hypercalcemia. J Clin Oncol 1992; 10: 134–142.

17. **Hortobagyi GN, Theriault RL, Porter L, et al.** Efficacy of pamidronate in reducing skeletal complications in patients with breast cancer and lytic bone metastases. Protocol 19, Aredia Breast Cancer Study Group. N Engl J Med 1996; 335: 1785–1791.

18. **Kohno N, Aogi K, Minami H, et al.** Zolendronic acid significantly reduces skeletal complications compared with placebo in Japanese women with bone metastases from breast cancer: A randomized, placebo-controlled trial. J Clin Oncol 2005; 23: 3299–3301.

19. **Lahtinen R, Laakso M, Palva I, et al.** Randomised, placebo-controlled multicentre trial of clodronate in multiple myeloma. Lancet 1992; 340: 1049–1052.

20. **Lipton A, Theriault RL, Hortobagyi GN, et al.** Pamidronate prevents skeletal complications and is effective palliative treatment in women with breast carcinoma and osteolytic bone metastases: long term follow-up of two randomized, placebo-controlled trials. Cancer 2000; 88: 1082–1090.

21. **Luckman SP, Hughes DE, Coxon FP, Graham R, Russell G, Rogers MJ.** Nitrogen-containing bisphosphonates inhibit the mevalonate pathway and prevent post-translational prenylation of GTP-binding proteins, including Ras. J Bone Miner Res 1998; 13: 581–589.

22. **Major P, Lortholary A, Hon J, et al.** Zoledronic acid is superior to pamidronate in the treatment of hypercalcemia of malignancy: a pooled analysis of two randomized, controlled clinical trials. J Clin Oncol 2001; 19: 558–567.

23. **Masarachia P, Weinreb M, Balena R, Rodan GA.** Comparison of the distribution of 3H-alendronate and 3H-etidronate in rat and mouse bones. Bone 1996; 19: 281–290.

24. **McCloskey EV, Dunn JA, Kanis JA, et al.** Long-term follow-up of a prospective, double-blind, placebo-controlled randomized trial of clodronate in multiple myeloma. Br J Haematol 2001; 113: 1035–1043.

25. **Menssen HD, Sakalova A, Fontana A, et al.** Effects of long-term intravenous ibandronate therapy on skeletal-related events, survival, and bone resorption markers in patients with advanced multiple myeloma. J Clin Oncol 2002; 20: 2353–2359.

26. **Pecherstorfer M, Herrmann Z, Body JJ, et al.** Randomized phase II trial comparing different doses of the bisphosphonate ibandronate in the treatment of hypercalcemia of malignancy. J Clin Oncol 1996;14: 268–276.

27. **Powles TJ, Paterson AHG, Kanis A, et al.** Randomized, placebo-controlled trial of clodronate in patients with primary operable breast cancer. J Clin Oncol 2002; 20: 3219–3224.

28. **Ralston SH, Gallacher SJ, Patel U, et al.** Comparison of three intravenous bisphosphonates in cancer-associated hypercalcaemia. Lancet 1989; 2: 1180–1182.

29. **Ralston SH, Thiebaud D, Herrmann Z, et al.** Dose-response study of ibandronate in treatment of cancer-associated hypercalcaemia. Br J Cancer 1997; 75: 295–300.

30. **Rogers MJ, Brown RJ, Hodkin V, Blackburn GM, Russell RGG, Watts DJ.** Bisphosphonates are incorporated into adenine nucleotides by human aminoacyl-tRNA synthetase enzymes. Biochem Biophys Res Commun 1996; 224: 863–869.

31. **Rosen LS, Gordon D, Antonio BS, et al.** Zoledronic acid versus pamidronate in the treatment of skeletal metastases in patients with breast cancer or osteolytic lesions of multiple myeloma: a phase III, double-blind, comparative trial. Cancer J 2001; 7: 377–387.

32. **Rosen LS, Gordon D, Tchekmedyian NS, et al.** Long-term efficacy and safety of zoledronic acid in the treatment of skeletal metastases in patients with nonsmall cell lung carcinoma and other solid tumors: a randomized, phase III, dou-

ble-blind, placebo-controlled trial. Cancer 2004; 100: 2613-2621.

33. **Saad F, Gleason DM, Murray R, et al.** Long-term efficacy of zoledronic acid for the prevention of skeletal complications in patients with metastatic hormone-refractory prostate cancer. J Natl Cancer Inst 2004; 96: 879–882.

34. **Saarto T, Blomqvist C, Virkkunen P, Elomaa II.** Adjuvant clodronate treatment does not reduce the frequency of skeletal metastases in node-positive breast cancer patients: 5-year results of a randomized controlled trial. J Clin Oncol 2001; 19(1): 10–17.

35. **Sato M, Grasser W, Endo N, et al.** Bisphosphonate action. Alendronate localization in rat bone and effects on osteoclast ultrastructure. J Clin Invest 1991; 88: 2095–2105.

36. **Sietsema WK, Ebetino FH, Salvagno AM, Bevan JA.** Antiresorptive dose-response relationships across three generations of bisphosphonates. Drugs Exp Clin Res 1989; 15: 389–396.

37. **Van den Wyngaert T, Huizing MT, Vermorken JB.** Bisphosphonates and osteonecrosis of the jaw: cause and effect or a post hoc fallacy? Ann Oncol 2006; 17: 1197–1204.

38. **Van Holten-Verzantvoort AT, Zwinderman AH, Aaronson NK, et al.** The effect of supportive pamidronate treatment on aspects of quality of life of patients with advanced breast cancer. Eur J Cancer 1991; 27: 544–549.

14 Kieferosteonekrosen

KNUT A. GRÖTZ, DOROTHEA RIESENBECK, WOLFGANG DÖRR

Einleitung

Das Leitsymptom einer Kiefernekrose ist der langfristig freiliegende Kieferknochen ohne relevante Tendenz zur Sekundärheilung und ohne Hinweis auf ein progredientes Malignom als Ursache. In der überwiegenden Mehrzahl der Fälle liegt eine Exposition des Knochens nur enoral, sehr viel seltener primär extraoral vor. Erst bei weit fortgeschrittenen Befunden entwickeln sich perforierende Defekte im Sinne orokutaner Fisteln.

Neben dem „exposed bone" können eine Reihe weiterer Symptome auftreten (Schmerzen, Schwellung, Abszedierung, Fistelung, Kieferklemme, Zahnlockerungen etc.), die zumeist Folge der (Super-) Infektion und Infektionsausbreitung sind. Ein wichtiges Erst- und Frühsymptom kann das sogenannte Vincent-Zeichen sein, eine Sensibilitätsstörung im Bereich der Unterlippe [24]. Als Ursache wird eine Beteiligung des in einem Knochenkanal des Unterkiefers (Can. mandibularis) verlaufenden Nervus alveolaris inferior angesehen, dessen Endäste (Nervus mentalis) für die Sensibilität der Unterlippe zuständig sind.

Die funktionellen Beeinträchtigungen durch die manifeste Kiefernekrose stellen meist eine ernst zu nehmende Befundkonstellation dar:

» Die Resektion der nekrotischen Kieferkammanteile führt einerseits zum Verlust der darin befindlichen Zähne.

» Andererseits verschlechtern sich die Möglichkeiten der kaufunktionellen Rehabilitation sowohl durch konventionelle, herausnehmbare Prothesen als auch durch moderne, implantatgetragene Konzepte.

» Im Oberkiefer kann es bei fortgeschrittenen Nekrosen zu einer temporären oder dauerhaften Eröffnung der Kieferhöhle, seltener der Nasenhöhle kommen. Diese oroantralen oder oronasalen Fisteln lassen sich meist durch Weichgewebsplastiken (ohne Osteoplastik) verschließen.

» Im Unterkiefer droht bei fortgeschrittenen Befunden eine Kontinuitätsunterbrechung der Mandibula, die (ohne alloplastische oder autologe Kontinuitätswiederherstellung) aufgrund der Deviation (der nicht resezierten Seite) zum vollständigen Verlust der Kaufunktion führt.

» Zusätzlich besteht im Unterkiefer bei fortgeschrittenen Nekrosen die Gefahr einer dauerhaften Läsion oder sogar die Notwendigkeit einer operativen Durchtrennung des Nervus alveolaris inferior, so dass ein dauernder und vollständiger Verlust der Empfindung in der betroffenen Unterlippenhälfte resultiert. Dies kann die Nahrungsaufnahme – auch das Trinken – nachhaltig beeinträchtigen.

Vor diesem Hintergrund nehmen prophylaktische und präventive Maßnahmen sowie Früherkennung und Behandlung von initialen Befunden eine herausragende Bedeutung ein.

Relevante Inzidenzen für Kiefernekrosen bestehen für zwei Krankheitsbilder, die im Folgenden näher betrachtet werden:

» Infizierte Osteoradionekrose (IORN)
» Bisphosphonat-assoziierte Kiefernekrose (BP-ONJ)

Beide Krankheitsbilder betreffen zumeist onkologische Patientenkollektive.

Demgegenüber sind septische Osteonekrosen des Kiefers (im Rahmen einer chronischen Osteomyelitis) selten und treten meist als umschriebene Sequestrierungen auf. Bei akuten Osteomyelitiden oder bei Sonderformen der chronischen Osteomyelitis (sklerosierende Osteomyelitis sicca Garré, SAPHO-Syndrom etc.) sind Osteonekrosen sogar eine Rarität.

Ebenfalls ein sehr seltenes Ereignis ist die aseptische Knochennekrose im Kiefer, die allenfalls posttraumatisch (z. B. im Bereich des Kiefergelenkköpfchens) beobachtet wird, während echte Knocheninfarkte des Kiefers weltweit auf Einzelfallbeschreibungen begrenzt sind.

Die infizierte Osteoradionekrose (IORN)

Allgemeines

Die IORN stellt die schwerste lokale unerwünschte Wirkung einer Radiotherapie für den Mund-Kiefer-Gesichtsbereich dar. Wichtig ist, die Bestrahlung, neben der Operation und der Chemotherapie, als unverzichtbaren Teil der onkologischen Behandlung von Kopf-Hals-Tumoren zu begreifen und somit nicht wegen des IORN-Risikos die Indikation zur Strahlentherapie zu hinterfragen. Vielmehr gilt es, Sorge für eine adäquate Prophylaxe und Prävention zu tragen. Neben der IORN haben die radiogene Mukositis als frühe unerwünschte Wirkung, die Radioxerostomie als langfristig anhaltende sowie die Strahlenkaries als späte unerwünschte Wirkung einer Radiotherapie besondere Bedeutung. Alle diese Strahlenfolgen beeinflussen sich untereinander im Sinne einer pathologischen Mundhöhlenökologie (Abb. 1). Die IORN hat einen besonderen Stellenwert, da progrediente, therapieresistente Osteolysen, die in Kieferteilverlusten münden, post radiationem schon nach unkomplizierten Zahnextraktionen auftreten können. Die Vermeidung einer IORN hat deshalb die höchste Priorität in den Zielsetzungen der periradiotherapeutischen Prävention.

Die Inzidenz der IORN liegt nach Literaturangaben zwischen 3 und 15 %. Die Bedeutung der Mundhöhlensanierung prä radiationem und der langfristigen diesbezüglichen Betreuung während und nach Strahlentherapie sind durch Studienergebnisse zur IORN-Inzidenz belegt, in denen dentogene Ursachen mit einem Anteil von 60–90 % nachgewiesen werden konnten [5, 14].

Zur Pathophysiologie der Strahlenfolgen im Knochen wurde bereits in den 1980er Jahren ein tragfähiges Konzept in der Beschreibung als 3-H-Gewebe (Hypoxie, Hypozellularität, Hypovaskularität) entwickelt [21]. In den 90er Jahren konnte der „primäre Osteozytentod" auch in Histologien von Knochenpräparaten vom Menschen schon nach 36 Gy und kurzem

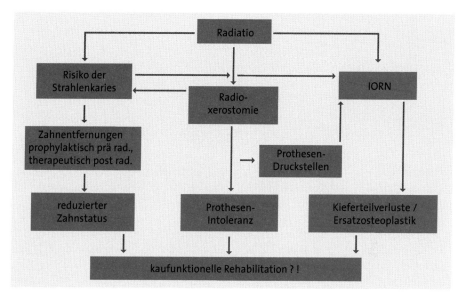

Abb. 1: **Pathologische Mundhöhlenökologie nach einer Kopf-Hals-Strahlentherapie.**

Zeitintervall (noch vor radiogenen Gefäß-veränderungen) verifiziert werden [15]. Dieses verweist auf die Bedeutung des synzytialen Zellverbandes im ausgereiften Lamellenknochen, dessen pathophysiologische Bedeutung für das Risiko der IORN noch nicht vollständig überblickt wird.

Prophylaxe und Prävention
Prä radiationem
Die Sanierung der Zähne sowie ggf. anderer pathologischer Mundhöhlenbefunde vor einer Strahlentherapie ist obligatorisch [D] . Die Strahlentherapie sollte erst nach weichgeweblicher Wundkonsolidierung (10. bis 14. postoperativer Tag) begonnen werden. Zur enoralen Sanierung zählen:
)) die Entfernung von Zähnen mit ungünstiger Prognose und/oder dem Risiko zur Schlupfwinkelinfektion

)) die konservierende Therapie am Restzahnbestand
)) die Entfernung aller harten und weichen Beläge
)) die chirurgische Sanierung von Mukosaläsionen
)) ggf. das Abtragen scharfer Knochenkanten (z. B. prominente Linea mylohyoidea), die die Integrität der Schleimhaut unter und nach der Bestrahlung gefährden können.

Gegenüber früheren Radikalsanierungen mit prophylaktischer Entfernung sämtlicher Zähne haben sich heute eine individualisierte Indikationsstellung und die selektive Extraktions-Indikation durchgesetzt. Diese orientiert sich an den in Tabelle 1 dargestellten Risikoaspekten.

Daneben kann die folgende Gruppierung nach Mundhöhlenbefund als Orientierungshilfe dienen:

161

Tab. 1: IORN-Risikogruppen.

Zielvolumen der Bestrahlung	Dosis > / = 50 Gy	Dosis < 50 Gy
Speicheldrüsen, Ober- und Unterkiefer weitgehend *im* Zielvolumen	*hohes Risiko* (z. B. Mundhöhlen-Ca, Speicheldrüsen-Ca)	*mittleres Risiko* (z. B. malignes Lymphom)
Speicheldrüsen, Ober- und Unterkiefer weitgehend *nicht im* Zielvolumen	*mittleres Risiko* (z. B. Larynx-Ca)	*geringes Risiko* (z. B. Schilddrüsen-Ca)

1. Patienten, die bereits vor der Strahlentherapie zahnlos sind und auch ansonsten keine sanierungsbedürftigen Befunde aufweisen.
2. Patienten mit konservierend nicht sanierbarem Zahnstatus und der Indikation zur Entfernung aller Zähne.
3. Patienten mit konservierend therapierbarer Karies und Zahnfleischtaschen < 3 mm Sondierung, die einer zurückhaltenden, selektiven Zahnentfernung zugeführt werden.
4. Patienten ohne aktuelle kariöse Läsionen und sehr guter Mundhygiene, bei denen keine Zahnextraktion indiziert ist.

Ziel einer individualisierten Festlegung des Extraktionsplanes ist heute der Erhalt der oft kariesfreien und parodontal gesunden Eckzähne und Prämolaren im Unterkiefer und im Oberkiefer zusätzlich zu den Schneidezähnen. Dem gegenüber wird die Indikation zur Extraktion bei Molaren, insbesondere im Unterkiefer, wesentlich großzügiger gestellt, da die postradiotherapeutische Molarenentfernung eine sehr schwer zu deckende Kieferkamm-Wunde hinterlässt, die mehrwurzeligen (zumeist durch Strahlenkaries tief zerstörten) Zähne selten atraumatisch extrahiert werden können und die IORN meist in dieser Region beginnt. Erhaltene Eckzähne und Prämolaren habe eine hohe Wertigkeit als Pfeilerzähne einer teilprothetischen Versorgung.

Neben diesen grundsätzlichen Erwägungen gehen weitere Parameter in den individuellen Sanierungsplan ein, wie beispielsweise die Prognose quoad vitam bei palliativer Strahlentherapie, die im Einzelfall eine Absprache zwischen Patient, Strahlentherapeut und Zahnarzt sinnvoll macht.

Intra radiationem

Während der Strahlentherapie sollten invasive Maßnahmen in der Mundhöhle unterlassen werden, um schlecht heilende Weichteil-Knochen-Wunden zu vermeiden. Diese Betreuungsphase zielt vielmehr auf eine Minderung der enoralen Mukositis (Schleimhautretraktoren, Mundspülungen, Meidung von Nikotin, Alkohol und anderen Noxen etc.) und eine Verbesserung des Zahnerhaltes (Fluoridierungsschienen, überdurchschnittliche Mundhygiene etc.).

Mehr und mehr werden zusätzlich Maßnahmen zum Schutz der Speicheldrüsen und zur Minderung der Radioxerostomie (z. B. intensitätsmodulierte Strahlentherapie) eingesetzt. Mittelbar dienen alle diese Maßnahmen einer IORN-Prophylaxe post radiationem.

Post radiationem

Dieser Zeitraum ist als lebenslang zu betrachten! Er ist gekennzeichnet durch:

» die Fortsetzung zahnerhaltender Maßnahmen

» die Beachtung besonderer Kautelen bei allen chirurgischen Interventionen im Kiefer

» den Versuch der Wiederherstellung von Kau-, Schluck- und Sprechfunktionen.

Die IORN stellt dabei einen Dreh- und Angelpunkt dar, weil sie einerseits durch Strahlenkaries (dentogene Infektionen, Zahnentfernungen) und Prothesendruckstellen ausgelöst werden kann. Andererseits erschwert sie die aufgrund von Radioxerostomie, Strahlenatrophie/-fibrose und Operationsfolgen in der Mundhöhle ohnehin schwierige kaufunktionelle Rehabilitation noch weiter (Abb. 1).

Die Bedeutung der konsequenten Fortführung der Fluoridapplikation ist in der Literatur seit Jahren belegt [19]. Durch die Vermeidung von dentogenen Infektionen und von Zahnentfernungen wird aktive Prophylaxe und Prävention einer IORN betrieben.

Da Hinweise auf eine therapiebedürftige Strahlenkaries bereits im Initialstadium von hoher Relevanz sind, wurde eine Graduierung, ähnlich dem RTOG/EORTC-Score später Strahlentherapiefolgen, entwickelt [17] (Abb. 2), so dass auch dieser Befund vom nachbehandelnden Arzt im Recall zielgerichtet erhoben werden kann.

Eine besondere Gefahr persistierender Epitheldefekte und konsekutiver IORN besteht nach allen chirurgischen Eingriffen am Kiefer. Insbesondere unkompliziert erscheinende Zahnextraktionen können nach Bestrahlung über eine lokale, weitgehend asymptomatische Alveolitis zur IORN fortschreiten (Abb. 3). Die o.g. Zahnsanierung vor Bestrahlung stellt insofern eine langfristige Prävention durch Vermeidung postradiotherapeutischer Eingriffe dar. Alle Extraktionen und andere Operationen (z.B. Probe-Exzisionen bei onkologischer Nachsorge) am bestrahlten Kiefer müssen unter folgenden Kautelen erfolgen:

» Perioperative, systemische antiinfektive Prophylaxe (z.B. oral Amoxicillin 3 × 750 mg/d oder Amoxicillin + Clavulansäure 3 × 625 mg/d oder Clindamycin 4 × 300 mg/d bis 4 × 600 mg/d oder Clarithromycin 2 × 250 mg/d) beginnend spätestens 24 Stunden vor der Operation

» Atraumatische Operation, z.B. Zahnentfernung möglichst ohne Osteotomie

» Abtragen aller scharfer Knochenkanten (z.B. Alveolotomie)

» Primär plastische Schleimhautdeckung ohne zusätzliche Denudierung des bestrahlten Knochens [30].

Rehabilitation oraler Funktionen
Radioxerostomie

Die Mundtrockenheit nach Kopf-Hals-Bestrahlung ist ausgeprägt, bleibt dauerhaft bestehen und beeinträchtigt die Lebensqualität erheblich. Sie vermittelt, nicht zuletzt durch die Prothesenintoleranz (Druckstellen), ein relevantes Risiko für eine IORN. Therapeutische Maßnahmen bei der manifesten Radioxerostomie basieren auf zwei pharmakologischen Einsatzmöglichkeiten: Speichel-Ersatzmitteln und Speicheldrüsen-Stimulanzien (Sialogoga). Beide sind in der Effizienz und in der patientenseitigen Akzeptanz sehr begrenzt. Deshalb erhalten Ansätze zur Xerostomie-Prophylaxe immer mehr Bedeutung.

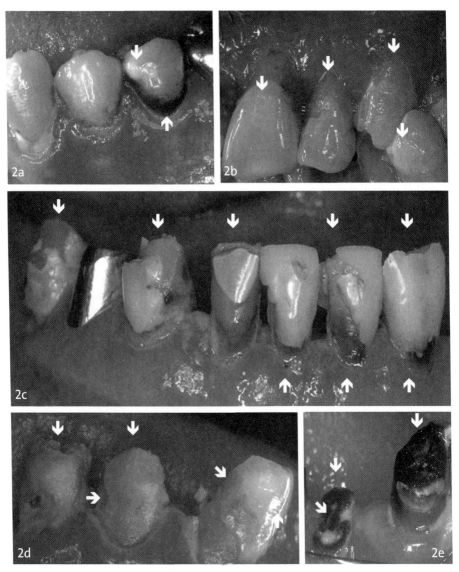

Abb. 2: **Strahlenkaries: klinische Bilder unterschiedlich weit fortgeschrittener Zahnkronenzerstörung.**
Abb. 2a und b: **Demineralisation der Schmelzflächen und beginnende Zahnhalsläsionen (Grad I).**
Abb. 2c: **Flächiger Schmelzverlust an den Schneidekanten und Zahnhälsen (Grad II).**
Abb. 2d: **Fortgeschrittener bis vollständiger Schmelzverlust; Schmelzunterminierung; Dentin-Kavitierung.**
Abb. 2e: **Verlust der Krone.**

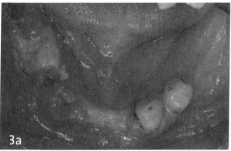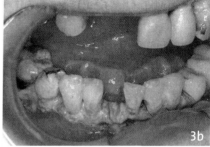

Abb. 3: Infizierte Osteoradionekrose (IORN): Klinische Bilder
Abb. 3a: Frühstadium einer IORN im rechten Unterkiefer bei Zustand nach Zahnextraktionen (u. a. mehrwurzeliger Molar 46) ohne plastische Deckung.
Abb. 3b: Fortgeschrittene IORN im gesamten Unterkiefer-Alveolarkamm bei Zustand nach Radiochemotherapie. Zahnsanierung nicht erfolgt.

Wiederherstellung der Kaufunktion

Wegen fortgeschrittener Reduzierung des Zahnbestandes, Radioxerostomie, tumorbedingten Kieferdefekten und Verminderung muskulärer Balance aufgrund von Operationsnarben und fibrotischen Strahlenfolgen ist eine konventionelle zahnärztlich-prothetische Versorgung oft nicht möglich. Die Zahnersatzversorgung durch Implantate ist deshalb von den gesetzlichen Krankenkassen als Ausnahme-Indikation nach § 28 SGB V akzeptiert. Da enossale Implantate operativ in den Kiefer eingebracht werden, besteht theoretisch auch hierdurch ein IORN-Risiko. Diesem steht aber die Minderung des IORN-Risikos durch Vermeidung von Prothesendruckstellen gegenüber. Nach Metaanalyse der patientenseitigen Nutzen-Risiko-Relation wird die Implantat-getragene Zahnersatzversorgung bei Strahlentherapie-Patienten durch eine S3-Leitline empfohlen [B].

Therapie der IORN

Die IORN ist (wie auch die im Folgenden thematisierte Bisphosphonat-assoziierte Kie-

fernekrose) schwierig zu therapieren, der Therapieverlauf ist ungewiss und es besteht ein relevantes Rezidivrisiko. Nur kleine, umschriebene Befunde sollten einem Therapieversuch mit lokaler Revision und/oder langfristiger offener Nachbehandlung zugeführt werden. Wenn dies nicht zum Erfolg führt, bzw. primär bei ausgedehnten Befunden, ist eine Knochenresektion erforderlich. Als Empfehlungen gelten derzeit:

» Therapie durch eine chirurgische Einrichtung mit der Möglichkeit zur Behandlung unter Allgemeinnarkose, stationärer Betreuung und parenteraler, antiinfektiver Therapie, wobei die jeweilige Therapie-Indikation vom Behandler abgewogen wird

» Schonende, aber vollständige Entfernung des nekrotischen Knochens und (obligatorisch!) histologische Aufarbeitung (auch zum Metastasen- und Rezidiv-Ausschluss)

» Sichere plastische Deckung unter spannungsfreier Mobilisierung ausreichender Weichgewebe oder – falls erforderlich – Lappenplastik

» Mechanische Schonung des Operationsgebietes (flüssige bis passierte Kost, ggf. nasogastrale Ernährungssonde oder PEG (perkutane endoskopische Gastrostomie)

Betreuungskonzept und Leitlinien

Alle genannten periradiotherapeutischen Maßnahmen korrelieren in ihrer Effektivität mit der Compliance der Patienten und finden darin auch ihre Limitierung. Die Wertigkeit der Zahn- und Mundgesundheit erhält unter der zeitgleichen Diagnose eines Malignoms eine subjektiv nur geringe Bedeutung und begrenzt die Motivierbarkeit. Zusätzlich werden Hygienemaßnahmen erschwert, da sie in der Phase der Mukositis schmerzhaft sind, und sie bedürfen posttherapeutisch aufgrund der veränderten anatomischen Voraussetzungen einer motorischen Übung. Schließlich ist die Leistungsfähigkeit der Selbstreinigungskräfte bei geänderter mastikatorischer und glandulärer Funktion drastisch vermindert; hierzu trägt zusätzlich der Wechsel zu weicher kohlenhydratreicher Kost bei. Insofern wird die Vermeidung radiogener Komplikationen durch repetitive Motivation am besten erreicht, wenn dies in ein Konzept zur orofazialen Wiederherstellung eingebettet ist. Durch die Wiedergewinnung psychosozialer Integration durch kaufunktionelle Rehabilitation steigt der für den Patienten erkennbare Wert einer kontinuierlichen Mundhygiene und er lässt sich so auf den Weg einer dauerhaften Eigenmotivation bringen.

Die interdisziplinäre Kommunikation und Kooperation zwischen Radioonkologen einerseits und Zahnärzten andererseits sowie die bedarfsweise Hinzuziehung weiterer Facharztgruppen (Mund-Kiefer-Gesichtschirurg, hämatologischer Onkologe, Hals-Nasen-Ohrenarzt etc.) haben sich in den letzten Jahren nachhaltig verbessert. Dies und die Etablierung wissenschaftlicher Stellungnahmen [D] und Leitlinien [B] runden das Betreuungskonzept für dieses Patientenkollektiv ab und mindern das Risiko einer IORN nachhaltig, ohne durch radikale Prophylaxe (Entfernung aller Zähne) die Lebensqualität des Patienten außer Acht zu lassen.

Bisphosphonat-assoziierte Kiefernekrose (BP-ONJ)

Allgemeines

Bisphosphonate (BP) werden seit über 20 Jahren erfolgreich beim multiplen Myelom und bei ossärer Metastasierung solider Tumoren, aber auch bei Osteoporose und anderen Knochenstoffwechselstörungen eingesetzt. Rasch progrediente Erkrankungsverläufe können mit Erfolg behandelt werden. BP vermindern vor allem die osteoklastäre Resorption und erzielen damit eine positive Gewebebilanz im Knochen. Sie werden kovalent an das Hydroxylapatit des Knochens gebunden, die Halbwertszeit kann je nach Medikament zwischen Monaten und Jahren betragen. Die Verabreichung kann intravenös oder oral erfolgen. Das Nebenwirkungsprofil wird seit Jahren als günstig beurteilt (orale BP: gastrointestinale Beschwerden; parenterale BP: Akute-Phase-Reaktion, selten nephrotoxische Nebenwirkungen u.a. [9]).

2003 erschienen die ersten Fallberichte von Kiefernekrosen (osteonecrosis of the jaw = ONJ) unter BP-Medikation [4, 22,

23], so dass die BP-ONJ gegenüber der seit ca. 100 Jahren bekannten IORN eine neue Krankheitsentität darstellt. Bei den Patienten waren häufig zahnärztliche oder kieferchirurgische Maßnahmen der ONJ vorausgegangen. Vor diesem Hintergrund stellte die pharmazeutische Industrie in einem „Letter to the Editor" den kausalen Zusammenhang zwischen BP und ONJ in Frage [27]. Eine retrospektive Übersichtsarbeit [25] berichtete als Reaktion darauf von 63 Patienten mit ONJ aus einem Beobachtungszeitraum von nur 34 Monaten. Patienten mit primären Kopf-Hals-Malignomen, Zustand nach Kopf-Hals-Bestrahlung und dem Nachweis von Kiefermetastasen wurden nicht berücksichtigt, so dass wichtige, potenzielle kausale Kofaktoren einer Kiefernekrose ausgeschlossen waren. Unter diesen strengen Einschlusskriterien fanden sich 44 % Patienten mit multiplem Myelom, 32 % Frauen mit metastasiertem Mammakarzinom sowie Patienten mit Prostatakarzinom (5 %) und anderen Tumoren (6 %). Allerdings litten 13 % der betroffenen Patienten an keiner onkologischen Erkrankung, sondern erhielten BP wegen einer Osteoporose. Alle Patienten hatten ein Amino-BP erhalten (Pamidronat, Zoledronat bei Tumorpatienten, Alendronat, Risedronat bei Osteoporose). Nicht bei allen Patienten konnte eine Keimkontamination des Knochens (dentogene Infektionen) oder eine kieferbezügliche Weichteilknochenwunde (Zahnextraktionen, Kieferoperationen) anamnestisch oder als Befund erhoben werden.

Seither häufen sich Fallsammlungen, so dass der (zunächst nicht evidenzbasierte) Eindruck einer progredienten Erkrankungshäufigkeit entstand. Zwischenzeit-

lich liegen seriös recherchierte, allerdings retrospektiv evaluierte Untersuchungen vor, die bei maligner Grunderkrankung Inzidenzen für die BP-ONJ zwischen 2 und 11 % mitteilen:

» Plasmozytom: 3,8 % [34], 4,8 % [32], 7,4 % [10], 9,9 % [2], 11 % [35]
» Mamma-Ca.: 2,5 % [34], 2,9 % [2], 5,4 % [32],
» Prostata-Ca.: 2,9 % [34], 2,9 % [12], 6,5 % [2]

Fraglich bleibt dabei die Dunkelziffer der retrospektiv nicht erfassten Patienten mit BP-ONJ. Erste prospektive Inzidenz-Analysen verweisen in alarmierender Weise auf deutlich höhere Häufigkeiten: Prostata-Ca. 19 % [32].

Die Pathogenese der BP-ONJ ist noch unklar. Dennoch gibt es hinreichende Hinweise auf ein multifaktorielles Geschehen. Die Kombination von BP-Medikation mit

» enossaler Infektion / Keimbesiedlung (dentogene Infektionen),
» Weichteil-Knochen-Wunden (Extraktionen, chirurgische Eingriffe, spontane Zahnverluste, Druckstellen, Mikrotraumen),
» systemischer Chemotherapie,
» immunsuppressiver Therapie,
» Kortison-Langzeittherapie,
» Kopf-Hals-Strahlentherapie (kombinierte BP-ONJ + IORN möglich) und/oder
» Knochendestruktion durch enossale Metastasen

in den verschiedenen Konstellationen, muss als zusätzliches Risiko für eine BP-ONJ angesehen werden. Die Strahlentherapie von Kiefermetastasen unter BP-Medikation stellt z. B. ein besonders hohes Risiko dar [18]. Das individuelle Risiko-

Tab. 2: **Pharmakologische Einflussfaktoren auf das Risikoprofil für eine BP-ONJ.**

Einflussfaktor	Risikominderung	Risikoerhöhung
Applikations-Art	oral	intravenös
Dosis	niedrig	hoch
Therapiedauer	kurz	lang
BP-Typ	Non-Amino-BP	Amino-BP insbes. Zoledronat u. Pamidronat

profil wird neben den genannten Kofaktoren zusätzlich nachhaltig durch Applikationsart, Dosis, Therapiedauer und BP-Typ beeinflusst [2].

Im Röntgenbild können pathologische Veränderungen vollständig fehlen. Auffällig ist der radiologische und intraoperative Befund der „persistierenden Alveolen": Auch Monate nach Zahnentfernung oder spontanem Zahnverlust bleiben die Kortikaliswandungen der Alveolen erhalten, ohne einerseits eine knöcherne Durchbauung und andererseits eine durch progrediente Osteolyse fortschreitende Destruktion zu zeigen [16]. Da BP die Aktivität von Osteoklasten und Osteoblasten reduzieren, resultiert ein insgesamt vermindertes Bone Remodeling, so dass das Sistieren reparativer und resorptiver Vorgänge in der Alveole dadurch plausibel nachvollziehbar ist (Abb. 4).

Prophylaxe und Prävention

Solange die Pathogenese der BP-assoziierten ONJ nicht weiter geklärt ist, sollten alle Patienten vor BP-Therapie klinisch und röntgenologisch untersucht und chronisch entzündliche Prozesse in der Mundhöhle saniert werden. Der BP-verordnende Arzt überweist hierzu an einen Zahnarzt und/oder MKG-Chirurgen. Dieser evaluiert das individuelle Risikoprofil unter Berücksichtigung der o.g. Kriterien, führt eine Röntgenuntersuchung durch (um auch versteckte, enossale Befunde zu erfassen) und legt einen Sanierungsplan fest.

Diese Empfehlung scheint zunächst der präradiotherapeutischen Sanierung ähnlich zu sein, aber es gibt wichtige Unterschiede: Die Entfernung von Zähnen (und damit die Reduktion des Zahnstatus) beschränkt sich beim BP-Patienten ausschließlich auf ohnehin, d.h. unabhängig von der BP-Therapie, nicht erhaltungswürdige Zähne. Da durch die BP-Therapie weder eine Xerostomie noch eine erhöhte Kariesinzidenz zu erwarten ist, sind prophylaktische Zahnentfernungen kontraindiziert.

Während die Gefahr dentogener Infektionen beim Strahlentherapie-Patienten überwiegend über die Zerstörung des Zahnhartgewebes (Strahlenkaries) vermittelt wird, bestehen beim BP-Patienten Hinweise darauf, dass das lokale ONJ-Risiko mit Erkrankungen des Zahnhalteapparates (marginale Parodontitis) korreliert. Dies ist in der langfristigen Betreuung zu berücksichtigen. Während sich ein bis zwei Jahre nach einer Strahlentherapie die parodontale Keimflora weitgehend normalisiert hat [1], werden von Patienten mit BP-assoziierter ONJ anamnestisch

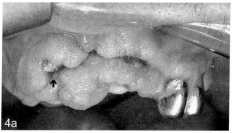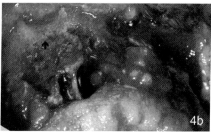

Abb. 4: Bisphosphonat-assozierte Kiefernekrose (BP-ONJ).
Abb. 4a: Klinisches Bild einer BP-ONJ in der Oberkiefer-Front; Leitsymptom: freiliegender Knochen.
Abb. 4b: Intraoperatives Bild: ausgedehnte BP-ONJ mit Demarkationslinie in der Nähe des Nasenbodens. Sichtbar persistierende Alveolen.

gehäuft Spontanverluste von Zähnen oder Entfernungen gelockerter Zähne genannt. Vor Beginn einer BP-Medikation mit relevantem Risikoprofil sollten deshalb Zähne mit nicht in absehbarer Zeit sanierbaren parodontalen Schädigungen entfernt werden.

Die Gefahr von Prothesendruckstellen und anderen Mukosaläsionen ist aufgrund der Xerostomie ebenfalls bei Strahlentherapie-Patienten größer als bei BP-Patienten. Die aus der Weichteil-Knochen-Wunde einer Druckstelle oder auch einer Extraktions-Alveole resultierende Gefahr für die Fortentwicklung zur Knochennekrose erscheint aber bei IORN und BP-ONJ gleich zu sein.

Die Zahnsanierung sollte bei Hochrisiko-Patienten vor Beginn einer BP-Behandlung abgeschlossen sein. Wünschenswert wäre hier ein Intervall zwischen Sanierung und Beginn der BP-Therapie von 14 Tagen, allerdings gibt es hierzu wenige belastbare Daten in der Literatur. Da die Kompromittierung der Heilung von Weichteil-Knochen-Wunden bei der Strahlentherapie zügiger eintritt als bei der BP-Therapie, ist das empfohlene Zeit-

intervall zwischen Zahn-/Mundhöhlensanierung und Therapiebeginn für die BP-Therapie weniger streng zu sehen als bei geplanter Strahlentherapie. Nach *Bamias et al.* [2] betrug die Inzidenz der BP-ONJ bei einer Therapiedauer von 4–12 Monaten 1,5 % gegenüber 7,7 % bei 37– 48 Monaten. Unter vier Monaten Therapiedauer wurde keine Manifestation beobachtet. Nach diesen Daten kann somit sogar eine Zahnsanierung unter begonnener BP-Therapie vertretbar sein, wenn diese, z. B. wegen Schmerzen, dringend begonnen werden sollte.

Patienten mit einer BP-Medikation sollten sich je nach individuellem Risikoprofil regelmäßig alle drei, sechs oder zwölf Monate bei ihrem Hauszahnarzt vorstellen. Bei Beschwerden, insbesondere bei Druckstellen durch einen tegumental getragenen Zahnersatz oder bei progredienter Zahnlockerung, muss umgehend der Hauszahnarzt aufgesucht werden.

Bei der Prävention sollte der konservativen gegenüber der operativen Therapie (insbesondere bei Parodontopathien) der Vorzug gegeben werden. Notwendige chirurgische Eingriffe (auch Zahnentfernungen) sollten aber keinesfalls verzögert werden und bei Hochrisiko-Patienten unter den gleichen Kautelen erfolgen wie nach einer tumortherapeutischen Bestrahlung im Kopf-Hals-Bereich (s.o.).

Therapie und Rehabilitation

Die ONJ ist, ähnlich der IORN, schwierig zu therapieren, der Therapieverlauf ungewiss. Es gelten die gleichen Empfehlungen (s. S. 165–166).

Aufgrund der meist komplexen onkologischen Therapie müssen diese umfangreicheren Eingriffe immer mit dem betreuenden Onkologen besprochen und gegebenenfalls auf eine parallel laufende Medikation abgestimmt werden.

Bislang fehlen literaturbasierte Daten zur knöchernen Rehabilitation nach BP-ONJ weitgehend. Auf eine Primär-Rekonstruktion der Defekte durch Knochentransplantate oder durch Alloplastiken (z. B. Titan-Überbrückungsplatten) wird aufgrund der unsicheren Heilungsaussicht bislang weitgehend verzichtet. Einzelfallbeschreibungen berichten über erfolgreiche Augmentations- oder Ersatz-Osteoplastiken nach Ausheilung einer BP-ONJ. Hier besteht Forschungsbedarf für die nahe Zukunft.

Auch zur Frage der Implantat-Versorgungen liegen bisher nur begrenzte Literaturdaten vor. Interessant ist die Tatsache, dass Daten von In-vitro-Experimenten [8, 28] und tierexperimentellen Studien [7, 29], die einen positiven Prognoseeffekt der BP auf enossale Kieferimplantate nahelegen, zuletzt aus dem Erstbeschreibungsjahr der BP-ONJ datieren. Deutlich zeigt sich hier die Janusköpfigkeit der BP, die den Knochen nachweis-

lich schützen, aber andererseits auch bei der Entwicklung von Kiefernekrosen beteiligt sind.

Tatsächlich einziger literaturbasierter Hinweis für einen negativen Prognosefaktor der BP auf die Implantatprognose ist eine Kasuistik [26]! Dagegen zeigen eine Fallbeschreibung [6], eine Fallkontrollstudie [20] und mehrere retrospektive Studien (allerdings ausschließlich unter Anwendung oraler BP) [3, 11, 13] keinen negativen Einfluss auf die Implantatprognose und auch keinen Fall einer Implantat-bedingten Kiefernekrose. Für eine belastbare Empfehlung reicht die bislang erreichte Evidenz aber nicht aus. Da eine Implantat-Versorgung ein elektiver Eingriff ist, muss vor dem Hintergrund des ONJ-Risikos die Indikation sorgfältig abgewogen werden.

Bis zu welchem Zeitpunkt vor einer geplanten BP-Therapie unkritisch implantiert werden kann, ist unbekannt. Eine Implantation unter einer laufenden BP-Therapie ist in Abhängigkeit von dem bestehenden Risikoprofil (Grunderkrankung, Art, Dauer und Dosierung der Medikation, Kofaktoren u.a.) individuell abzuwägen. Solange alternativ suffiziente Versorgungsmöglichkeiten bestehen, sollte zur Zeit bei Hochrisiko-Patienten, die eine intravenöse BP-Gabe wegen einer malignen Grunderkrankung erhalten, auf Implantate verzichtet werden.

Da die kovalent im Knochen gebundenen BP eine sehr lange Halbwertszeit haben, kann ein Zeitintervall für eine unbedenkliche Implantation nach Absetzen einer BP-Therapie bei Hochrisiko-Patienten wahrscheinlich gar nicht angegeben werden.

Besonders kritisch ist die Indikation bei Zustand nach einer BP-ONJ zu sehen. Da das Risiko dieser Patienten als sehr hoch eingeschätzt werden muss, ist zur Zeit von einer Implantation grundsätzlich abzuraten. Zu den Indikationen, eine kaufunktionelle Rehabilitation nach ausgeheilter BP-ONJ anzustreben und ggf. Druckstellen durch tegumental gelagerten Zahnersatz zu vermeiden, stehen weder Literaturdaten noch klinische Erfahrungen zur Verfügung.

Betreuungskonzept und Leitlinien
Obwohl die BP-ONJ eine relativ junge Entität darstellt, liegen bereits mehrere konsentierte wissenschaftliche Empfehlungen bzw. Leitlinien vor.

Die Prophylaxe vor und die Prävention unter und nach BP-Therapie sowie die Früherkennung einer BP-ONJ liegen überwiegend in den Händen der Hauszahnärzte. Deshalb wurde eine wissenschaftliche Stellungnahme durch die Deutsche Gesellschaft für Zahn-, Mund- und Kieferheilkunde (DGZMK) [E] erarbeitet. Die peritherapeutische Betreuung ist damit auf eine ähnliche Basis gestellt wie diejenige von Patienten mit einer Kopf-Hals-Bestrahlung.

Das individuelle Risikoprofil des BP-Patienten hat aber gegenüber dem des bestrahlten Patienten wesentlich mehr potenzielle Einflussfaktoren und das tatsächliche Risiko eine größere Varianz. Die klinisch relevanten Inzidenzzahlen onkologischer Patienten dürfen nicht unkritisch auf Patienten-Kollektive mit niedrigerem Risikoprofil (z. B. primäre Osteoporose mit oraler BP-Medikation) übertragen werden. Die notwendigen Prophylaxe- und Betreuungsmaßnahmen in der Mund-

höhle zur Vermeidung lokaler Auslöser der BP-ONJ müssen sich an dem individuellen Risikoprofil orientieren. Nur so können Über- und Untertherapien vermieden werden. Um die hierfür notwendige Kommunikation zwischen den BP-Verordnenden und den in der Prophylaxe und Prävention eingebundenen Zahnärzten bzw. Mund-Kiefer-Gesichtschirurgen zu verbessern und zu vereinfachen, wurde im Auftrag der Arbeitsgemeinschaft Supportive Maßnahmen in der Onkologie, Rehabilitation und Sozialmedizin der Deutschen Krebsgesellschaft (ASORS) ein „Laufzettel" entwickelt [A].

Die Therapie der manifesten BP-ONJ ist durch Dehiszenzrate und Rezidiv gefährdet. Daneben entwickelten sich zunächst kontroverse Konzepte von der radikalen Resektion mit Sicherheitsabstand bis zu ebenso radikalen Vermeidungen operativer Interventionen. Diese insbesondere im angloamerikanischen Bereich favorisierte, rein konservative Therapie birgt das Risiko der Therapieverzögerung mit teilweise extremen Ausmaßen der Nekrosezone (Abb. 5). Deshalb wurde von der Deutschen Gesellschaft für Mund-, Kiefer- und Gesichtschirurgie (DGMKG) zügig eine S1-Leitlinie erarbeitet, die das operative und perioperative Vorgehen vereinheitlichen soll [C].

Ausblick

Die Kiefernekrose steht als mögliche lokale Therapiefolge, insbesondere bei onkologischen Patientenkollektiven, im Spannungsfeld mehrerer Aspekte. Kein anderes unerwünschtes lokales Ereignis beeinträchtigt die oralen Funktionen so

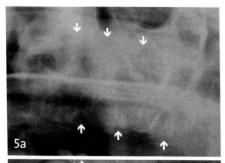

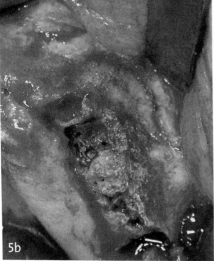

Abb. 5: **Bisphosphonat-assoziierte Kiefernekrose (BP-ONJ):**
Abb. 5a: **Ausschnitt einer Panoramaschichtaufnahme (OPG) linker Oberkiefer und Kieferhöhle. Persistierende Alveolen und Totalverschattung der Kieferhöhle.**
Abb. 5b: **Intraoperatives Bild: Kiefernekrose des gesamten linken Oberkiefers bis zum lateralen Mittelgesicht (Jochbein).**

Rehabilitation und damit psychosozialen Reintegration des Patienten ist, berührt die Kiefernekrose zentrale Betreuungsinhalte des Patienten.

Aus diesen Gründen nehmen sowohl die Prophylaxe und Prävention als auch die Früherkennung eine herausragende Rolle ein. Diese Aufgaben wiederum lassen sich nur realisieren, wenn die Vernetzung der unterschiedlichen Disziplinen durch eine gute interdisziplinäre Kommunikation gelingt und die einheitliche, gemeinsame Kommunikation dazu führt, dass Patienten motiviert mitarbeiten, ohne die notwendige Strahlen- oder BP-Therapie deshalb abzulehnen.

Links zu Stellungnahmen und Leitlinien

[A] Arbeitsgemeinschaft Supportive Maß-nahmen in der Onkologie, Rehabilitation und Sozialmedizin der DeutschenKrebsgesellschaft (ASORS). K.A. Grötz. Laufzettel zu Überweisung/Konsil vor Bisphosphonat-Therapie. http://www.asors.de content/e974/e1743/e1861/e1862/index_ger.html

[B] Deutsche Gesellschaft für Mund-, Kiefer- und Gesichtschirurgie (DGMKG). K.A. Grötz, W. Wagner. S3-Leitlinie: Implantat-Versorgung zur oralen Rehabilitation im Zusammenhang mit Kopf-Hals-Bestrahlung http://www.uni-duesseldorf.de/AWMF/ll/007-089.htm

[C] Deutsche Gesellschaft für Mund-, Kiefer- und Gesichtschirurgie (DGMKG). J.-U. Piesold, B. Al-Nawas, K.A. Grötz. S1-Leitlinie: Bisphosphonat-assoziierte Kiefernekrosen http://www.uni-duesseldorf.de/AWMF/ll/007-091.htm

[D] Deutsche Gesellschaft für Zahn-, Mund- und Kieferheilkunde (DGZMK). K.A. Grötz. Zahnärztliche Betreuung von Patienten mit tumortherapeutischer Kopf-Hals-Bestrahlung (gemeinsame wissenschaftliche Stellungnahme mit der DEGRO). Dtsch Zahnärztl Z 2002; 57: 509–511 u. Strahlenther Onkol 2003; 179: 275–278.

nachhaltig und mindert damit die Lebensqualität so tiefgreifend. Darüber hinaus sind die meist ohnehin schwierigen Voraussetzungen der kaufunktionellen Wiederherstellung weiter erschwert. Da dies aber ein wesentlicher Teil der orofazialen

http://www.dgzmk.de/index.php?site=std176&
backlink=m034X

[E] **Deutsche Gesellschaft für Zahn-, Mund- und Kieferheilkunde (DGZMK). K.A. Grötz, T. Kreusch.** Zahnärztliche Betreuung von Patienten unter/nach Bisphosphonat-Therapie (gemeinsame wissenschaftliche Stellungnahme mit der AG Kieferchirurgie). http://www.dgzmk.de/index.php?site=std176 &backlink=m034X

Literatur

1. **Al-Nawas B, Grötz KA.** Prospective study of the long term change of the oral flora after radiation therapy. Support Care Cancer 2006; 14: 291–296.
2. **Bamias A, Kastritis E, Bamia C, et al.** Osteonecrosis of the jaw in cancer after treatment with bisphosphonates: incidence and risk factors. J Clin Oncol 2005; 23: 8580–8587.
3. **Bell BM, Bell RE.** Oral bisphosphonates and dental implants: a retrospective study. J Oral Maxillofac Surg 2008; 66: 1022–1024.
4. **Carter GD, Gross AN.** Bisphosphonates and avascular necrosis of the jaws. Aust Dent J 2003; 48: 268.
5. **Curi MM, Dib LL.** Osteoradionecrosis of the jaws: A retrospective study of the background factors and treatment in 104 cases. J Oral Maxillofac Surg 1997; 55, 540– 549.
6. **Degidi M, Piattelli A.** Immediately loaded barconnected implants with an anodized surface inserted in the anterior mandible in a patient treated with diphosphonates for osteoporosis: a case report with a 12-month follow-up. Clin Implant Dent Relat Res. 2003; 5: 269–272.
7. **Denissen H, Martinetti R, van Lingen A, van den Hooff A.** Normal osteoconduction and repair in and around submerged highly bisphosphonate-complexed hydroxyapatite implants in rat tibiae. J Periodontol. 2000; 71: 272–278.
8. **Denissen H, van Beek E, van den Bos T, de Blieck J, Klein C, van den Hooff A.** Degradable bisphosphonate-alkaline phosphatasecomplexed hydroxyapatite implants in vitro. J Bone Miner Res 1997; 12: 290–297.
9. **Diel IJ, Bergner R, Grötz KA.** Bisphosphonate und ihre häufigsten Nebenwirkungen. J Onkologie 2005; 5: 6–12.
10. **Dimopoulos MA, Kastritis E, Anagnostopoulos A, et al.** Osteonecrosis of the jaw in patients with multiple myeloma treated with bisphosphonates: evidence of increased risk after

treatment with zoledronic acid. Haematologica. 2006; 91: 968–971.
11. **Fugazzotto PA, Lightfoot WS, Jaffin R, Kumar A.** Implant placement with or without simultaneous tooth extraction in patients taking oral bisphosphonates: postoperative healing, early follow-up, and the incidence of complications in two private practices. J Periodontol. 2007; 78: 1664–1669.
12. **García Sáenz JA, López Tarruella S, García Paredes B, Rodríguez Lajusticia L, Villalobos L, Díaz Rubio E.** Osteonecrosis of the jaw as an adverse bisphosphonate event: three cases of bone metastatic prostate cancer patients treated with zoledronic acid. Med Oral Patol Oral Cir Bucal. 2007; 12: E351–E356.
13. **Grant BT, Amenedo C, Freeman K, Kraut RA.** Outcomes of placing dental implants in patients taking oral bisphosphonates: a review of 115 cases. J Oral Maxillofac Surg 2008; 66: 223–230.
14. **Grötz KA, Al-Nawas B, Kutzner J, Brahm R, Kuffner HD, Wagner W.** Ätiologie der infizierten Osteoradionekrose des Kiefer-Gesichts-Bereiches: Einfluss der periradiotherapeutischen Betreuung. Deutsch Zahnärztl Z 2001; 56: 43–46.
15. **Grötz KA, Al-Nawas B, Piepkorn B, Reichert TE, Duschner H, Wagner W.** Mikromorphologische Kieferveränderungen nach Bestrahlung; Untersuchungen durch konfokale Laser-Scanning-Mikroskopie und Fluoreszenz-Dunkelfeldmikroskopie. Mund Kiefer Gesichts-Chir 1999; 3: 140–145.
16. **Grötz KA, Al-Nawas B.** „Persisting alveolar sockets" – a radiologic symptom of bisphosphonate associated osteonecrosis of the jaw (BP-ONJ)? J Oral Maxillofac Surg 2006; 64: 1571–1572.
17. **Grötz KA, Riesenbeck D, Brahm R, et al.** Chronische Strahlenfolgen an den Zahnhartgeweben („Strahlenkaries") – Klassifikation und Behandlungsansätze. Strahlenther Onkol 2001; 177: 96–104.
18. **Grötz KA, Walter C, Küttner C, Al-Nawas B.** Zur Relevanz einer Bisphosphonat-Langzeittherapie bei der Strahlentherapie enossaler Kiefermetastasen. Strahlenther Onkol. 2007; 183: 190–194.
19. **Jansma J, Vissing A, Gravenmade EJ, Visch LL, Fidler V, Retief DH.** In vivo study on the prevention of postradiation caries. Caries Res 1989; 23, 172–178.
20. **Jeffcoat MK.** Safety of oral bisphosphonates: controlled studies on alveolar bone. Int J Oral Maxillofac Implants 2006; 21: 349–353.

21. **Marx RE.** Osteoradionecrosis: A new concept of its pathophysiology. J Oral Maxillofac Surg 1983; 41: 283–288.

22. **Marx RE.** Pamidronate (Aredia) and Zoledronate (Zometa) induced avascular necrosis of the jaws: A growing epidemic. J Oral Maxillofac Surg 2003; 61: 1115–1117.

23. **Migliorati CA.** Bisphosphonates and oral cavity avascular bone necrosis. J Clin Incol 2003; 22: 4253–4254.

24. **Morse DR.** Infection-related mental and inferior alveolar nerve paresthesia: literature review and presentation of two cases. J Endod 1997; 23: 457–460.

25. **Ruggiero SL, Mehrota B, Rosenberg TJ, et al.** Osteonecrosis of the jaws associated with the use of bisphosphonates: A review of 63 cases. J Oral Maxillofac Surg 2004; 62: 527–534.

26. **Starck WJ, Epker B.** Failure of osseointegrated dental implants after diphosphonate therapy for osteoporosis – a case report. Int J Oral Maxillofac Implants 1995; 10: 74–76.

27. **Tarassoff P, Csermak K.** Avascular necrosis of the jaws: Risk factors in metastatic cancer patients. J Oral Maxillofac Surg 2003; 61: 1238–1239.

28. **Teronen O, Konttinen YT, Lindqvist C, et al.** Inhibition of matrix metalloproteinase-1 by dichloromethylene bisphosphonate (clodronate). Calcif Tissue Int 1997; 61: 59–61.

29. **Tokugawa Y, Shirota T, Ohno K, Yamaguchi A.** Effects of bisphosphonate on bone reaction after placement of titanium implants in tibiae of ovariectomized rats. Int J Oral Maxillofac Implants 2003; 18: 66–74.

30. **Wagner W, Kuffner HD, Hartmann U.** Der bestrahlte Patient als Risikopatient bei zahnärztlich-chirurgischen Eingriffen. Dtsch Zahnärztl Z 1986; 41: 440– 443.

31. **Walter C, Al-Nawas B, du Bois A, Buch L, Harter P, Grötz KA.** Incidence of bisphosphonate associated osteonecrosis of the jaws in breast cancer patients. Cancer 2009 [Epub ahead of print].

32. **Walter C, Al-Nawas B, Grötz KA, et al.** Prevalence and risk factors of bisphosphonate-associated osteonecrosis of the jaw in prostate cancer patients with advanced disease treated with zoledronate. European Urology 2008; 54: 1066–1072.

33. **Walter C, Grötz KA, Kunkel M, Al-Nawas B.** Prevalence of bisphosphonate associated osteonecrosis of the jaw within the field of osteonecrosis. Support Care Cancer 2007; 15: 197–202.

34. **Wang EP, Kaban LB, Strewler GJ, Raje N, Troulis MJ.** Incidence of osteonecrosis of the jaw in patients with multiple myeloma and breast or prostate cancer on intravenous bisphosphonate therapy. J Oral Maxillofac Surg 2007; 65: 1328–1331.

35. **Zervas K, Verrou E, Teleioudis Z, et al.** Incidence, risk factors and management of osteonecrosis of the jaw in patients with multiple myeloma: a single-centre experience in 303 patients. Br J Haematol 2006; 134: 620–623.

15 Supportivtherapie in der Radioonkologie

PETRA FEYER, MARIA STEINGRÄBER, ULRIKE HÖLLER

Einleitung

Die verbesserten Behandlungsergebnisse in der Radioonkologie sind auf eine Intensivierung der therapeutischen Maßnahmen zurückzuführen, die ohne optimale Supportivkonzepte nicht durchführbar sind.

Supportive Maßnahmen sind heute unabdingbar von Beginn an in den Behandlungsplan einzubeziehen. Durch verbesserte Behandlungsergebnisse und eine zunehmende Anzahl langzeitüberlebender Patienten bedingt, richtet sich auch in der Radioonkologie der Fokus zunehmend auf unerwünschte Wirkungen.

Die Prophylaxe akuter Strahlenreaktionen in der Radioonkologie erfolgt im Wesentlichen durch eine subtile Bestrahlungsplanung mit optimaler Bildgebung sowie durch den Einsatz moderner Techniken, die u. a. eine reproduzierbare und sichere Bestrahlung ermöglichen.

Eine medikamentöse Prophylaxe kann durch Modifikation des Pathomechanismus der Strahlenreaktion (z. B. durch Zytokine wie „Keratinocyte Growth Factor" [KGF], Antiemetika) oder eine Radioprotektion (z. B. Amifostin) erfolgen.

Die Therapie nicht vermeidbarer Strahlenfolgen orientiert sich an der im Vordergrund stehenden Symptomatik und beinhaltet die Therapie von Übelkeit/Erbrechen, Entzündungsreaktionen und assoziierten Schmerzen, die Verhinderung von Infektionen und die Anwendung von spezifischen Wachstumsfaktoren, sofern indiziert. Durch Dosismodifikation (alternative Fraktionierungen) und kombinierte Radio-Chemotherapie ist eine Verringerung der späten Toxizität möglich.

Organbezogene Supportivtherapie

Haut

Die Intensität der Hautreaktion wird durch die Dosisbelastung an der Haut bestimmt. Diese kann durch hochenergetische Photonen und eine Mehrfeldertechnik auf unter 10–30 % der Tumordosis minimiert werden.

Eine effektive Prophylaxe der akuten Hautreaktionen ist nicht bekannt. Wichtig sind eine subtile Pflege und die Vermeidung einer Superinfektion sowie zusätzlicher Reize (Wärme, Kälte, Reibung, enge Kleidung usw.). Das früher empfohlene Waschverbot gilt heute als überholt [7]. Insbesondere in Hautfalten und im Genitalbereich sollte eine gute Körperhygiene weitergeführt werden [57].

Auch das bisher empfohlene Pudern der Haut hat keine prophylaktische Wirkung und zeigt keinen Vorteil gegenüber einer Pflege mit Cremes oder Lotionen, unabhängig von der Substanz. Eine Vielzahl von Substanzen, Cremes und Lotionen wurde mit dem Ziel der Minimierung der akuten Hautreaktion getestet. Es konnte in keiner Studie ein Vorteil für eine bestimmte Pflege oder Substanz nachgewiesen werden [38, 43, 44, 46]. Erstmals wurde eine Prophylaxe der akuten Hautreaktion durch Leviaderm® beschrieben, weitere Erfahrungen sind erforderlich [33].

Die Therapie von Grad-3-Hauttoxizitäten beinhaltet die symptomatische lokale Therapie sowie die Prophylaxe und Therapie einer Superinfektion. Auch hier konnte kein Vorteil für eine bestimmte Substanz nachgewiesen werden. Bei Epitheliolysen haben sich Alginatverbände bewährt, bei superinfizierten Epitheliolysen können Silber-Kohle-Verbände empfohlen werdent.

Schleimhäute

Die Mukositis ist eine häufige und dosislimitierende Nebenwirkung der Strahlentherapie. Der Grad der Mukositis ist abhängig von therapiebedingten und patientenbezogenen Faktoren. Bei einer kurativen Strahlentherapie im HNO-Bereich mit Dosen von >50 Gy ist bei mehr als 30–50% der Patienten mit einer Mukositis Grad 3–4 zu rechnen. Eine akzelerierte Strahlentherapie oder Kombination mit Chemotherapie lässt eine Mukositisrate Grad 3–4 bei mehr als 60–70% der Patienten erwarten. Patienten mit HIV oder chronisch entzündlichen Darmerkrankungen, ebenso Patienten mit genetisch prädeterminierter erhöhter Strahlensensibilität werden als Risikopatienten für eine Mukositis eingeschätzt.

Speziell auf die Mundschleimhauttoxizität wird im entsprechenden Kapitel in diesem Buch (s. S. 72) eingegangen.

Oberer Gastrointestinaltrakt

Die Prophylaxe der Mukositis ist ein wesentlicher Aspekt der Therapieplanung und erfolgt in der Radioonkologie hauptsächlich durch eine individuelle konformale Bestrahlungsplanung.

Eine Sicherstellung der Ernährung durch prätherapeutische Anlage einer PEG oder parenterale Ernährung sowie eine ausreichende symptomatische und analgetische Therapie mit topischen oder systemischen Analgetika bis hin zu Opiaten sind unverzichtbar und müssen frühzeitig eingeleitet werden.

Eine effektive medikamentöse Prophylaxe der Mukositis ist bisher nicht bekannt. Wesentlich sind die Vermeidung exogener Noxen, z. B. eine reizarme Ernährung und eine sorgfältige Mundpflege. Professionell erarbeitete Mundpflegeprotokolle und eine Anleitung der Patienten werden empfohlen.

Eine Vielzahl von Arbeiten hat sich mit der prophylaktischen Sanierung der Mundflora befasst. Durch antibakterielle, antimykotische oder antivirale Substanzen sollen eine Superinfektion und eine Verstärkung der Mukositis verhindert werden. Ein signifikanter Vorteil konnte in einigen Arbeiten lediglich für Benzydamin-Mundspülungen unter konventioneller Strahlentherapie mit moderaten Dosen im HNO-Bereich gezeigt werden [15]. In einer kleinen randomisierten Studie wird ein Vorteil für Povidon-Jod berichtet [1a]. Die vorliegenden Arbeiten haben jedoch keinen Vorteil für einen prophylaktischen Einsatz weiterer getesteter antibakterieller, antimykotischer oder antiviraler Substanzen gezeigt [8, 10, 13, 14, 17, 23, 27, 34, 35, 36, 45, 48, 49, 50, 52, 58].

Eine prophylaktische Wirkung von Immunglobulinen konnte nicht nachgewiesen werden. Immunglobuline bewirken jedoch eine schnellere Abheilung der Mukositis [39].

Granulopoese-stimulierende Faktoren (G-CSF) können für die Prophylaxe der Mukositis nicht empfohlen werden.

Durch die Prophylaxe mit dem keratinozytären Wachstumsfaktor wird eine Stimulation der Mukosa-Stammzellen bereits vor der manifesten Schleimhautschädigung angestrebt. In einer großen randomisierten Phase-III-Studie bei Hochrisikopatienten (Hochdosis-Chemotherapie mit Ganzkörperbestrahlung und Stammzelltransplantation) konnte eine signifikante Verringerung der Mukositis Grad 3–4 erreicht werden [47]. Eine Zulassung besteht derzeit nur für diese Indikation.

Die Daten zur Mukositisprophylaxe mit Amifostin sind ebenfalls widersprüchlich. Der Nutzen wird durch eine relativ hohe Nebenwirkungsrate minimiert. Anhand der Datenlage kann nur eine eingeschränkte Empfehlung für die Ösophagitisprophylaxe unter Radiochemotherapie des nicht kleinzelligen Bronchialkarzinoms ausgesprochen werden [42, 3, 31, 5]. Für eine Amifostin-Prophylaxe unter alleiniger Strahlentherapie liegen keine Daten vor, insbesondere ist keine Aussage über die Langzeit-Tumorkontrolle unter Amifostin zu treffen (tumorprotektive Wirkung?).

Bei der Mukositis im HNO-Bereich und Ösophagus stehen die Sicherung der Ernährung und die Linderung der Beschwerden im Vordergrund. Eine Besserung der Dysphagie wird mit topischen und systemischen Schmerzmitteln erreicht. Bei Superinfektion ist eine gezielte antiinfektive Therapie erforderlich. Protonenpumpenhemmer können die Symptome einer Refluxösophagitis lindern. Bei Ösophagusspasmus können Kalzium-Antagonisten eingesetzt werden.

Unterer Gastrointestinaltrakt

Eine medikamentöse Prophylaxe der radiogenen Gastritis und Proktitis ist nicht bekannt. Mesalazin ist aufgrund erhöhter Komplikationsraten während einer Strahlentherapie im Abdomen kontraindiziert. Zur Therapie der radiogenen Gastritis gehört die ausreichende parenterale Nahrungszufuhr sowie die symptomatische Therapie mit Gabe von Antazida, Sucralfat, H_2-Rezeptorenblockern oder Protonenpumpenhemmern.

Bei radiogener Enteritis wird eine fettarme, glutaminreiche Diät, ggf. mit Zusatz von Vitamin-E-Präparaten empfohlen. Die Therapie der Enteritis ist symptomatisch, es werden Spasmolytika, Anticholinergika und Opiatderivate eingesetzt. Eine Besserung der Symptomatik kann weiterhin mit Kohletabletten, Cholestyramin sowie einer Reduktion der Ballaststoffe und des Fettgehaltes der Nahrung erreicht werden.

Die akute Proktitis kann topisch mit Butyraten therapiert werden. Die Behandlung der späten radiogenen Schäden des Rektums ist eine interdisziplinäre Aufgabe und kann, vor allem bei isolierten teleangiektatischen Veränderungen mit endoskopischen Verödungen, beginnen mit:

- Laser
- Argon-Plasma-Beamer [18, 54]
- Kryotherapie
- 4 %igem Formaldehyd [41, 11]

» 10 %igem Silbernitrat
» Dibunol 1–10 %
» lokaler Instillation von essenziellen Fettsäuren (2 × 40 ml, 40 mmol/l) [56]

Bei Therapieversagen kommen lokale antiphlogistische Behandlungen und Einläufe in Frage:

» Sucralfat (2 × 2 g in 20 ml Wasser Supp./Tag)
» Natriumpentosanpolysulfat
» Metronidazol mit Kortison [9]

Diese Therapien sollten in erfahrenen Zentren durchgeführt werden. Beim Versagen der lokalen Behandlung und der medikamentösen Therapie sollte vor größeren chirurgischen Eingriffen ein Versuch mit der hyperbaren Sauerstofftherapie vorgenommen werden, da retrospektive Erhebungen einen ca. 50 %-igen Effekt erwarten lassen [4].

Symptomatische Stenosen des endoskopisch erreichbaren Darmes können dilatiert, höhergradige Stenosen, Ileus und ausgeprägte Blutungen chirurgisch saniert werden (protektive Kolostomie, ggf. komplette Resektion des betroffenen Abschnittes).

In Tabelle 1 sind Empfehlungen für die Prophylaxe der radiogenen Mukositis zusammengefasst.

Kieferknochen

Bei Strahlentherapie im HNO-Bereich ist die die Prophylaxe schwerer Spätfolgen im Kieferbereich wichtig.

Grötz et al. [21] haben Empfehlungen für die Prophylaxe und Therapie vor, während und nach Strahlentherapie ausgearbeitet, die im Kapitel „Kieferosteonekrosen" ausführlich behandelt werden (s. S. 159).

Speicheldrüsen

Empfohlene Maßnahmen sind die Stimulation des Speichelflusses durch zuckerfreie, nicht kariogene Bonbons oder Kaugummi – soweit tolerabel – sowie viel Flüssigkeitszufuhr.

Tab. 1: **Mukositis-Prophylaxe während Bestrahlungsplanung.**

Maßnahme	Erwünschte Wirkung
optimale Bildgebung	Minimierung des Zielvolumens
individuelle CT-gestützte 3-D-Planung	Schonung von Risikostrukturen
stadienadaptierte Zielvolumenkonzepte	Minimierung des Zielvolumens
Distanzierungs-Zahnschienen von 2-3 mm Stärke	Minimierung der Dosis an der Mukosa
Belly board	Verlagerung von Dünndarmschlingen aus dem Bestrahlungsfeld
Mundkeil	Verlagerung von Mukosa aus dem Bestrahlungsfeld
IMRT	Schonung von Risikostrukturen
neoadjuvante Therapie	Verkleinerung des Zielvolumens

Aufgrund der widersprüchlichen Angaben zur Wirksamkeit und der nicht abschließend geklärten Frage einer möglichen tumorprotektiven Wirkung von Amifostin sollte diese Substanz nur innerhalb von Studien angewendet werden. In mehreren Studien konnte eine Reduzierung der Xerostomie bei moderat dosierter Radiotherapie oder Radiochemotherapie beschrieben werden. Relativ häufig traten jedoch den Patienten belastende Nebenwirkungen (Hypotonie, Nausea, Emesis) auf. Hier ist eventuell eine Optimierung durch Änderung des Applikationsmodus möglich.

Die prophylaktische Gabe von Cumarin/Troxerutin zeigt eine Reduktion der Xerostomie [22].

Pilocarpin kann bei chronischer Xerostomie unter Berücksichtigung der Kontraindikationen empfohlen werden, wenn eine Restfunktion der Speicheldrüsen vorliegt [26]. Bei Anwendung der intensitätsmodulierten Strahlentherapie (IMRT) kann eine Xerostomie vermieden werden, wenn ein Ausschluss der Speicheldrüsen aus dem Planungszielvolumen möglich ist [12]. Bei manifester Xerostomie sind häufige Mundspülungen mit Tee oder Wasser dringend zu empfehlen. Speichelersatzmittel auf Zellulosebasis können einen negativen Effekt auf Restzähne haben (experimentelle Daten) [28] und sollten möglichst nur bei Patienten ohne eigene Zähne eingesetzt werden. Am ehesten eignen sich muzin- oder lysozymhaltige Mittel. Es gibt mehrere Fallberichte über Behandlungserfolge bei bestehender Xerostomie mittels hyperbarer Sauerstoffbehandlung, insbesondere wenn noch eine Restfunktion der Drüse besteht.

Lunge

Die Pneumonitis als akute Strahlenreaktion der Lunge führt zu Symptomen wie trockenem Husten, Dyspnoe und Fieber. Es besteht eine Dosis- und Volumenabhängigkeit. Das Risiko ist bei eingeschränkter Lungenfunktion erhöht.

Als Spätreaktion kann sich eine Lungenfibrose ausbilden, u.U. mit eingeschränkter Lungenfunktion und deutlicher Beeinträchtigung der Lebensqualität bis hin zur Sauerstoffpflichtigkeit.

Prophylaxe

Das Risiko der Pneumonitis wird durch das bestrahlte Lungenvolumen bestimmt, ist dosis- und volumenabhängig und bei Patienten mit Risikofaktoren erhöht. Solche sind: eingeschränkte Lungenfunktion vor Therapiebeginn mit einer FEV_1 60 % Ist/Soll und einem niedrigen $p0_2$, sowie eine simultane oder sequenzielle Chemotherapie.

Eine medikamentöse Prophylaxe der Pneumonitis ist bisher nicht bekannt. Die Daten zu Amifostin lassen eine Verringerung der klinisch diagnostizierten Pneumonitis bei simultaner Radiochemotherapie von Bronchialkarzinomen erwarten. Nach bisheriger Datenlage kann jedoch keine eindeutige Indikation abgeleitet werden.

Der Stellenwert von Pentoxifyllin sowie der Inhalationstherapie mit Beclometason für die Pneumonitisprophylaxe ist noch nicht ausreichend geklärt.

Fazit: Die Prophylaxe ist derzeit nur durch Einhaltung der Toleranzdosen und Minimierung des bestrahlten Lungenvolumens möglich.

Therapie

Eine frühzeitige Therapie der Pneumonitis mit Prednisolon ist prognostisch günstig. Steroide (Prednison 30–60 mg/Tag) unterdrücken die Symptomatik der leichten bis mittelgradigen Pneumonitis. Die Therapie muss über mehrere Wochen erfolgen und nach Besserung der klinischen Symptomatik vorsichtig reduziert werden, um eine Exazerbation zu vermeiden. Der Stellenwert einer prophylaktischen Antibiose ist nicht eindeutig, sie wird von einigen Zentren empfohlen. Im Einzelfall kann die Steroiddosis durch zusätzliche Gabe von Azathioprin reduziert werden [36a].

Allgemeine Supportivmaßnahmen

Nausea und Emesis

Es werden auch in der Radioonkologie drei Formen therapieinduzierter Nausea und Emesis unterschieden: akut, verzögert und antizipatorisch. Die Intensität der Emesis ist von einer Vielzahl von Faktoren abhängig. Die Risikostratifizierung erfolgt sowohl unter Berücksichtigung der Emetogenität der Strahlen- und Chemotherapie als auch individueller Risikofaktoren.

Das emetogene Potenzial der Strahlentherapie ist abhängig von der bestrahlten Lokalisation, der Einzeldosis, der Feldgröße und von Patientencharakteristika.

Eine höhere Einzeldosis ist emetogener als niedrige Einzeldosen. Große Bestrahlungsfelder werden schlechter toleriert als kleine Felder. Eine Bestrahlung des Abdomens führt häufiger zu Übelkeit oder Erbrechen, die der Extremitäten in der Regel nicht.

Es werden vier Risikogruppen definiert, die in Tabelle 2 aufgeführt sind.

Bei einer kombinierten Radio-Chemotherapie muss die Emetogenität der eingesetzten Substanz berücksichtigt werden. Die antiemetische Prophylaxe richtet sich nach dem Therapieregime mit der höchsten emetogenen Stufe (s. auch Kapitel "Antiemese" in diesem Buch, S. 9).

Zusätzlich muss das Risikoprofil des Patienten beachtet werden. So wurde beobachtet, dass verschiedene Patienten die gleiche Therapie unterschiedlich tolerieren. Risikofaktoren sind insbesondere: weibliches Geschlecht, jüngeres Alter, schlechter Allgemeinzustand und vorausgegangene Emesis (Tab. 3). Regelmäßiger Alkoholkonsum erhöht die Emesisschwelle, so dass diese Patienten seltener betroffen sind.

Tab. 2: **Definition des Emesisrisikos unter Strahlentherapie.**

Risikodefinition		Beispiel für die Strahlentherapie
hohes Risiko	>90 % der Patienten	Ganzkörperbestrahlung
moderates Risiko	30–90 %	oberes Abdomen
geringes Risiko	10–30 %	unterer Thorax, Becken, Hirnschädel, kraniospinale Achse, Kopf/Hals
minimales Risiko	<10 %	Extremitäten, Mamma

Tab. 3: **Risikofaktoren für Nausea und Emesis.**

- hohe Einzeldosis
- kurzes Zeitintervall der Fraktionen
- großes Bestrahlungsvolumen
- simultane Chemotherapie
- Emesis / Nausea während vorausgegangener Therapien
- Geschlecht: Frauen sind häufiger betroffen
- Angstverhalten
- Alter: Patienten < 50 Jahre sind häufiger betroffen

Die aktuellen Leitlinien der MASCC (www.mascc.org) empfehlen, für Strahlen- und Chemotherapien mit hoch- und mäßig emetogenem Potenzial eine prophylaktische Antiemese anzuwenden. In Situationen mit minimalem oder niedrigem Risiko ist hingegen ein therapeutischer Einsatz erst bei Auftreten von Symptomen gerechtfertigt [19, 25, 32, 51].

In Tabelle 4 sind die Empfehlungen der Perugia Consensus Conference on Antiemetic Therapy 2009 für die Strahlentherapie zusammengefasst [1].

Als Antagonisten des 5-HT3-Rezeptors sind Ondansetron, Granisetron, Dolasetron, Tropisetron und Palonosetron verfügbar. Die erste Generation dieser Wirkstoffklasse unterscheidet sich in Wirksamkeit oder Nebenwirkungsspektrum nicht wesentlich; die Mittel liegen in oraler und intravenöser Applikation vor. Palonosetron ist ein neuer 5-HT3-Antagonist, der als i.v.-Formula vorliegt und mit längerer Halbwertszeit und stärkerer Bindungskapazität das therapeutische Spektrum verbessert.

Aprepitant potenziert als NK-1-Rezeptorantagonist in Kombination mit einem 5-HT3-Antagonisten die Effektivität der antiemetischen Prophylaxe in der Akutphase und reduziert das verzögerte Erbrechen signifikant. Die Therapie der verzögerten Emesis ist insbesondere bei simultanem Einsatz von hoch oder moderat emetogener cisplatinhaltiger Chemothe-

Tab. 4: **Prophylaxe von Nausea und Emesis unter Strahlentherapie [1].**

Risiko	Feldlokalisation	Medikamente	MASCC Evidenz Konfidenzlevel/ Konsensuslevel	ESMO Evidenz
hoch	TBI	5-HT3-Prophylaxe+ Dexamethason	hoch/hoch moderat/hoch	II B III C
moderat	oberes Abdomen	5-HT3-Prophylaxe + optional Dexamethason	hoch/hoch moderat/hoch	II A II B
gering	unterer Thorax, Becken Hirnschädel Kopf/Hals, kraniospinale Achse	5-HT3-Prophylaxe oder Rescue	moderat/hoch niedrig/hoch	III B IV C
minimal	Extremitäten, Mamma	Rescue mit Dopamin-Rezeptor- oder 5-HT3-Antagonisten	niedrig/hoch	IV D

rapie mit einer Strahlentherapie bedeutsam und kann auch bei alleiniger Strahlentherapie im oberen Abdominalbereich relevant werden. Bei hoch emetogener Chemotherapie sollte zusätzlich Dexamethason eingesetzt werden.

Bei antizipatorischem Erbrechen stehen verhaltenstherapeutische Maßnahmen im Vordergrund der Behandlung, da es kaum medikamentös beeinflussbar ist. Kausal ist eine optimale Kontrolle von akuter und verzögerter Nausea und Emesis wichtig. Zur Prävention können niedrig dosierte Benzodiazepine verwendet werden.

Leukopenie

Die Leukopenie nach myelotoxischer Therapie ist eine gefürchtete und bekannte Nebenwirkung. Die Myelotoxizität ist dosislimitierend, zwingt zu Therapieunterbrechungen, ist vital bedrohlich und ihre Behandlung ist kostenintensiv.

Klinisch problematisch sind Infektionen bei Leukopenie. Insbesondere wenn eine Mukositis zusammen mit einer Leukopenie auftritt – wie z. B. unter kurativer Radiochemotherapie im HNO-Bereich möglich – ist das Risiko einer Sepsis erhöht. Diese Patienten müssen engmaschig überwacht werden. Ursache der Infektionen ist die geschwächte Immunabwehr nach aggressiver Chemotherapie/ Radiochemotherapie. Es können bakterielle, virale oder mykotische Superinfektionen auftreten.

Zur Prophylaxe der Leukopenie bei Radio-/Radiochemotherapie mittels Wachstumsfaktoren liegen keine Daten vor, diese wird nicht empfohlen.

Bei Septikämien mit gramnegativen Bakterien steigt die Letalität der Patienten innerhalb von 24 Stunden exponentiell

an, wenn die antibiotische Therapie verzögert wird. Sie muss deshalb nach dem ersten febrilen Ereignis kalkuliert begonnen werden. Die Wahl der Antibiotika richtet sich nach den üblichen Kriterien ihrer Indikation und Kontraindikation.

Die risikoadaptierte Prophylaxe und Therapie sollte gemäß den aktualisierten Guidelines (www.onkosupport.de) erfolgen.

Anämie

Die Anämie tritt im Gegensatz zur Leukopenie verzögert auf. Sie ist bedeutsam für die Leistungsfähigkeit und Lebensqualität der Patienten. Eine symptomatische Anämie ist behandlungsbedürftig. Sie sollte unter dem Aspekt der Lebensqualität bis zu einem Hb auf 12 g /dl ausgeglichen werden.

Die Datenlage zum Einfluss einer Anämie auf das Überleben ist widersprüchlich, insbesondere ist die Diskussion zum Einsatz von Erythropoetin (EPO) kontrovers. Auch die Frage, ob der Hb-Wert ein eigenständiger prognostischer Faktor oder eher Marker für eine erhöhte Aggressivität des Tumors ist, ist heute noch nicht hinreichend beantwortet.

Die Therapie der Anämie kann mittels Transfusionen oder EPO erfolgen. Ob eine Behandlung mit EPO in der Radioonkologie das Überleben der Patienten verbessert, ist derzeit Gegenstand von Studien.

Erythropoetin hat den Vorteil des länger anhaltenden Effektes und des im Vergleich zur Transfusion minimalen Infektionsrisikos. Nachteile sind die relativ hohen Kosten, ein verzögerter Wirkungseintritt sowie die nicht ausgeschlossene Wachstumsbeeinflussung spezieller Tumoren durch EPO-Rezeptoren. Die EPO-

Therapie wird derzeit nur im Rahmen von Studien empfohlen.

Die Guidelines der EORTC zur Therapie der Anämie mit EPO sind unter www.asors.de detailliert aufgeführt. Siehe auch die Kapitel „Neutropenie" und „Anämie" in diesem Buch, S. 21 u. 35.

Fatigue

Fatigue ist ein multifaktoriell geprägtes Syndrom, das bei Tumorpatienten auftritt. Die Fatigue-Symptomatik wird durch Kofaktoren wie Anämie, Schmerz, Depression, Hypothyreose, aber auch durch die Therapie verstärkt. Wesentliche Kofaktoren für anhaltende Fatigue nach Therapieabschluss sind Schmerzen und Stress [19].

Therapieoptionen

Die Therapie ist multimodal und beinhaltet neben der symptomatischen Therapie und Modifikation von Kofaktoren psychoonkologische und physiotherapeutische Ansätze [37].

In einer Vielzahl von klinischen Studien konnte der positive Effekt moderater sportlicher Betätigung wie aerober Übungen, Walking u.ä. nachgewiesen werden. Die höhere physische Aktivität führte zu geringerer Ausprägung des Fatigue-Syndroms, weniger emotionalem Stress und besserem Schlaf [2, 59, 40, 24]. Unterstützend können Entspannungstechniken wie progressive Muskelrelaxation oder autogenes Training sinnvoll sein. Über alternative Therapien, z. B. Yoga, Massage oder Akupunktur, wird berichtet, ihr Stellenwert muss noch evaluiert werden [30, 29, 55].

Eine zugrunde liegende Störung der Krankheitsverarbeitung oder ein ungelöstes, durch die Krankheit verschärftes Konfliktgeschehen bedarf der ärztlichen und psychotherapeutischen Begleitung. Es hat sich als hilfreich erwiesen, die Angehörigen in die Therapie einzubeziehen.

Ist eine Besserung der Symptomatik durch o. g. Therapieansätze nicht erfolgreich, müssen pharmakologische Therapieansätze geprüft werden [6]. Komplexe intensive Rehabilitationsmaßnahmen zeigen eine postive Wirkung auf Fatigue [53] und können zu einer rascheren beruflichen Wiedereingliederung führen. Die Therapieempfehlungen des National Comprehensive Cancer Network (NCCN) sind in Tabelle 5 zusammengefasst.

Fatigue ist also ein individuelles, komplexes und multidimensionales Syndrom, das die Lebensqualität während einer Tumorerkrankung sehr belasten kann. Die Pathogenese ist multifaktoriell. Kofaktoren wie Anämie, Depression, Schmerzen, Stress u.a. sind anerkannt und korrigierbar. Die Therapie ist individuell symptomorientiert und zielt auf eine Verbesserung der Lebensqualität. Siehe auch Kapitel „Fatigue" in diesem Buch, S. 188.

Fazit

Die Supportivtherapie hat prätherapeutisch, während der radioonkologischen Therapie sowie in der Rehabilitation einen großen Stellenwert. Die onkologische Therapie kann durch sie intensiviert, Nebenwirkungen können minimiert werden. Eine Strahlentherapie kann unmittelbar oder später unerwünschte Wirkungen im Normalgewebe auslösen. Deshalb sind Prophylaxe und risikoadaptierter Einsatz der Möglichkeiten zur Reduzierung von Akut- und Spättoxizitäten unabdingbare

Tab. 5: **NCCN-Therapieempfehlungen bei Fatigue, 2008 (www.nccn.org), (modifiziert).**

Allgemeine Strategien zum Fatigue-Management	Nicht-pharmakologische Ansätze	Pharmakologische Ansätze
)) Energie sparen)) Prioritäten setzen)) Tempo prüfen)) delegieren)) planbare Aktivitäten zu Zeiten der höchsten Energie)) arbeitssparende Vorrichtungen)) Verlagerung nicht notwendiger Aktivitäten)) keine Unterbrechungen des Nachtschlafes)) strukturierte Tagesroutine)) nur eine Aktivität zu einem Zeitpunkt)) Entspannung, z. B. Spiele, Musik, Lesen, soziale Integration	)) Aktivitätserhöhung)) Bestimmung des optimalen Aktivitätslevels)) Aufstellung eines Übungsprogramms)) Physiotherapie- und Rehabilitationsmaßnahmen)) Wiederherstellungsstrategie)) Ernährungsberatung)) Schlaftherapie)) Schlafhygiene und/oder Hypnose)) familiäre Interaktionen)) psychosoziale Interventionen)) Stressmanagement)) Entspannung)) Support-Gruppen	)) Erwägung von Psychostimulanzien nach Ausschluss aller anderen möglichen Ursachen von Fatigue)) Erwägung von Methylphenidat)) Antidepressiva)) Steroide

Voraussetzung für ein optimales Behandlungskonzept. Dies wird ermöglicht durch die Methoden der 3D-Bestrahlungsplanung, Einsatz der modernen Bestrahlungstechniken sowie Anwendung multimodaler Supportivverfahren. Die supportive medikamentöse Prophylaxe und Therapie sind Gegenstand aktueller Entwicklungen. Insbesondere neue Substanzen zur antiemetischen Prophylaxe sowie hämatopoetische und mukosastimulierende Wachstumsfaktoren machen eine weitere Intensivierung der Tumortherapie möglich. So können sich mit Unterstützung komplementärer supportiver Verfahren die klassischen Strategien der Tumortherapie weiterentwickeln.

Literatur

1. Prevention of chemotherapy- and radiotherapy-induced emesis: results of Perugia Consensus Conference. Antiemetic Subcommittee of the Multinational Association of Supportive Care in Cancer (MASCC), Update June 2009. www.mascc.org.

1a. **Adamietz IA, Rahn R, Böttcher HD, et al.** Prophylaxe der radiochemotherapeutisch bedingten Mukositis. Strahlenther Onkol 1998; 174: 149–55.

2. **Adamsen L, Midtgaard J, Andersen C, et al.** Transforming the nature of fatigue through exercise: qualitative findings from a multidimensional exercise programme in cancer patients undergoing chemotherapy. Eur J Cancer Care 2004; 13: 362–370.

3. **Antonadou D, Coliarakis N, Synodinou M, et al.** Randomized phase III trial of radiation treatment +/- amifostine in patients with advanced-stage lung cancer. Int J Radiat Oncol Biol Phys 2001; 51: 915–922.

4. **Bem J, Bem S, Singh A.** Use of hyperbaric oxygen chamber in the management of radiation-related complications of the anorectal region: report of two cases and review of the literature. Dis Colon Rectum 2000; 43: 1435-1438.

5. **Brizel DM, Wassermann TH, Henke M, et al.** Phase III randomized trial of amifostine as a radioprotector in head and neck cancer. J Clin Oncol 2000;18: 3339–3345.

6. **Bruera E, Driver L, Barnes EA, et al.** Patient-controlled methylphenidate for the management of fatigue in patients with advanced cancer: a preliminary report. J Clin Oncol 2003; 21: 4439–4443.

7. **Campbell IR, Illinworth MH.** Can patients wash during radiotherapy to the breast or chest wall? A randomized controlled trial. Clin Oncol R Coll Radiol 1992; 4; 78–82.

8. **Carter DL, Hebert ME, Smink K, et al.** Double blind randomized trial of sucralfat vs placebo during radical radiotherapy for head and neck cancers. Head and Neck 1999; 21: 760–766.

9. **Cavcic J, Turcic J, Martinac P, et al.** Metronidazole in the treatment of chronic radiation proctitis: clinical trial. Croat Med J 2000; 41: 314–318.

10. **Cengiz M, Ozyar E, Oztürk D, et al.** Sucralfate in the prevention of radiation induced oral mucositis. J Clin Gastroenterol 1999; 28: 40–43.

11. **Chautems RC, Delgadillo X, Rubbia-Brandt L, et al.** Formaldehyde application for haemorrhagic radiation-induced proctitis: a clinical and histological study. Colorectal Dis 2003; 5: 24–28.

12. **Chao KSC, Majhail N, Huang C, et al.** Intensity modulated radiation therapy reduces late salvary toxicity without compromising tumor control in patients with oropharyngeal carcinoma: a comparison with conventional techniques. Radiother Oncol 2001; 61: 275–280.

13. **Dodd MJ, Miaskowski C, Greenspan D, et al.** Radiation-induced mucositis: a randomized clinical trial of micronized sucralfate versus salt and soda mouthwashes. Cancer Invest 2003; 21: 21–33.

14. **El Sayed S, Nabid A, Shelley W, et al.** Prophylaxis of radiation associated mucositis in conventionally treated patients with head and neck cancer. J Clin Oncol 2002; 20: 3956–3963.

15. **Epstein JB, Silvermann S, Paggiarino DA, et al.** Benzydamin HCl for prophylaxis of radiation-induced oral mucositis: results from a multicenter, randomized double blind placebo controlled clinical trial. Cancer 2001; 92: 875–885.

16. **Ertekin MV, Koç M, Karslioglu I, Sezen O.** Zinc sulfate in the prevention of radiation-induced oropharyngeal mucositis: a prospective placebo controlled randomized study. Int J Radiat Oncol Biol Phys 2004; 58 (1): 167–174.

17. **Etiz D, Erkal HS, Serin M, et al.** Clinical and histopathological evaluation of sucralfate in prevention of oral mucositis induced by radiation therapy in patients with head and neck malignancies. Oral Oncol 2000; 36: 116–120.

18. **Fantin AC, Binek J, Suter WR, Meyenberger C.** Argon beam coagulation for treatment of symptomatic radiation-induced proctitis. Gastrointest Endosc 1999; 49: 515–518.

19. **Feyer P, Maranzano E, Molassiotis A, et al.** Radiotherapy-induced nausea and vomiting (RINV): antiemetic guidelines. Support Care Cancer 2005; 13: 122–128.

20. **Gelinas C, Filion L.** Factors related to persistent fatigue following completion of breast cancer treatment. Oncol Nurs Forum 2004; 31: 269–278.

21. **Grötz KA.** Zahnärztliche Betreuung von Patienten mit tumortherapeutischer Kopf-Hals-Bestrahlung. Gemeinsame Stellungnahme der Deutschen Gesellschaft für Zahn-, Mund- und Kieferheilkunde (DGZMK) und der Deutschen Gesellschaft für Radioonkologie, Medizinische Physik und Strahlenbiologie (DEGRO) in Abstimmung mit dem Vorstand der Deutschen Gesellschaft für Zahnerhaltungskunde (DGZ). Strahlenther Onkol 2003; 179: 275–278.

22. **Grötz KA, Wüstenberg P, Kohnen R, et al.** Prophylaxis of radiogenic sialadenitis and mucositis by Coumarin/Troxerutine in patients with head and neck cancer – a prospective, randomized, placebo-controlled, double-blind study. Br J Oral Maxillofac Surg 2001; 39: 34–39.

23. **Gujral MS, Patnaik PM, Kaul R, et al.** Efficacy of hydrolytic enzymes in preventing radiation therapy-induced side effects in patients with head and neck cancers. Cancer Chemother Pharmacol 2001; 47 (Suppl): S23–S28.

24. **Headley JA, Ownby KK, John LD.** The effect of seated exercise on fatigue and quality of life in women with advanced breast cancer. Oncol Nurs Forum 2004; 31: 977–983.

25. **Herrstedt J, Koeller JM, Roila F, et al.** Acute emesis: moderately emetogenic chemotherapy. Support Care Cancer 2005; 13: 97–103.

26. **Horiot JC, Lipinski F, Schraub S, et al.** Post-radiation severe xerostomia relieved by pilocarpine: a prospective french cooperative study. Radiother Oncol 2000; 55: 233–239.

27. **Huang EY, Leung SW, Wang CJ, et al.** Oral glutamine to alleviate radiation-induced oral mucositis: a pilot randomized trial. Int J Radiat Oncol Biol Phys 2000; 46: 535–539.

28. **Kielbassa AM, Shohadai SP, Schulte-Monting J.** Effect of saliva substitutes on mineral content of demineralized and sound dental enamel. Support Care in Cancer 2000; 9: 40–47.

29. **Kim SD, Kim HS.** Effects of a relaxation breathing exercise on fatigue in haemopoietic stem cell transplantaion patients. J Clin Nurs 2005; 14: 51–55.

30. **Kohara H, Miyauchi T, Suehiro Y, et al.** Combined modality treatment of aromatherapy, footsoak and reflexology relieves fatigue in patients with cancer: J Pall Med 2004; 7: 791–6.

31. **Kouvaris J, Kouloulias V, Kokakis J, et al.** Cytoprotective effect of amifostin in radiation-induced acute mucositis- a retrospective analysis. Onkologie 2002; 25: 364–369.

32. **Kris MG, Hesketh PJ, Herrstedt J, et al.** Consensus proposals for the prevention of acute and delayed vomiting and nausea following highemetic-risk chemotherapy. Support Care Cancer 2005; 13: 85–96.

33 **Lee N, Chuang C, Quivey JM, et al.** Skin toxicity due to intensity-modulated radiotherapy for head-and-neck carcinoma. Int J Radiat Oncol Biol Phys 2002; 53: 630–637.

34. **Makkonen TA, Minn H, Jekunen A, et al.** Granulocyte macrophage-colony stimulating factor (GM-CSF) and sucralfate in prevention of radiation induced mucositis: a prospective randomized trial. Int J Radiat Oncol Biol Phys 2000; 46: 525–534.

35. **Mantovani G, Massa E, Astara G, et al.** Phase II clinical trial of local use of GM-CSF for prevention and treatment of chemotheray and concomitant chemoradiotherapy induced severe oral mucositis in advanced head and neck cancer patients. Oncol Rep 2003; 10: 197–206.

36. **Mascarin M, Franchin G, Minatel E, et al.** The effect of GM-CSF on oral mucositis in head and neck cancer patients treated with hyperfractionated radiotherapie. Oral Oncol 1999; 35: 203–208.

36a. **McCarty M.J., Lillis P., Vukelja SJ.** Azathioprine as a steroid-sparing agent in radiation pneumonitis. Chest 1996; 109: 1397–1400.

37. **Mock V.** Evidence based treatment for cancer-related fatigue. J Natl Cancer Inst 2004; 32: 112–118.

38. **Momm F, Weissenberger C, Bartelt S, Henke M.** Moist skin care can diminish acute radition induced skin toxicity. Strahlenther Onkol 2003; 179; 708–712.

39. **Mose S, Adamietz IA, Saran F, et al.** Can prophylactic application of immunoglobulin decrease radiotherapy-induced oral mucositis? Am J Clin Oncol 1997; 20: 407–411.

40. **Oldervoll LM, Kaasa S, Hjermstad MJ, Lund JA, Loge JH.** Physical exercise results in the improved subjective well-being of a few or is effective rehabilitation for all cancer patients? Eur J Cancer 2004; 40: 951–962.

41. **Parikh S, Hughes C, Salvati EP, et al.** Treatment of hemorrhagic radiation proctitis with 4 percent formalin. Dis Colon Rectum 2003; 46: 596–600.

42. **Rades D, Fehlauer F, Bajrovic A, et al.** Serious adverse effects of amifostine during radiotherapy in head and neck cancer patients. Radiother Oncol 2004; 70: 261–264.

43. **Röper B, Kaisig D, Auer F, et al.** Thêta-Cream® versus Bepanthol Lotio® in breast cancer patients under radiotherapy. Strahlenth Onkol 2004; 180: 315–322.

44. **Roy I, Fortin A, Larochelle M.** The impact of skin washing with water and soap during breast irradiation: a randomized study. Radiother Oncol 2001; 58: 333–339.

45. **Saarilahti K, Kajanti M, Joensuu T, Kouri M, Joensuu H.** Comparison of granulocyte-macrophage colony-stimulating factor and sucralfate mouthwashes in the prevention of radiation-induced mucositis: a double-blind prospective randomized phase III study. Int J Radiat Oncol Biol Phys 2002; 54: 479–485.

46. **Schreck U, Paulsen F, Bamber M, Budach W.** Intraindividual comparison of two different skin care conceptions in patients undergoing radiotherapy of the head and neck region. Strahlenth Onkol 2002; 178: 321–329.

47. **Spielberger R; Stiff P; Bensinger W, et al.** Palifermin for oral mukositis after intensive therapy for hematological cancers. N Eng J Med 2004; 351: 2590–2598.

48. **Sprinzl GM, Galvan O, de Vries A, et al.** Local application of granulocyte-macrophage colony stimulating factor (GM-CSF) for the treatment of oral mucositis. Eur J Cancer 2001; 37: 2003–2009.

49. **Stokman MA, Spijkervet FK, Burlage FR, et al.** Oral mucositis and selective elimination of oral flora in head and neck cancer patients receiving radiotherapy: a double blind randomized clinical trial. Br J Cancer 2003; 88: 1012–1016.

50. **Su CK; Mehta V; Ravikumar L, et al.** Phase II double-blind randomized study comparing oral aloe vera versus placebo to prevent radiation-related mucositis in patients with head-and-neck neoplasms. Int J Radiat Oncol Biol Phys 2004; 60: 171–177.

51. **Tonato M, Clark-Snow RA, Osoba D, et al.** Emesis induced by low or minimal emetic risk chemotherapy. Support Care Cancer 2005;13: 109–111.

52. **Trotti A, Garden A, Warde P, et al.** A multinational, randomized phase III trial of iseganan HCl oral solution for reducing the severity of oral mucositis in patients receiving radiotherapy for head and neck malignancy. Int J Radiat Oncol Biol Phys 2004; 58: 674–681.

53. **Van Weert E, Hoekstra-Weebers JE, Grol BM, et al.** Physical functioning and quality of life after cancer rehabilitation. Int J Rehabil Res 2004; 27: 27–35.

54. **Venkatesh KS, Ramanujam P.** Endoscopic therapy for radiation proctitis-induced hemmorhage in patients with prostatic carcinoma using Argon Plasma Coagulator application. Surg Endosc 2002; 16: 707–710.

55. **Vickers AJ, Straus DJ, Fearon B, Cassileth BR.** Acupuncture for postchemotherapy fatigue: a phase II study. J Clin Oncol 2004; 22: 1731–1735.

56. **Vernia P, Fracasso PL, Casale V, et al.** Topical butyrate for acute radiation proctitis: randomised crossover trial. Lancet 2000; 356: 1232–1235.

57. **Westbury C., Hines F., Hawkes E., Ashley S., Brada M.** Advice on hair and scalp care during cranial radiotherapy: a prospective randomized trial. Radiother Oncol 2000; 54: 109–116.

58. **Wijers OB, Levendag PC, Harms ER, et al.** Mucositis reduction by selective elimination of oral flora in irradiated cancers of the head and neck: a placebo-controled double-blind randomized study. Int J Radiat Oncol Biol Phys 2001; 50: 343–352.

59. **Windsor PM, Nicol KF, Potter J.** A randomized, controlled trial of aerobic exercise for treatment-related fatigue in men receiving radical external beam radiotherapy for localized prostata carcinoma. Cancer 2004; 101: 550–557.

16 Tumor-Erschöpfungssyndrom (Fatigue)

JENS ULRICH RÜFFER, REINHOLD SCHWARZ

Einführung

Fatigue (franz. = Müdigkeit, Abgeschlagenheit) als eine spezifische, körperlich und mental empfundene Form von Müdigkeit, Erschöpfung und Kraftlosigkeit, kristallisiert sich zunehmend als ein häufiger, wenn auch wenig beachteter Beschwerdenkomplex Krebskranker heraus. Fatigue gilt als wesentlicher Einflussfaktor auf die Lebenssituation in der postakuten Krankheitsphase, der Rehabilitation und der palliativen Situation [18].

Die supportive Medizin hat innerhalb der Onkologie enorme Fortschritte gemacht. Es existieren verschiedene gut evaluierte Leitlinien für die Behandlung von Schmerz und des Anorexie-Nausea-Emesis-Syndroms (ANE) [13]. Im Gegensatz dazu stellt die Fatigue in allen wesentlichen klinischen Aspekten – Ursachen, Therapie und Prognose – weiterhin eine große Herausforderung dar. Und das, obwohl die Tumorerschöpfung für viele Patienten unter Therapie und für einen beachtlichen Teil der Betroffenen auch Jahre nach Therapieabschluss die am meisten belastende Nebenwirkung darstellt [5].

Im Gegensatz zu dem Ermüdungsgefühl nach körperlicher oder geistiger Anstrengung, das auch als angenehm empfunden werden kann, tritt Fatigue ohne vorherige Anstrengung auf, verschwindet auch nach ausreichender Erholungszeit nicht und die Betroffenen leiden beträchtlich darunter.

Definition und Diagnostik

Um diese spezielle Art der Beeinträchtigung der Lebensqualität in der Therapieplanung zu berücksichtigen und für die Auswertung von Behandlungsresultaten nutzbar zu machen, müssen Wege gefunden werden, Fatigue in zuverlässiger Weise zu erfassen und die damit verbundenen psychischen und körperlichen Phänomene auch der Schwere nach einzustufen. Zugrunde liegt die folgende, vorläufige Definition:

> Unter „Fatigue" wird ein krankheitswertiges, unüberwindliches, anhaltendes und ganzkörperliches Gefühl einer emotionalen, mentalen und physischen Erschöpfung verstanden, das gekennzeichnet ist durch eine verminderte Kapazität für körperliche und geistige Betätigung. Es besteht ein Missverhältnis zwischen der (unmittelbar) vorausgegangenen Belastung und dem Erschöpfungsgefühl, das sich durch Schlaf nicht aufheben lässt [7].

Die Diagnostik von Fatigue bedient sich, je nach Anwendungsfall, verschiedener diagnostischer Methoden: Im klinischen Kontext kann die Anamnese ergänzt werden durch das Führen eines Aktivitäts-(Fatigue)-Tagebuches oder durch standardisierte Fragebögen. Die Beurteilung erfolgt per Fremd- oder Selbstbeurteilung, wobei die Selbstbeurteilung der Fremdeinschätzung überlegen ist.

Spezifische Fragebögen, die eine Quantifizierung auch bei Verlaufsbeobachtungen erlauben, haben sich vor allem im wissenschaftlichen Kontext bewährt. Sie sollten mehrere Dimensionen umfassen (z. B. physisch, mental, emotional), so dass die Darstellung als Profil über die verschiedenen Dimensionen möglich ist. Fatigue-Skalen sind regelhaft auch in umfassenden Lebensqualitäts-Inventaren enthalten.

Analog kategorialer, klinischer diagnostischer Systeme (z. B. DSM, ICD) hat die „Fatigue Coalition" [3] eine Merkmalsliste aus elf Symptomen erstellt, von denen mindestens sechs zutreffen müssen, um eine Fatigue-Diagnose stellen zu können (Tab. 1).

Die kategoriale Diagnostik wird ergänzt durch eine Selbsteinschätzung der Patienten an Hand von standardisierten Fragebögen. Dabei hat es in der Vergangenheit erhebliche Anstrengungen gegeben, neue, der klinischen Bedeutung von Fatigue angemesse Instrumente zu erstellen.

Tabelle 2 enthält fünf Instrumente mit ihren entsprechenden Dimensionen. Unabhängig von ihrer testtheoretischen Validität, die insgesamt zufriedenstellend ist, bieten diese Instrumente die Möglichkeit, auf verschiedene Facetten bei der Erfassung von Fatigue zu fokussieren. Das heißt, vor der Auswahl eines Messinstrumentes, z. B. innerhalb einer Therapiestudie, muss Klarheit bestehen, welche Dimension von Fatigue im jeweiligen Anwendungsfall relevant erscheint.

Tab. 1: Diagnosekriterien eines Fatiguesyndroms.

Mindestens 6 der folgenden 11 Symptome müssen zutreffen:

1. Müdigkeit, Energiemangel oder inadäquat gesteigertes Ruhebedürfnis
2. Gefühl der generalisierten Schwäche oder Gliederschwere
3. Konzentrationsstörungen
4. Mangel an Motivation oder Interesse, den normalen Alltagsaktivitäten nachzugehen
5. Gestörtes Schlafmuster (Schlaflosigkeit oder übermäßiges Schlafbedürfnis)
6. Erleben des Schlafs als wenig erholsam
7. Gefühl, sich zu jeder Aktivität zwingen zu müssen
8. Ausgeprägte emotionale Reaktion auf die empfundene Erschöpfung (z. B. Niedergeschlagenheit, Frustration, Reizbarkeit)
9. Schwierigkeiten bei der Bewältigung des Alltags
10. Störungen des Kurzzeitgedächtnisses
11. Nach körperlicher Anstrengung: mehrere Stunden andauerndes Unwohlsein

Differenzialdiagnostische Überlegungen

Fatigue ist auch ein bekanntes Begleitsymptom u.a. nach Virusinfekten, Bluterkrankungen und endokrinen Störungen. Seit vielen Jahren spielt dieser Symptomenkomplex auch eine große Rolle im Kontext funktioneller, als körperlich empfundener Leiden. In diesem Zusammenhang werden somatoforme Störungen, das Burnout-Syndrom, das chronische Müdigkeitssyndrom (Chronic Fatigue Syn-

Tab. 2: **Verschiedene Dimensionen der Fatigue-Instrumente.**

Fragebogen	Dimensionen	
	Anzahl	Qualität
MFI: Multidimensional Fatigue Inventory	5	allgemein, physisch, kognitiv Aktivitätslevel, Motivationslevel
PFS: Revised Piper Fatigue Self Report Scale	4	zeitlich, sensorisch, affektiv, kognitiv
FAQ: Fatigue Assessment Questionnaire	3	physisch, affektiv, kognitiv
Cancer Fatigue Scale	3	physisch, affektiv, kognitiv
FACT-F: Functional Assessment of Cancer Therapy Fatigue Scale	1	physisch

drome), die „Multiple Chemical Sensitivity" und die Fibromyalgie genannt. Auch bestehen Überschneidungen mit körperlichen Ausdrucksformen von Depressionen und Angsterkrankungen. Aus klinisch-therapeutischer Sicht erscheint die Abgrenzung von depressiven Störungsbildern als besonders relevant [14].

Bei „Müdigkeit" im umfassenden Sinne handelt es sich um ein universelles Phänomen, dessen Intensität stark schwankt und das auch in der Allgemeinbevölkerung anzutreffen ist. Die Kennzeichnung eines solchen Zustandes als „Fatigue" hängt davon ab, inwieweit dieser Zustand, quantitativ gesehen, vom „Gewöhnlichen", d.h. Durchschnittlichen abweicht. Welche Ausprägung als „normal" gilt, ist nach Altersgruppen und Geschlechtszugehörigkeit verschieden. So zeigt sich in allen Subskalen ein nahezu linearer Anstieg der Fatigue-Werte mit dem Alter in beiden Geschlechtern, ohne Bezug zur sozialen Schicht. Nach vorläufigen Schätzungen wird über alle Gruppen hinweg von einer Prävalenz von ca. 5–10 % ausgegangen [16], wobei die Festlegung eines

Schwellenwertes nicht durch wissenschaftliche Untersuchung allein definiert ist.

Nach der Einigung auf geeignete Messverfahren und auf Kriterien der Falldefinition lassen sich Prävalenzen von Fatigue bei verschiedenen Erkrankungen angeben (Tab. 3).

Risikofaktoren

Die pathophysiologischen Hintergründe einer Fatigue-Erkrankung sind im Wesentlichen noch unbekannt. Die psychophysische Erschöpfung durch das Tumorleiden, vor allem bei rezidivierenden, progredienten Verläufen, mag einen nicht unbeträchtlichen Anteil daran haben. Eine Anämie nach Operationen, Chemo- und Radiotherapie, Infekte sowie endokrine Störungen spielen eine Rolle. Zu denken ist auch an die Medikation mit Analgetika, Hypnotika, Sedativa, etc. Eine ungenügende Symptomkontrolle (Schmerz, Kachexie, Dyspnoe), Mangelernährung und Bewegungsmangel stellen weitere Risikofaktoren dar.

Tab. 3: **Prävalenz von Fatigue bei verschiedenen Erkrankungen.**

Maligne Tumorerkrankungen	60–> 90 %
Morbus Hodgkin: Langzeitfatigue	60 %–75 %
alle Patienten	mit fortschreitender Erkrankung ↑
Systemische Erkrankungen	
Lupus erythematodes (SLE)	> 80 %
rheumatoide Arthritis (RA)	> 60 %
Morbus Bechterew	> 50 %
Multiple Sklerose (MS)	> 60 %
Kardiomyopathie	10–15 %
Chronische Nieren- und Lungenerkrankungen	10–20 %

Es fällt nicht immer leicht, zwischen Depression und Fatigue zu differenzieren, zumal bei etwa 20 % aller Tumorpatienten eine Symptomüberschneidung besteht, die entweder im Sinne einer Komorbidität oder als Übergang der beiden Syndrome vorkommt. Hinweise lassen sich aus der Vorgeschichte des Patienten ableiten, wenn es beispielsweise schon früher depressive Episoden gegeben hat. Eine ausgeprägte Selbstentwertung spricht ebenfalls für ein depressives Geschehen [14].

An dieser Stelle sollte betont werden, dass die tumorbedingte Erschöpfung trotz gewisser Überschneidungen in der Symptomatik ein absolut anderes Krankheitsbild als die Depression darstellt. Bei Patienten mit länger andauernder Erschöpfung wird oft ein depressives Leiden angenommen. Außer bei kasuistischen Einzelberichten muss man davon ausgehen, dass eine medikamentöse antidepressive Therapie nicht effektiv ist. Eine Untersuchung von *Morrow* und Mitarbeitern unterstützt diese Einschätzung [12]. In dieser Studie wurde bei Brustkrebspatientinnen vor Behandlungsbeginn das Ausmaß von Depression und Fatigue mittels

entsprechender Instrumente untersucht. Unter einer begleitenden plazebokontrollierten antidepressiven Therapie konnte das Ausmaß der Depression, aber nicht das der Erschöpfung gesenkt werden.

Ein perfektionistischer und leistungsbetonter Stil der Krankheitsverarbeitung kann beim Scheitern (z. B. Rezidiv) in beides, einen Fatigue-Zustand und eine Depression münden, im Sinne eines allgemeinen Erschöpfungssyndroms. Dabei hat es den Anschein, dass psychische Einflussmerkmale, insbesondere bei den nicht anämisch bedingten Formen der Fatigue, eine wichtige Rolle spielen.

Klinische Bedeutung

In allen Phasen der Tumorbehandlung spielt die Fatigue eine – zum Teil bekannte – Rolle. In Tabelle 4 sind die bekannten und möglichen Ursachen in den verschiedenen Phasen aufgeführt.

In der Diagnostik kommt der Fatigue als Kennzeichen des sogenannten „Leistungsknicks" eine große Bedeutung zu, und sie ist oft auch das hervorstechende

Tab. 4: **Einfluss von Fatigue auf den Verlauf einer Tumorerkrankung.**

Phase	Symptomatik Problemstellung	Ursache
Diagnostik	Leistungsknick	Tumor
Therapie	Compliance, Therapieerfolg	Tumor / Therapie
Follow-up subakut	Abgeschlagenheit berufliche Reintegration	Therapiefolgen (z. B. Anämie)
Follow-up Langzeit	Rezidivangst Berentung	?, Krankheitsverarbeitung
Palliation	Lebensqualität	Tumor

Leitsymptom. Unter der tumorspezifischen Therapie tritt die Erschöpfung häufig auf. Es wird geschätzt, dass etwa 80 % aller Therapiepatienten unter Fatigue leiden [17]. Die Tumorerkrankung, die Therapie und die damit verbundenen Komplikationen sind neben dem Diagnoseschock als auslösende Ursache zu nennen. Neben Übelkeit und Erbrechen sowie tumorbedingter Mangelernährung können Stoffwechselveränderungen und insbesondere die Anämie (tumor- und therapiebedingt) wichtige, z. T. leicht zu behebende Ursachen sein.

Auch nach Abschluss der Therapie kann der Patient weiter unter Fatigue leiden. In der Phase unmittelbar nach der Behandlung ist die Tumorerschöpfung häufig noch den oben angeführten Ursachen zuzuordnen. Im weiteren Verlauf müssen dann andere Ursachen als Auslöser für Fatigue angenommen werden, denn auch Jahre nach der Therapie leiden bis zu 40 % der Patienten bestimmter Tumorentitäten, insbesondere Patienten mit Lymphomerkrankungen, unter Tumorerschöpfung [15]. In der Phase der Palliati-

on ist Fatigue ein wichtiger Risikofaktor, der mitentscheidend für die verbleibende Lebensspanne ist. Mit anderen Worten: das Ausmaß der Fatigue bei Aufnahme auf die Palliativstation beeinflusst die Überlebenszeit [4].

Durch die Erfolge somatischer Behandlungsmaßnahmen droht der Einfluss von Fatigue auf den Krankheitsverlauf, auf die posttherapeutische Rehabilitation und die Lebensqualität insgesamt übersehen zu werden. Dabei kommt der Fatigue eine wichtige Rolle im Hinblick auf die Compliance der Patienten zu. Bei Patienten, die stark unter Fatigue leiden, findet sich eine reduzierte Bereitschaft oder Fähigkeit, sich den notwendigen Behandlungs- und Nachsorgemaßnahmen zu unterziehen. Trotz vielversprechender therapeutischer Möglichkeiten wird Fatigue oft fatalerweise als unbeeinflussbares Begleitphänomen der Erkrankung oder der Tumortherapie hingenommen. In einer retrospektiven Untersuchung von *Groenevold* bei Brustkrebspatientinnen war die tumorbedingte Erschöpfung zum Diagnosezeitpunkt in der multivariaten Untersuchung ein prognostischer Faktor für das Gesamtüberleben [9].

Studien zu Fatigue bei geheilten Patienten mit Morbus Hodgkin und Hodentumoren konnten zeigen, dass auch noch längere Zeit nach Therapieende erhebliche Langzeitbeeinträchtigungen der Lebensqualität bis hin zur Frühinvalidität zu verzeichnen sind [15].

Therapieansätze

Supportive Psychotherapie

Die Entwicklung und Evaluation gezielter Interventionen ist eine der wichtigsten Aufgaben für die Zukunft. Während in der akuten Krankheitsphase informationsvermittelnde, konfliktverarbeitende und psychoedukative Methoden im Vordergrund stehen, sind in der Nachsorge und Rehabilitation zusätzlich körperliche oder neuropsychologische Übungsbehandlungen hilfreich. Auch der Zusammenschluss in Selbsthilfegruppen erscheint sinnvoll. Insgesamt ist die Datenlage jedoch noch nicht ausreichend, um eine Effektivität dieser Interventionen abschließend zu belegen [8].

Körperliches Training

Es gibt vielfältige Hinweise, dass durch individuell dosierte, körperliche Betätigung die Lebensqualität verbessert und die Fatiguebelastung der Patienten reduziert werden können. So zeigten *Dimeo* et al., dass Patienten auch während einer Knochenmarktransplantation von regelmäßigem körperlichem Training hinsichtlich ihrer Lebensqualität und Fatigue profitieren. Darüber hinaus verkürzte sich auch die Behandlungszeit, und Therapie-

komplikationen verringerten sich [6]. Mittlerweile liegt eine Vielzahl an randomisierten Studien vor, die diese Ergebnisse unterstützen. In einer Untersuchung von *Heim* et al. konnte sogar gezeigt werden, dass Patientinnen, die während einer medizinischen Rehabilitation ein über das normale Bewegungsprogramm hinausgehendes Training erhalten, nach der Rehabilitation deutlich geringere Fatiguewerte aufweisen. Dieser Effekt war in dieser Gruppe auch sechs Monate nach Beendigung der Rehabilitation noch nachweisbar [11]. Somit ist das körperliche Training ein unverzichtbarer Baustein in der Behandlung einer tumorbedingten Erschöpfung. Es gilt, die individuellen Voraussetzungen in der Planung der Trainingsgestaltung zu berücksichtigen. Zukünftige Untersuchungen sollen zeigen, ob die Integration der Bewegung von Diagnosestellung an neben den erwähnten Effekten auch wie erwartet die Behandlungskosten senkt und die Prognose verbessert.

Medikamentöse Behandlung

Prinzipiell müssen andere Grunderkrankungen ausgeschlossen bzw. angemessen behandelt werden, wie z. B. Schilddrüsenfunktionsstörungen oder Diabetes mellitus. Liegt der Fatigue eine Anämie zugrunde, dann lässt sich durch Korrektur des niedrigen Hämoglobinwertes eine deutliche Befindlichkeitsbesserung erreichen. Dabei kommen Bluttransfusionen oder der Einsatz des rekombinant hergestellten Hormons Erythropoetin in Frage. Die Behandlung mit Erythropoetinen beschränkt sich auf die Chemotherapieinduzierte Anämie und sollte sich nach den vorliegenden Leitlinien zum Einsatz rekombinanter Erythropoetine richten [2].

In Erprobung befinden sich weitere Medikamente wie anabole Steroide, Progesteron, Psychostimulanzien oder auch Antidepressiva. Dabei stellt die Behandlung mit Methylphenidat die wohl interessanteste Behandlungsoption dar. Die zur Zeit noch kontroversen Studienergebnisse sind am ehesten Folge der unterschiedlichen Behandlungssettings und Einschlusskriterien. Nach der gegenwärtigen Datenlage werden vor allem Patienten mit einer lange andauernden Erschöpfung ohne weitere schwerwiegende Komorbiditäten davon profitieren. Die dazu vorliegenden Studienergebnisse lassen jedoch noch keine Behandlungsempfehlung ableiten [10].

Rehabilitation

Während die akuten Nebenwirkungen der Tumortherapie in der Regel nach sechs Monaten abklingen, kann eine chronische Entwicklung auch mehrere Jahre nach Abschluss der Behandlung noch andauern. Dabei ist das Muster der Fatigue-Symptomatik ähnlich dem Chronischen Fatigue-Syndrom (CFS) bei nicht tumorkranken Patienten [1].

Solche Verläufe, die mit einer erheblichen Beeinträchtigung der Leistungsfähigkeit und des gesamten Lebensgefühls einhergehen, werden oft nach Hochdosischemotherapie, nach Stammzelltransplantation oder generell bei malignen Lymphomen beobachtet.

Bei Patienten mit Leistungseinschränkungen muss ein Fatigue-Syndrom differenzialdiagnostisch in Erwägung gezogen

und entsprechend abgeklärt werden. Handelt es sich um ein Tumor-Fatigue-Syndrom, empfiehlt es sich, gemeinsam mit dem Patienten einen Therapie- oder Rehabilitationsplan zu erstellen, der neben konfliktorientierter, supportiver (Einzel-) Psychotherapie auch ein psychoedukatives Gruppenangebot enthalten und je nach Ausprägung der Fatigue-Aspekte durch ein kognitives Training ergänzt werden kann. Obligatorisch sind abgestufte Bewegungstherapie, Einzel- oder Gruppengespräche und Entspannungsverfahren. Erfahrungsgemäß führt schon allein die Thematisierung und Benennung des Fatigueproblems zu einer Entlastung und dem Wunsch nach Behandlung. Erste Längsschnittuntersuchungen haben positive Effekte eines strukturierten Rehabilitationsprogramms hinsichtlich Fatigue und Lebensqualität aufzeigen können.

Sozialmedizinische Aspekte: Arbeitsfähigkeit, Minderung der Erwerbsfähigkeit

Die akute, unter der Krebsbehandlung auftretende Erschöpfungssymptomatik geht im Wesentlichen auf therapiebedingte Nebenwirkungen und auf die psychische Belastung durch eine Krebsdiagnose zurück. Den Schluss, dass es sich nicht ausschließlich um körperliche Akutfolgen handelt, legt der klinische Alltag nahe. Patienten mit ähnlichen Krankheits- und Therapiebelastungen zeigen verschiedene Grade der Belastbarkeit. Man kann nicht automatisch von Arbeitsunfähigkeit während einer Therapie ausgehen, wenn auch der überwiegende Teil der Patienten in dieser Phase der Arbeit fern bleibt.

Ganz anders stellt sich die Situation bei lange andauernder Fatigue-Symptomatik hinsichtlich einer Arbeitsunfähigkeit und später einer geminderten Erwerbsfähigkeit dar. Ohne Zweifel ist ein Teil der Patienten durch das Cancer-Fatigue-Syndrom auch langfristig schwer belastet und erwerbsgemindert. Dennoch erscheint die Frühinvalidität nicht in allen Fällen erstrebenswert und den Möglichkeiten der betroffenen Patienten angemessen. Für die Begutachtung und Entscheidung einer Frühinvalidität stehen noch keine verbindlichen Kriterien zur Verfügung. Für die Patienten und die Kostenträger wäre die Entwicklung von reproduzierbaren Richtlinien zur Begutachtung von größter Wichtigkeit, um Fehlbeurteilungen zu vermeiden.

Zur Zeit befinden sich spezifische Rehabilitationsmöglichkeiten für diesen Personenkreis im Aufbau. Es bleibt zu hoffen, dass es in absehbarer Zeit gelingen wird, den Weg zurück in den Beruf für diese Patienten zu erleichtern.

Literatur

1. **Bennett B, Goldstein D, Friedlander M, et al.** The experience of cancer-related fatigue and chronic fatigue syndrome: a qualitative and comparative study. J Pain Symptom Manage 2007; 34: 126–135.
2. **Bokemeyer C, Aapro MS, Courdi A, et al.** EORTC guidelines for the use of erythropoietic proteins in anaemic patients with cancer: 2006 update. Eur J Cancer 2007; 43: 258–270.
3. **Cella D, Davis K, Breitbart W, Curt G.** Cancer-related fatigue: prevalence of proposed diagnostic criteria in a United States sample of cancer survivors. J Clin Oncol 2001; 19: 3385–3391.
4. **Chow E, Fung K, Panzarella T, et al.** A predictive model for survival in metastatic cancer patients attending an outpatient palliative radiotherapy clinic. Int J Radiat Oncol Biol Phys 2002; 53: 1291–1302.
5. **Curt GA.** The impact of fatigue on patients with cancer: Overview of FATIGUE 1 and 2. Oncologist 2000; 5 (Suppl 2): 9–12.
6. **Dimeo FC.** Effects of exercise on cancer-related fatigue. Cancer 2001; 92 (6 Suppl): 1689–1693.
7. **Glaus A.** Das Konzept Fatigue in der Onkologie: Definitionen, Hintergründe. In: Weis J, Bartsch HH. Fatigue bei Tumorpatienten Basel: Karger, 2000: 1–13.
8. **Goedendorp MM, Gielissen MF, Verhagen CA, Bleijenberg G.** Psychosocial interventions for reducing fatigue during cancer treatment in adults. Cochrane Database Syst Rev 2009; (1): CD006953.
9. **Groenvold M, Petersen MA, Idler E, et al.** Psychological distress and fatigue predicted recurrence and survival in primary breast cancer patients. Breast Cancer Res Treat 2007; 105: 209–219.
10. **Hanna A, Sledge G, Mayer ML.** A phase II study of methylphenidate for the treatment of fatigue. Support Care Cancer 2006; 14: 210–215.
11. **Heim ME, v d Malsburg ML, Niklas A.** Randomized controlled trial of a structured training program in breast cancer patients with tumor-related chronic fatigue. Onkologie 2007; 30: 429–434.
12. **Morrow GR, Hickok JT, Roscoe JA, et al.** Differential effects of paroxetine on fatigue and depression: a randomized, double-blind trial from the University of Rochester Cancer Center Community Clinical Oncology Program. J Clin Oncol 2003; 21: 4635–4641.
13. **NCCN.** Clinical Practice Guidelines in Oncology. www.nccn.org
14. **Reuter K, Härter M.** The concepts of fatigue and depression in cancer. Eur J Cancer Care. 2004; 13: 127–134.
15. **Rüffer JU, Flechtner H, Josting A, et al.** Fatigue in patients with Hodgkin's disease: a report from the German Hodgkin Lymphoma Study Group (GHSG). Eur J Cancer 2003; 39: 2179–2186.
16. **Schwarz R, Kraus O, Hinz A.** Fatigue in the general population. Onkologie 2002; 26: 140–144.
17. **Teunissen SC, Wesker W, Kruitwagen C, et al.** Symptom prevalence in patients with incurable cancer: a systematic review. J Pain Symptom Manage 2007; 34: 94–104.
18. **Yennurajalingam S, Palmer JL, Zhang T, et al.** Association between fatigue and other cancer-related symptoms in patients with advanced cancer. Support Care Cancer 2008; 16: 112–130.

17 Ernährung

JANN ARENDS

Prognostische Bedeutung von Ernährungsstörungen

Etwa die Hälfte aller Tumorpatienten hat bereits vor der Diagnosestellung Gewicht verloren; im Verlaufe der Erkrankung tritt eine Mangelernährung bei bis zu 80 % der Patienten auf. Die Ursachen sind multifaktoriell, regelmäßig kommt es jedoch zu einer unzureichenden Energie- und Nährstoffaufnahme mit sekundärem Verlust körpereigener Reserven. Abhängig vom Tumortyp kann bereits der initiale Gewichtsverlust erheblich sein; er beträgt bei Ösophagus- und Magenkarzinomen oft mehr als 20 % des gesunden Gewichts [7].

Ein reduzierter Ernährungszustand ist mit einer eingeschränkten Prognose und verminderter Lebensqualität assoziiert. Die Datenlage für diese Assoziation ist eindeutig; eine klare Ursache-Wirkungs-Beziehung ist jedoch nicht bewiesen. So kann ein Gewichtsverlust das Ergebnis einer besonders aggressiven oder fortgeschrittenen Erkrankung sein. Andererseits ist es offensichtlich, dass ein Verlust an Muskel- und Zellmasse die Widerstandskraft des Organismus sowohl für tumorassoziierte Probleme als auch für therapieabhängige Belastungen einschränkt. Eine Mangelernährung mindert die körperliche Leistungsfähigkeit und die immunologische Kompetenz sowie Parameter der Lebensqualität. Ein Ziel jeder Tumorbehandlung sollte deshalb auch eine Stabilisierung oder Verbesserung des Ernährungszustandes sein [5, 6].

Von fundamentaler Bedeutung sind allerdings durchgehend zwei Grundsätze, die bei allen Behandlungsentscheidungen zu berücksichtigen sind:

» keine Therapie gegen den Wunsch des Betroffenen
» keine Therapie, von der ein günstiger Einfluss nicht zu erwarten ist

Der zweite Punkt betrifft insbesondere die Sterbephase sowie Situationen, in denen die erkrankungsbedingte Überlebensprognose weniger als vier Wochen beträgt.

Pathophysiologie

Sowohl das Vorhandensein des Tumors als auch antitumorale Therapien induzieren jeweils eine Vielzahl von Reaktionen, die die Entwicklung einer Mangelernährung fördern (Abb. 1). Das durch die mehr oder weniger ausgeprägte Infiltration des Tumors durch körpereigene Abwehrzellen (Makrophagen, Lymphozyten) praktisch immer gebildete Tumorstroma sezerniert eine Kaskade lokaler Mediatoren einschließlich proinflammatorischer Zytokine. Diese Zytokine, insbesondere Interleukin 6, fluten in die Zirkulation und induzieren systemische Effekte, die einer aktivierten Akutphasenreaktion

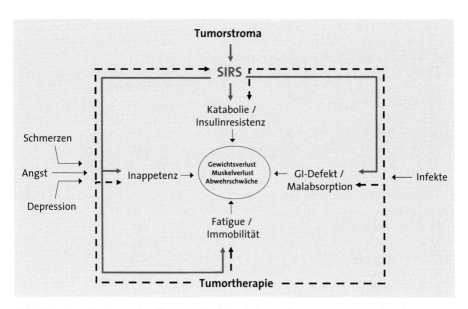

Abb. 1. Ursachen der Mangelernährung bei onkologischen Patienten. SIRS: Systemic Inflammatory Response Syndrome.

(SIRS – Systemic Inflammatory Response Syndrome) gleichen.

Neben der Sekretion von Akutphasenproteinen entwickelt sich eine Insulinresistenz mit unterschiedlich ausgeprägter Hyperglykämie, eine gesteigerte Lipolyse, eine hochnormale bis gesteigerte Lipidoxidation sowie eine Katabolie mit gesteigertem Gesamtkörper-Proteinumsatz. Die Akutphasenreaktion ist assoziiert mit einer Appetitminderung sowie mit allgemeiner Erschöpfung (Fatigue) und reduzierter körperlicher Aktivität; zusätzlich können die Darmmotilität und gastrointestinale Funktionen vermindert sein.

Das evolutionäre Ziel des komplexen metabolischen Programms einschließlich der initiierten Akutphasenreaktion besteht in der Abgrenzung des Defektherdes (hier: des Tumors) sowie in der Umwidmung von Körperreserven zur Steigerung immunologischer Abwehrprozesse. In der protrahierten Tumorsituation resultieren als Summe der Reaktionen ein fortschreitender Gewichts- und Muskelverlust sowie ein Versiegen der Abwehrkräfte [7].

Antitumorale Therapien (Operationen, Zytostatika und Strahlentherapien sowie Biologicals) initiieren über Zell- und Organschädigungen zusätzliche Schübe der Akutphasenreaktion und katabole Effekte. Daneben werden durch lokale und systemische Belastungen der Appetit, die Vigilanz, die körperliche Aktivität sowie gastrointestinale Funktionen eingeschränkt. Nicht beherrschte Schmerzen sowie die häufigen und vielgestaltigen psychologischen Belastungen mindern weiter den Appetit und die Nahrungsaufnahme, während Infektionen und unerwünschte Arzneimittelwirkungen (u.a. aus den Substanzklassen der Antirheumatika, Opioide, Antiemetika) den Gastrointestinaltrakt belasten.

Ernährungsdiagnostik

Aufgrund der prognostischen und therapeutischen Bedeutung sollten zumindest der Gewichtsverlauf und die Aktivierung der Akutphasenreaktion regelmäßig, möglichst bei jeder Konsultation eines Tumorpatienten bestimmt werden, bei Auffälligkeiten auch die ungefähre Energieaufnahme. Die Gewichtsänderung sollte in Prozent des gesunden Ausgangsgewichts angegeben und die Akutphasenreaktion anhand der Konzentration des C-reaktiven Proteins abgeschätzt werden. Das Ausmaß des Gewichtsverlusts und die Präsenz einer Akutphasenreaktion erlauben die Diagnose einer Mangelernährung oder Kachexie (Tab. 1).

Die Energieaufnahme kann in Anteilen der üblichen Nahrungsmenge (ca. 25–30 kcal/kg Körpergewicht) abgeschätzt oder mittels eines Drei-Tage-Essprotokolls quantitativ erfasst werden. Eine unzureichende Nahrungsaufnahme (< 20 kcal/kg oder < 80 % des Bedarfs) erfordert eine Abklärung der Ursachen sowie ernährungstherapeutische Maßnahmen. Tabelle 2 listet erlösrelevante Diagnosecodes innerhalb des DRG-Systems sowie Vorschläge für praktikable und klare Definitionen auf [7].

Therapiekonzepte

Ernährungstherapeutische Maßnahmen bei onkologischen Patienten zielen primär auf eine Verbesserung des Ernährungszustandes und indirekt auf eine günstige Beeinflussung der Lebensqualität sowie

Tab. 1. Definitionen für Mangelernährung und Kachexie.

	Gewichtsänderung seit Erkrankungsbeginn	Akutphasenreaktion
Mangelernährung	– 5% oder mehr	CRP normal
Schwere Mangelernährung	– 10% oder mehr	CRP normal
Kachexie	– 10% oder mehr	CRP erhöht

CRP: C-reaktives Protein

Tab. 2. Relevante Diagnosen zur Ernährungstherapie.

DRG-Code	Diagnose	mögliche sinnvolle Definition
R63.0	Anorexie	Energieaufnahme < 80 % des Bedarfs
R63.4	abnorme Gewichtsabnahme	KG-Verlust $\geq 5\,\%$
E41	alimentärer Marasmus	BMI < 18,5 kg/m^2
R64	Kachexie	KG-Verlust $\geq 10\,\%$ plus CRP > 10 mg/l

KG: Körpergewicht; BMI: Body Mass Index; CRP: C-reaktives Protein auf eine Optimierung der Effektivität und eine Minimierung von Nebenwirkungen antitumoraler Behandlungen (Tab. 3). Angesichts der Bedeutung komplexer zentralnervöser Einflüsse (Appetit, psychische Verfassung, Schmerzen) und gastrointestinaler Funktionen (intestinale Integrität und Motilität) auf die Nahrungsaufnahme und -verwertung (Abb. 2) müssen Defizite gezielt gesucht und in das Therapiekonzept integriert werden. Dies kann Appetitmodulatoren ebenso betreffen wie eine kompetente psychoonkologische, schmerztherapeutische und gastroenterologische Betreuung sowie die Physio- und Bewegungstherapie [3,5].

Ist die spontane Nahrungsaufnahme und/oder -verwertung unzureichend, sollte zumindest auf ein Decken des Fehlbedarfs gezielt werden. Die Nahrungszufuhr sollte, kontrolliert am Erfolg, in eskalierenden Stufen auf oralem, enteralem und/oder parenteralem Weg zugeführt werden (Abb. 2). Basiskonzepte sind eine professionelle und regelmäßige Ernährungsberatung, das Anbieten von Trinknahrungen, bei Defekten proximal des Jejunums eine enterale Sondenernährung und bei weiter distal gelegenen Funktionsstörungen eine parenterale Ernährung [5].

Tab. 3. Ziele der Ernährungstherapie bei Tumorpatienten.

» Verhinderung oder Behandlung einer Mangelernährung

» Verbesserung der subjektiven Lebensqualität

» Reduktion unerwünschter Effekte antitumoraler Therapien

» Wirkungsverbesserung antitumoraler Therapien

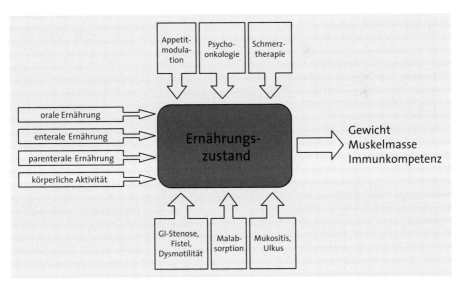

Abb. 2. **Faktoren mit Einfluss auf den Ernährungszustand und sekundäre klinische Parameter.**

Therapie gemäß Leitlinien

Chirurgie – präoperativ

Bei schwerer Mangelernährung sollte eine große Operation verschoben werden zugunsten einer möglichst prästationären Ernährungstherapie über 10–14 Tage (Evidenzgrad: A). Vor belastenden Operationen an Larynx, Pharynx, Ösophagus, Magen und Pankreas profitieren Patienten, unabhängig vom Ernährungsstatus, von einer präoperativen Zusatzernährung über 5–7 Tage unter bevorzugter Verwendung von Trink- oder Sondennahrungen mit immunmodulierenden Substraten (Arginin, Omega-3-Fettsäuren, Nukleotide)(A). Enteral nicht ernährbare Patienten sollten am Vorabend der Operation 200 g Glukose intravenös erhalten (B) [9, 10].

Chirurgie – postoperativ

Grundsätzlich sollte die Nahrungszufuhr nicht längerfristig unterbrochen (A) und ein oraler bzw. enteraler Kostaufbau möglichst innerhalb von 24 Stunden eingeleitet werden (A). Dies gilt auch für Anastomosen an Kolon und Rektum (A), während für Anastomosen am oberen Gastrointestinaltrakt für die ersten Tage eine enterale Zufuhr über eine distal der Anastomose liegende Sonde empfohlen wird (A). Auch bei Patienten ohne Mangelernährung sollte eine künstliche Ernährung dann erfolgen, wenn eine perioperative Nahrungskarenz von voraussichtlich mehr als einer Woche bzw. eine reduzierte Nahrungszufuhr von weniger als 60–80 % des Bedarfs für mehr als zwei Wochen erwartet wird (B). Bleibt die postoperative enterale Ernährung unzureichend, sollte eine zusätzliche oder komplette parenterale Ernährung erwogen werden; die Indikation hierfür besteht in jedem Fall, wenn das Energiedefizit für mehr als eine Woche erwartet wird (C) oder wenn eine enterale Ernährung unmöglich oder kontraindiziert ist (A). In der Regel können Standard-Nährlösungen eingesetzt werden; für Patienten mit großen Operationen werden Präparate mit immunmodulierenden Substraten (bei unkompliziertem Verlauf über 5–7 Tage) empfohlen (C). Zur Sicherung einer effektiven Ernährungstherapie sollten klinikinterne Standards zur Verfügung stehen (C) [9,10].

Chemotherapie

Jeder behandelte Patient sollte zur oralen Ernährung beraten werden. Grundlage ist eine (leichte) Vollkost in Form einer „gesteuerten Wunschkost" unter Berücksichtigung von individuellen Unverträglichkeiten und Wünschen. Trinknahrungen können angeboten werden, eine routinemäßige künstliche Ernährung ist jedoch nicht indiziert (B). Neuere Untersuchungen bei Patienten mit fortgeschrittener Tumorerkrankung [8] belegen einen günstigen Einfluss auf Lebensqualität und Überleben für eine routinemäßige Ernährungsbetreuung mit – bei Bedarf – Eskalation bis zu additiver parenteraler Ernährung (B) [3, 5, 6].

Radio- und Radiochemotherapie

Patienten mit gastrointestinalen oder Kopf-Hals-Tumoren sollten regelmäßig ausführlich zur Ernährung beraten werden. Des Weiteren sollten Trinknahrungen angeboten werden (A). Bei obstruierenden Kopf-Hals- oder Ösophagustumoren oder wenn eine schwere, durch Radio- oder Radiochemotherapie induzierte Mukositis zu erwarten ist, ist eine

Sondenernährung angezeigt, die bevorzugt über eine perkutane endoskopische Gastrostomie (PEG) erfolgen sollte (C). Bleibt die orale und/oder enterale Ernährung unzureichend (B) oder besteht eine chronische schwere radiogene Enteritis (C), so besteht die Indikation zur parenteralen Ernährung [3, 5, 6]. Sind nachfolgende operative Eingriffe an Ösophagus oder Magen geplant oder besteht eine erhebliche therapiebedingte enterale Insuffizienz bzw. ist sie zu erwarten, so ist von einer PEG-Anlage abzusehen. In den übrigen Fällen ist die erheblich kostengünstigere enterale Sondenernährung einer parenteralen (Zusatz-)Ernährung vorzuziehen.

Transplantation hämatopoetischer Stammzellen

Die orale Nahrungszufuhr sollte regelmäßig optimiert werden, ggf. unter Einschluss von Trinknahrungen. Es besteht jedoch keine Indikation für eine routinemäßige Sondenernährung (C). Nach autologer Transplantation ist eine parenterale Ernährung nur bei unzureichender oraler Ernährung erforderlich (C). Dagegen ist eine parenterale Ernährung nach allogener Transplantation aufgrund der meist ausgeprägten gastrointestinalen Störungen sehr häufig und meist für längere Zeiträume erforderlich (C) [3, 5, 6].

Ernährung außerhalb antitumoraler Therapie

Bei unzureichender oraler Ernährung mit dadurch eingeschränkter Prognose besteht die Indikation zur künstlichen Ernährung, wenn die erwartete Überlebenszeit mehr als vier Wochen beträgt, eine Stabilisierung oder Verbesserung der Lebensqualität möglich erscheint und der Betroffene die Ernährung wünscht (C). Therapieziele sind eine Minimierung des Gewichtsverlusts und der Erhalt von Lebensqualität [3, 5, 6].

Nährlösungen

Generell können Standardnahrungen eingesetzt werden (C). Es besteht keine Indikation zum routinemäßigen Einsatz von Glutamin, Omega-3-Fettsäuren oder anderen speziellen Substraten (C). Typische Substratmengen für den Tagesbedarf sind (Tab. 4): Energie: 25–30 kcal/kg Körpergewicht; Aminosäuren: 1,2 (bis 1,5) g/kg; Fett: 30–50 % der Gesamtenergiezufuhr; Kohlenhydrate in Form von Glukose: 3–4 g/kg (C). Für die Zufuhr von Mikronährstoffen gelten die Empfehlungen für die künstliche Ernährung gesunder Personen (C). Stoffwechselkontrollen sollten dem üblichen Vorgehen folgen [2, 4, 5]:

Tab. 4. **Komposition einer kompletten intravenösen Nährlösung (Tagesbedarf).**

Volumen:	30–40 ml/kg KG plus Ersatz außergewöhnlicher Verluste
Energie:	25–30 kcal/kg KG
Substrate:	Eiweiß 1,2; Glukose 3,5; Fett 1,5 g/kg KG
Elektrolyte:	Na 1,5; K 1,0; Ca 0,2; Mg 0,15; Phosphat 0,3 mmol/kg KG
Spurenelemente:	Fe, Zn, Cu, Mn, Mo, Cr, Se, J, F (jeweils Tagesbedarf nach DGE)
Vitamine:	B-Gruppe, C, A, D, E, K (jeweils Tagesbedarf nach DGE)

KG: Körpergewicht

» täglich: Urinmenge, Temperatur, Puls, Allgemeinzustand

» wöchtlich: Körpergewicht; Na, K, Ca, Kreatinin, Blutbild, Quickwert, Blutzucker, Triglyzeride, Harnstoff, GOT

Medikamentöse Therapie zur Stoffwechselmodulation

Beim Vorliegen einer tumorassoziierten Inflammation/Akutphasenreaktion können zusätzlich zur Ernährungstherapie entzündungsmodulierende Medikamente erwogen werden (C). Wirksam sind Steroide (Prednisolon 10–20 mg/d, Dexamethason 2–4 mg/d) und Gestagene (Megestrolazetat 160–480 mg/d; Medroxyprogesteronazetat 500–1000 mg/d) zur Besserung von Appetit, Körpergewicht und Lebensqualität (A). Steroide sollten nur für kurze Zeitintervalle unter Abwägen von Nutzen und Nebenwirkungen eingesetzt werden. Bei Gestagenen ist das gesteigerte Thromboserisiko zu beachten. (C). Die Datenlage für den Einsatz von anderen Substanzen einschließlich Cannabinoiden und n-3-Fettsäuren (Eicosapentaensäure 2–4 g/d) ist bisher unzureichend [3, 5, 6].

Sterbephase

Kurz vor dem Lebensende benötigen die meisten Patienten nur minimale Mengen an Nahrung und wenig Wasser, um Hunger und Durst zu stillen (B). Eine künstliche Ernährung ist nicht erforderlich (B). Geringe Flüssigkeitsmengen (bis ca. 1000 ml/d) können helfen, durch Dehydratation induzierte Verwirrtheitszustände zu vermeiden (B). Im Krankenhaus oder zu Hause kann Flüssigkeit über dünne (z. B. 25G) Verweilkanülen subkutan infundiert werden und auch als Träger für die Gabe von Arzneimitteln dienen (C) [1, 5, 6].

Literatur

1. **Arends J.** Ernährung in der Palliativphase – eine (Kontra)-Indikation? In: Aulbert E, Klaschik E, Pichlmaier H (Hrsg): Beiträge zur Palliativmedizin, Band 4: Ernährung und Flüssigkeitssubstitution. Stuttgart: Schattauer, 2001: 14–23.

2. **Arends J.** Parenterale Ernährungstherapie. In: Link H, Bokemeyer C, Feyer P. (Hrsg). Supportivtherapie bei malignen Erkrankungen. Prävention und Behandlung von Erkrankungssymptomen und therapiebedingten Nebenwirkungen. Köln: Deutscher Ärzte-Verlag, 2006: 237–248.

3. **Arends J, Bodoky G, Bozzetti F, et al.** ESPEN Guidelines on Enteral Nutrition: Non-surgical oncology. Clin Nutr 2006; 25: 245–259.

4. **Arends J, Zürcher G, Dossett A, et al.** Leitlinie Parenterale Ernährung der DGEM: Nichtchirugische Onkologie. Aktuel Ernaehr Med 2007; 32, Suppl.1: S124–S133.

5. **Arends J, Zürcher G., Bodoky G, et al.** Nichtchirurgische Onkologie – enterale und parenterale Ernährung. In: Deutsche Gesellschaft für Ernährungsmedizin e.V (Hrsg.). DGEM-Leitlinien Enterale und Parenterale Ernährung, Kurzfassung. Stuttgart: Thieme, 2007: 51–56.

6. **Arends J, Zürcher G, Ahrens O.** Ernährung von Tumorpatienten gemäß DGEM- und ESPEN-Leitlinien. In: Deutsche Krebsgesellschaft (Hrsg.). Kurzgefaßte interdisziplinäre Leitlinien 2008, Empfehlungen zur Diagnostik und Therapie maligner Erkrankungen. München: Zuckschwerdt, 2008: 400–403.

7. **Arends J.** Mangelernährung bei Tumorpatienten. Ursachen, Diagnostik und Kodierung. Onkologe 2008, 14: 9–14.

8. **Lundholm K, Daneryd P, Bosaeus I, Körner U, Lindholm E.** Palliative nutritional intervention in addition to cyclooxygenase and erythropoietin treatment for patients with malignant disease: effects on survival, metabolism, and function. Cancer 2004, 100: 1967–1977.

9. **Weimann A, Braga M, Harsanyi L, et al.** ESPEN Guidelines on enteral nutrition: surgery including organ transplantation. Clin Nutr 2006; 25: 224–244.

10. **Weimann A, Ebener C, Hausser L, et al.** Leitlinie Parenterale Ernährung der DGEM: Chirurgie und Transplantation. Aktuel Ernaehr Med 2007; 32, Suppl.1: S114–S123.

18 Komplementäre und alternative Methoden

JUTTA HÜBNER

Einleitung

Die komplementäre Onkologie versteht sich als Ergänzung und Unterstützung der wissenschaftlich fundierten onkologischen Therapie und hat zwei Ziele:

» Milderung von Nebenwirkungen der antitumoralen Therapie
» Unterstützung des Patienten in dem Bemühen, einen eigenen Beitrag zur Therapie zu leisten

Komplementäre Substanzen sollten nach zwei Kriterien bewertet werden:

» Wirkung
» Sicherheitsaspekte (Nebenwirkungen, Interaktionen und potenzielle Wirkungsabschwächung der schulmedizinischen Therapie)

Wechselwirkungen können unter anderem über den Einfluss auf den Metabolismus, z. B. von Zytostatika, aber auch direkt in der Tumorzelle entstehen. Zum wichtigsten Enzym P450 3A4 s. S. 212.

Substanzen und Indikationen

Einzelsubstanzen und definierte Mischsubstanzen

Vitamine

Unter den Nahrungsergänzungsmitteln gehören Vitamine zu den am häufigsten verwendeten Substanzen. In der letzten Zeit häufen sich aber Untersuchungsergebnisse, die darauf hindeuten, dass eine langfristige Vitamineinnahme ungünstige Effekte mit Zunahme verschiedener Erkrankungen haben kann. Auch eine Zunahme von Karzinomen wurde beobachtet [14, 18, 23, 30, 41, 49, 52, 77, 87, 88, 98].

Bei Patienten, die mittel- oder langfristig nicht in der Lage sind, eine ausreichende Vitaminzufuhr über die Ernährung zu erreichen, ist eine physiologische Substitution erforderlich.

Bei magen- und darmoperierten Patienten ist eine Vitamin-B-12 Substitution notwendig, begleitend zu einer Chemotherapie mit Pemetrexed muss neben Vitamin B 12 auch Folsäure gegeben werden.

Zu beachten ist, dass die Antioxidanzien Vitamin A, C und E die Wirkung der Chemotherapeutika und der Strahlentherapie negativ beeinflussen können.

Studien zeigen, dass beim Prostatakarzinom die Gabe von Vitamin D die Wirkung einer Chemotherapie mit Docetaxel verstärken kann [10, 86]. Aktualisierte Auswertungen haben dies wieder infrage gestellt. Welche Bedeutung Vitamin D hat, sollte in weiteren klinischen Studien überprüft werden.

Bereits in den 70er Jahren wurde die Gabe von hochdosiertem Vitamin C empfohlen. Die damaligen klinischen Daten waren jedoch nicht überzeugend. Im Jahr 2006 wurde eine In-vitro-Arbeit publiziert, die eine tumorzellenabtötende Wirkung unter Schonung gesunder Zellen zeigt. Zur Vitamin-C-Infusionstherapie liegt eine Arbeit vor, die eine Verbesserung der Fatigue-Symptomatik nach Abschluss der Chemotherapie zeigt [115]. Eine zweite Arbeit konnte diesen positiven Effekt leider nicht bestätigen [49a].

❱❱ Vitamine sollten nur bei Mangelzuständen, die über eine Laboruntersuchung nachgewiesen wurden, substituiert werden. Eine Ausnahme könnte die Gabe von Vitamin D sein.

Selen

Selen ist ein lebensnotwendiges Spurenelement, dem eine Rolle im Rahmen der Krebsprävention zukommt [33]. Selen hat Einfluss auf die Differenzierung und Proliferation von Zellen und die Kontrolle der Zellteilung.

Sowohl In-vitro- als auch In-vivo-Daten bis hin zu ersten klinischen Studien zeigen, dass Selen bei einer Chemotherapie und einer Radiatio eine Wirkungsverstärkung an der Tumorzelle und einen Schutz der gesunden Zelle erreichen kann. Insbesondere die Toxizität von Platinderivaten, aber auch die Kardiotoxizität von Adriamycin scheinen günstig beeinflusst zu werden [29].

Die Dosisempfehlungen sind uneinheitlich. Während der Therapie werden 300 µg, an Therapietagen auch 500 bis 1000 µg gegeben (die für Gesunde empfohlene tägliche Aufnahme liegt bei 100 µg). Diese hohen Dosierungen sind für eine langfristige Therapie aber nicht geeignet.

❱❱ Eine Selentherapie kann begleitend zu einer Chemo- oder Radiotherapie empfohlen werden.

Zink

Das Spurenelement Zink ist bei der Genexpression und Zellproliferation von Bedeutung. Auch wesentliche Prozesse des Immunsystems, wie die Funktion der Natural-Killer-Zellen, sind unter anderem von Zink abhängig.

Höhere Zinkspiegel führen zu einer verminderten Wachstumsrate von Tumorzellen [106, 107]. In-vitro-Arbeiten legen jedoch nahe, dass Zink auch wachstumsfördernde Wirkungen haben kann [31, 53, 98].

❱❱ Derzeit kann eine Zink-Supplementierung nur bei nachgewiesenem Zinkmangel empfohlen werden.

Enzyme

Bei der begleitenden Enzymtherapie werden verschiedene Proteinasen bzw. Gemische daraus eingesetzt. Zu ihnen gehören Trypsin, Chymotrypsin, Bromelain und Papain. In-vitro- und tierexperimentelle Daten zeigen, dass sie antiödematöse, antiinflammatorische, antithrombotische und antimetastatische Eigenschaften haben. Die einzige klinische Arbeit bei Patienten mit Plasmozytom ergab in einer späteren Unterauswertung eine Überlebensverlängerung im Stadium III [90].

Positive Daten liegen auch zur Reduktion von Nebenwirkungen einer Chemotherapie [11] oder Strahlentherapie vor [32]. Im Gegensatz dazu zeigte eine Publikation sogar eine Zunahme der Nebenwirkungen bei einer komplementären Therapie mit Enzymen während einer Beckenbestrahlung [73]. (Zum Einsatz von Enzymen bei Mukositis und Ödemen s. S. 208 u. 211.)

❱❱ Enzyme können komplementär zur Chemo- und Strahlentherapie eingesetzt werden. Vermutlich reduzieren sie Entzündungsprozesse, ohne dass es zu einer Wirkungsabschwächung kommt. Aufgrund der Arbeit von *Martin* [73] sollten Enzyme jedoch nicht während einer Beckenbestrahlung gegeben werden.

Sekundäre Pflanzenstoffe

Die wichtigsten sekundären Pflanzenstoffe sind die Carotinoide, Glucosinolate, Monoterpene, Phytoöstrogene, Phytosterine, Polyphenole (Phenolsäure und Flavonoide), Proteaseinhibitoren, Saponine sowie die Sulfide. Sie enthalten Substanzen, die sowohl in der Primär- als auch in der Sekundär- und Tertiärprävention positive Eigenschaften haben.

Inbesondere für Curcumin, EGCG (Inhaltsstoff des grünen Tees), Quercetin und Resveratrol (Inhaltsstoff des Rotweins) liegen zahlreiche In-vitro- und erste tierexperimentelle Untersuchungen vor, die eine antitumorale Wirksamkeit belegen. Klinische Daten außerhalb der Prävention fehlen.

Erste klinische Studien mit Lycopin bei Patienten mit Prostatakarzinom und ansteigendem PSA-Wert nach Primärtherapie ergaben ein Sinken des PSA-Wertes [50, 109]. Es ist aber ungeklärt, ob Interaktionen auftreten und welche Dosierungen erforderlich sind.

Für Quercetin und Curcumin zeigen einige Daten auch mutagene Eigenschaften. [24, 34, 91].

) Sekundäre Pflanzenstoffe sind wesentliche Bestandteile einer gesunden Ernährung. Eine Einnahme in medikamentöser Form kann derzeit jedoch nicht empfohlen werden.

Glutathion

Glutathion ist eines der stärksten Antioxidanzien im Körper. In kleineren klinischen Untersuchungen wurde hauptsächlich auf die Abschwächung von Nebenwirkungen durch die gleichzeitige Gabe von Glutathion geachtet. Hierzu gehört der Nachweis einer verminderten Nephrotoxizität von Cisplatin [28, 67, 99]. In diesen kleinen Kohorten wurde keine Abschwächung der Wirksamkeit der Chemotherapie gezeigt. Gleiches gilt für eine Untersuchung mit dem Schwerpunkt Neuropathie unter Cisplatin [16] und bei oxaliplatinhaltigen Chemotherapien [17].

Allerding wurde in einer Reihe von In-vitro-Untersuchungen gezeigt, dass Tumorzellen mit einem höheren Gehalt an Glutathion resistent gegen Chemotherapeutika sind. Dies konnte auch klinisch bestätigt werden [47, 68, 75, 79, 83].

) Aufgrund der zu befürchtenden Wirkungsabschwächung sollte Glutathion während einer Chemo- oder Strahlentherapie nicht eingesetzt werden.

Bestimmte Indikationen
Immunstimulation

Neben der in Europa am häufigsten eingesetzten Misteltherapie werden Thymuspräparate, Peptidfraktionen aus verschiedenen Organen, Vitamine, Spurenelemente und zahlreiche andere Substanzen mit dem Ziel angeboten, das Immunsystem während der Chemo- oder Strahlentherapie zu unterstützen.

Mistel

In Deutschland werden von verschiedenen Herstellern unterschiedlich gewonnene Mistelextrakte angeboten, wobei zwischen standardisierten, auf einen bestimmten Lektingehalt eingestellten Präparationen und anthroposophisch bzw. homöopathisch konfektionierten Präparaten zu unterscheiden ist. Direkte Vergleiche liegen nicht vor. Die bisher publizierten Studien weisen überwiegend nur eine geringe Probandenzahl auf und genügen nicht den Anforderungen einer evidenzbasierten Medizin (Tab. 1).

Drei verschiedene Wirkungsmechanismen der Mistel werden diskutiert:

» Aktivierung des Immunsystems
» direkte antitumorale Wirkung
» Endorphinausschüttung

Aufgrund der bisher vorliegenden Studien ist eine abschließende Aussage, ob eine direkte antitumorale Wirkung zu erreichen ist, nicht möglich. Da einige In-vitro-Daten auch ein Tumorwachstum zeigen, sollte der langfristige Einsatz von Mistelpräparaten kritisch betrachtet werden.

Die Daten zur Aktivierung des Immunsystems können als zuverlässig bewertet werden, allerdings ist diese Immunstimulation unspezifisch. Eine dadurch vermittelte indirekte antitumorale Wirkung ist bisher nicht klinisch nachgewiesen wor-

den. Präklinische Daten führen zu Überlegungen, dass die Stimulation auch zu einer Toleranz des Immunsystems gegenüber den Tumorzellen führen könnte.

Eine ganze Reihe von Studien hat sich mit der Frage der Verbesserung der Lebensqualität auseinandergesetzt. Wie in einer Metaanalyse gezeigt wurde [35], weisen insbesondere die methodisch schwächeren Studien zum Teil auf positive Wirkungen der Misteltherapie hin, insbesondere in Bezug auf die Lebensqualität. Eine mögliche Erklärung ist neben dem psychologischen Effekt eine Endorphinausschüttung [48].

Dagegen konnte keine der methodisch befriedigenden Studien eindeutige positive Wirkungen in Bezug auf Lebensqualität, Überleben oder andere Parameter nachweisen [35, 101]. Damit konnte die Effektivität der Misteltherapie nicht nachgewiesen werden.

Thymus

In der Vergangenheit wurden unterschiedliche Thymuspräparate in kleineren tierexperimentellen Untersuchungen und wenigen klinischen Studien erprobt. Es liegen kleine Patientenserien mit zum Teil

Tab. 1: **Beispiele klinischer Studien zur Misteltherapie.**

Studien mit positiven Ergebnissen	Studien mit negativen Ergebnissen
Bronchialkarzinom [94]	Kopf-Halstumoren [102]
Mammakarzinom [65]	Gliom [63, 64]
unterschiedliche Tumorentitäten [44]	Harnblasenkarzinom [43]
hepatozelluläres Karzinom [70]	Nierenzellkarzinom [58]
kolorektales Karzinom [104]	Kolonkarzinom [7, 8]
	Melanom [59]

positiven Ergebnissen und Fallberichte vor. Diese Untersuchungen zeigen übereinstimmend positive Effekte auf das Immunsystem. Eine Auswirkung auf den Verlauf der Tumorerkrankung ergab sich jedoch nicht. [26, 71, 93].

Chinesische Pilze

In der traditionellen asiatischen Pflanzenheilkunde werden verschiedene essbare Pilze eingesetzt. Zu ihnen gehören: Kawartake (Coriolus versicolor), Maitake, Shiitake, Ganoderma lucidum, Shizophyllum commune. Diese Pilze enthalten unter anderem auf das Immunsystem wirkende Polysaccharide. Die meisten hierzu vorliegenden Publikationen mit Patientenzahlen unter 50 sind als Anwendungsbeobachtungen einzustufen. Mehrere Sammelpublikationen wurden veröffentlicht.

Immunologisch wird von einer Verbesserung der Leukozytenzahl unter einer Chemotherapie sowie von einer Zunahme der NK-Zellen berichtet. Autoren berichten von einer erhöhten Infiltration des Tumorgewebes durch Immunzellen [61, 78].

Bei Präparaten aus nicht geprüften Quellen ist eine Kontamination mit Pestiziden, Schwermetallen und anderen Beimischungen nicht auszuschließen.

Fazit: Immunstimulation

Für die oben im Einzelnen aufgeführten Substanzen konnten in ersten kleineren klinischen Studien, für Mistel- und Thymustherapie auch in größeren Patientenkollektiven eine immunstimulierende Wirkung belegt werden. Eine Aussage, ob hiermit der Verlauf einer Tumorerkrankung beeinflusst werden kann, ist bisher

nicht sicher möglich. Alle genannten Substanzen sollten aus diesen Gründen nur in einem engen zeitlichen Rahmen und unter sorgfältiger Abwägung von Pro und Kontra eingesetzt werden. Bei malignen Erkrankungen des Immunsystems wie Leukämie und Lymphomen ist der Einsatz von Immunstimulanzien kontraindiziert.

Eine komplementäre Therapie kann keinesfalls den leitliniengerechten Ersatz von Wachstumsfaktoren oder Antibiotika bei Patienten unter einer Chemo- oder Strahlentherapie ersetzen.

Übelkeit und Erbrechen

Zusätzlich zur Gabe von Antiemetika kommen der Einsatz von Cannabinoiden, Akupunktur und Akupressur sowie bestimmte Entspannungstechniken infrage. Jeweils eine positive Beobachtung liegt auch für Ingwer [72] und Selen [97] vor.

Bei der Akupunktur und Akupressur ist der meistverwendete Punkt P6. Eine Cochrane-Analyse fand 11 Studien. Insgesamt kommt es zu einer Reduktion von akutem Erbrechen durch Akupunktur und zu einer Verminderung der akuten Übelkeit durch Akupressur. Elektrostimulation zeigte keine Effekte [36].

In mehr als 30 Studien wurde die Rolle von Cannabinoiden bei der Therapie der Übelkeit untersucht. Ein Review aus dem Jahr 2001 zeigt, dass Cannabinoide effektiver in der Kontrolle der Emesis bei mild bis moderat emetogenen Chemotherapien ist als Metoclopramid [106].

Die regelmäßige Durchführung von Entspannungstechniken, Imagination und Hypnose kann die Häufigkeit von Übelkeit und Erbrechen vermindern [96].

» Zur komplementären Begleittherapie bei Übelkeit und Erbrechen stehen neben Ingwer, Selen und Cannabinoiden [66, 72, 97, 106] während einer Chemotherapie Akupunktur, Akupressur und psychotherapeutische Verfahren zur Verfügung. Sie geben dem Patienten die Möglichkeit, selbst zur Symptomkontrolle beizutragen.

Auf keinen Fall können komplementäre Methoden eine leitliniengerechte antiemetische Begleitmedikation ersetzen.

Mukositis

Das klassische Phytotherapeutikum zur Behandlung der Mukositis ist die *Kamille*, für die außerhalb von Tumorerkrankungen eine Reihe von Untersuchungen vorliegt.

Das ätherische Öl von *Salbei* wirkt antibakteriell, fungizid und virostatisch. Gerbstoffe wirken entzündungshemmend. Als wässriger oder alkoholischer Auszug (Salbeitinktur) wird Salbei für Mundspülungen, Pinselungen und zum Gurgeln eingesetzt.

In einem Cochrane-Review wurde die Prävention der oralen Mukositis unter Chemo- oder Strahlentherapie beurteilt. Die Autoren kommen zu der Schlussfolgerung, dass *hydrolytische Enzyme* die moderate und schwere Mukositis günstig beeinflussen [112].

Glutamin ist ein wesentlicher Nahrungsstoff für die Enterozyten. Regelmäßige Mundspülungen mit Glutamin bei Patienten mit Mukositis während einer Chemotherapie bzw. Hochdosis-Chemotherapie führten zu einer signifikanten Verminderung im Vergleich zur Plazebogabe [4, 5, 20, 85, 95]. Dagegen zeigten zwei randomisierte Phase-III-Studien bei Patienten unter 5-FU keinen signifikanten Unterschied [51, 82]. Bei der Strahlentherapie scheint Glutamin eine positive Wirkung entfalten zu können. [2, 19]. Aufgrund einer In-vitro-Beobachtung zur Resistenz von Tumorzellen unter Glutamin müssen hier noch weitere Studien vor einer Empfehlung gefordert werden.

Vitamin-E-Spülungen führten in zwei Studien zu einer Verringerung der Mukositis [39, 110].

» Mundspülungen mit Kamille, Salbei oder Vitamin-E-Öl können hilfreich sein und den Patienten bereits prophylaktisch empfohlen werden.

Polyneuropathie

Die Polyneuropathie unter platinhaltiger Therapie oder Taxanen stellt eine wesentliche Beeinträchtigung der Lebensqualität dar und erzwingt häufig Abbrüche erfolgreicher Therapien. Erste Daten belegen eine potenzielle schützende Wirkung von *Glutamin* [103, 108, 111] und *Glutathion* [6, 17, 84].

Bei beiden Substanzen ist eine Wirkungsabschwächung möglich, gleiches gilt für *Vitamin E*.

» Zur komplementären Prophylaxe der Polyneuropathie kann derzeit keine Substanz empfohlen werden.

Fatigue

Fatigue (Erschöpfung) ist eine Erscheinung bei Tumorpatienten, die immer noch nicht in allen Einzelheiten verstanden wird. Vermutlich handelt es sich um komplexe Zytokinwirkungen. Ursachen wie z. B. eine Anämie oder Hypothyreose sollten ausgeschlossen bzw. entsprechend behandelt werden. Zur naturheilkundlichen Therapie kommen *Carnitin* [25],

Co-Enzym Q10 und *Ginseng* [9, 57] infrage. Dass die komplementäre Gabe von Coenzym-Q10 kritisch zu sehen ist, zeigt eine Arbeit, bei der im Tierexperiment der Effekt einer Strahlentherapie durch die gleichzeitige Gabe von Coenzym-Q10 signifikant erniedrigt wurde [69]. Zur Vitamin-C-Therapie liegen, wie am Anfang dieses Kapitels ausgeführt, widersprüchliche Studien vor.

» Aufgrund der bisher vorliegenden Daten sind Carnitin und Ginseng die vielversprechendsten komplementären Substanzen zur Behandlung der Fatigue. Es sollte beachtet werden, dass Ginseng an den Östrogenrezeptor bindet und deshalb bei rezeptorpositiven Mammakarzinomen nicht eingesetzt werden sollte. Angesichts fehlender anderer Therapiemöglichkeiten ist ein versuchsweiser Einsatz nach Abschluss der Therapie gerechtfertigt.

Kachexie

Mögliche Ursachen einer Anorexie oder Kachexie bei Tumorpatienten sind die verminderte Nahrungsaufnahme im Rahmen von Passagestörungen und Mukositiden, Inappetenz, Übelkeit und Erbrechen. Darüber hinaus werden veränderte Stoffwechselvorgänge und Wirkungen von Zytokinen diskutiert.

Eine sich entwickelnde Mangelernährung sollte frühzeitig durch ausführliche Diätberatung, ggf. Einsatz hochkalorischer Getränke, Untermischung geschmacksneutraler Kohlenhydrate (Maltodrexin) und Fettanreicherung behandelt werden.

Naturheilkundlich werden Omega-3-Fettsäuren und Cannabinoide eingesetzt.

Ein Review aus dem Jahr 2007 schließt 17 Studien ein, davon acht nach Angaben der Autoren von hoher Qualität. Demnach sind *Omega-3-Fettsäuren* für Karzinompatienten mit Gewichtsverlust von Vorteil. Indiziert seien sie bei Tumoren des oberen Magen-Darm-Traktes und Pankreas. Es komme zu Gewichtszunahme, Steigerung des Appetits, verbesserter Lebensqualität und verminderter postoperativer Morbidität. Die empfohlene Dosis liegt bei über 1,5 g pro Tag [22].

Dagegen kommt ein Cochrane-Review nach Auswertung von fünf Studien zu der Schlussfolgerung, dass es keine ausreichenden Daten gibt, um den Vorteil von Omega-3-Fettsäuren gegenüber Plazebo zu belegen [27].

Die Problematik wird in einer randomisierten Doppelblindstudie deutlich. Zunächst ergab die Analyse keinen Unterschied der beiden Gruppen. Eine retrospektive Auswertung nach den tatsächlich eingenommenen Nahrungssupplementen zeigte jedoch, dass Patienten, die die Kapseln wirklich eingenommen hatten, einen Gewichtsanstieg erzielt hatten [37].

Es wird diskutiert, ob Omega-3-Fettsäuren auch einen positiven Effekt auf den Verlauf einer Tumorerkrankung mit Wachstumshemmung haben könnten. Hierfür liegen jedoch noch nicht genügend Daten vor.

Cannabis kann über den Rezeptor CB1 eine Stimulation des Appetits bewirken. Eine Gewichtszunahme konnte jedoch bisher nicht sicher belegt werden [46]. Klinische Studien bei Karzinompatienten nicht liegen vor. Im Review von *Yavuzsen* [114] wird deshalb der Einsatz als nicht ausreichend belegt angesehen.

» Die Beeinflussung der Kachexie bei Tumorpatienten setzt vor allen Dingen eine intensive ernährungsmedizinische Begleitung voraus. Ein naturheilkundlicher Einsatz von Omega-3-Fettsäuren kann versucht werden.

Hepatoxizität

Silymarin (Mariendistel) wird bei toxischen Leberschäden und zur Unterstützung bei chronisch entzündlichen Lebererkrankungen eingesetzt. Die mittlere Tagesdosis liegt bei 200–400 mg Silymarin. Klinische Untersuchungen deuten auf eine positive Wirkung bei Zirrhose hin [38, 92]. Untersuchungen zur Wirksamkeit bei Hepatotoxizität von Chemotherapeutika liegen nicht vor.

» Die Daten zur positiven Wirkung von Silymarin in der Onkologie sind unzureichend. Auf der anderen Seite ist das Interaktionspotenzial von Silymarin als relativ gering einzustufen, so dass man dem Wunsch des Patienten nach einer natürlichen unterstützenden Therapie der Leber nachkommen kann.

Klimakterische Beschwerden

Bei Patientinnen mit Malignomen können durch Operationen, Chemotherapie, Bestrahlung und ggf. antihormonelle Therapie menopausale Beschwerden ausgelöst werden. Eine naturheilkundliche Therapie dieser Beschwerden sollte nicht nur wirksam, sondern auch sicher sein, was insbesondere bei hormonabhängigen Tumoren zu beachten ist. Grundsätzlich werden gegen menopausale Beschwerden Phytoöstrogene, phytoöstrogenfreie Phytotherapeutika sowie Homöopathie, Verhaltenstherapie, Entspannungsverfahren und Akupunktur diskutiert.

Aufgrund der phytoöstrogenen Wirkungen ist der Einsatz von Isoflavonen wie Genistein kontraindiziert. Gleiches gilt für Rotklee und Angelica sinensis. *Salbei* wird häufig gegen Hitzewallungen bei postmenopausalen Patientinnen empfohlen. Kontrollierte Studien zur Effektivität liegen nicht vor.

Traubensilberkerze (Cimicifuga) wurde zunächst als Phytoöstrogen eingestuft, neuere Analysen weisen jedoch auf eine SERM-artige Wirkung hin. Die Sicherheit beim Mammakarzinom wurde in größeren Fallserien belegt. Drei Übersichtsarbeiten kommen zu dem Schluss, dass eine Wirksamkeit von Cimicifuga bei Hitzewallungen möglich ist [42, 45, 62]. Zwei Reviews, das eine von sechs doppelblind randomisierten klinischen Studien, das andere eine weniger selektive Zusammenfassung von 32 Arbeiten, kommen zu dem Schluss, dass ein Effekt von Cimicifuga nicht eindeutig nachgewiesen ist [12, 54].

In mehreren Studien wurde die Wirksamkeit von *Akupunktur* oder *Elektroakupunktur* gezeigt [21, 80, 89, 113].

» Die Studienlage für Salbei ist unzureichend. Da keine Beeinflussung von Rezeptoren vorliegt, kann aber ein individueller Therapieversuch unternommen werden.

» Traubensilberkerzenextrakt führt bei einem Teil der Patientinnen zu einer Verbesserung der klimakterischen Beschwerden und kann als sicher gelten.

» In Einzelfällen kann auch Akupunktur als interaktionsfreies Verfahren sinnvoll sein.

Lymphödem

Ein Lymphödem kann bei Patienten mit Karzinomen als Folge der Tumorerkrankung (Abflussstörung, Zerstörung von lymphatischem Gewebe), der Therapie (Operation, Strahlentherapie) oder im weiteren Verlauf, insbesondere nach zusätzlichen Verletzungen und Überlastungen, auftreten. Gezielte Belastungen, z. B. im Rahmen von krankengymnastischen Übungen und Sport unter Anleitung erfahrener Therapeuten, stellen aber kein erhöhtes Risiko dar.

Zur *Selentherapie* bei strahlentherapieassoziierten Lymphödemen liegen mehrere Untersuchungen vor. Sie ergaben signifikante Verbesserungen und eine Reduktion der Inzidenz von Erysipelen [13, 55, 56, 76].

Die langfristigen Folgen des Lymphödems bei Patientinnen mit Mammakarzinom wurden in einigen Berichten durch die Gabe von *Enzymen*, begleitend zur konventionellen Therapie, verbessert [1, 60, 74].

❱❱ Wesentliches Therapieelement beim Lymphödem ist die regelmäßige Lymphdrainage bzw. bei ausgeprägteren Ödemen die komplexe Entstauungstherapie mit Drainage und Kompression. Begleitend kann ein Therapieversuch mit Selen und Enzymen unternommen werden.

Schmerz

In der Naturheilkunde stehen verschiedene Mittel für die Schmerztherapie zur Verfügung, die hauptsächlich bei leichten rheumatischen Beschwerden eingesetzt werden. Hierzu gehören unter anderem *Weidenrindenextrakt (Salicylsäure)* und *Teufelskralle*. Diese Substanzen wurden bisher nicht spezifisch bei Tumorpatienten untersucht.

In mehreren plazebokontrollierten Doppelblindstudien konnte gezeigt werden, dass *Cannabinoide* bei Karzinompatienten analgetische Effekte haben, vergleichbar dem Kodein. Höhere Dosierungen führen allerdings zu Somnolenz, Ataxie und Visusstörungen, so dass eine Dosissteigerung zur Verbesserung des analgetischen Effektes oft nicht möglich ist [81, 100].

Mittels *Akupunktur* konnten in zahlreichen Studien Schmerzen positiv beeinflusst werden. Die Studienqualität ist allerdings meist gering. Ein Review aus dem Jahr 2005 schließt sieben Studien ein, hiervon eine mit guter Studienqualität. In ihr wurde eine signifikante Verbesserung der Schmerzen erreicht [3].

Ein Review aus dem Jahre 1989 zur Frage des Einflusses von *Entspannungstherapie* auf chronischen Schmerz enthält zwei Tumorschmerz-Studien, die eine signifikante Linderung der Schmerzen zeigen[15].

❱❱ Leichte Schmerzen im Bewegungsapparat, z. B. unter antihormoneller Therapie, können mit einer pflanzenheilkundlichen Therapie behandelt werden.

❱❱ Im individuellen Fall kann auch bei Tumorschmerzen ein begleitender Versuch mit Cannabinoiden und Akupunktur unternommen werden. Entspannungsverfahren haben in der umfassenden Therapie von Tumorpatienten eine wesentliche Bedeutung. Keine dieser Methoden kann aber eine umfassende Schmerztherapie des Tumorpatienten mit frühem Einsatz von Opioiden und Koanalgetika ersetzen.

Übersicht: Interaktionen an Cytochrom P450 3A4/3A5

Über CYP 3A4/3A5 verstoffwechselte Zytostatika

Bexaroten, Bortezomib, Busulfan, Ciclosporin, Cisplatin, Cyclophosphamid, Cytarabin, Dasatinib, Docetaxel, Doxorubicin, Erlotinib, Etoposid, Exemestan, Flutamid, Fulvestrant, Gefitinib, Ifosfamid, Imatinib, Irinotecan, Lapatinib, Medroxy-Progesteronacetat, Paclitaxel, Sorafenib, Sunitinib, Tacrolimus, Tamoxifen, Tagretin, Tenoposid, Thiotepa, Tipifamib, Topotecan, Trabectedin, Vinblastin, Vincristin, Vindesin, Vinorelbin, 9-cis-Retinolsäure

Inhibitoren von CYP 3A4/3A5 unter komplementärmedizinisch eingesetzten Stoffen

Allicin, Baldrian, Berberin (Gelbwurzel), Boswellia, Capsaicin, Cimetidin, Curcumin, EGCG, Echinacin, Essiac, Flavonoide, Gammalinolensäure, Genistein, Gingko, Ginseng, Grapefruitsaft, Hopfen, KavaKava, Kamille, Silibinin, Silymarin, Naringin, PC-SPES, Quercetin (kurfristig), Tangeritin, Traubenkernöl, Uncaria tormentosa

Induktoren von CYP 3A4/3A5 unter komplementärmedizinisch eingesetzten Stoffen

Carotin, Echinacin, Glycyrrhiza glabra, Ginkgo, Ginseng, Grapefruitsaft, Ingwer, Johanniskraut, Kava Kava, Knoblauch, Lakritz, Quercetin, Retinol, Rooibos, Rutin, Vitamin C, Vitamin E

Literatur

1. **Adamek J, et al.** Enzyme therapy in the treatment of lymphedema in the arm after breast carcinoma surgery. Rozhl Chir 1997; 76: 203–204.
2. **Algara M, et al.** Prevention of radiochemotherapy-induced esophagitis with glutamine, results of a pilot study. Int J Radiat Oncol Biol Phys 2007; 69: 342–349.
3. **Alimi D, et al.** Analgesic effect of auricular acupuncture for cancer pain. J Clin Oncol 2003; 21: 4120–4126.
4. **Anderson MP, et al.** Oral glutamine reduces the duration and severity of stomatitis after cytotoxic cancer chemotherapy. Cancer 1998; 83: 1433–1439.
5. **Aquino VM, et al.** A double-blind randomized placebo-controlled study of oral glutamine in the prevention of mucositis in children undergoing hematopoietic stem cell transplantation, Bone Marrow Transplant 2005; 36: 611–616.
6. **Argyrioum AA, et al.** Vitamin E for prophylaxis against chemotherapy –induced neuropathy. Neurology 2005; 64: 26–31.
7. **Bar-Sela G, et al.** Abnoba-viscum. Med Oncol 2004; 21: 251–254.
8. **Bar-Sela G, et al.** Reducing malignant ascites accumulation by repeated intraperitoneal adminitrations of a viscum album extract. Anticancer Res 2006; 26: 709–713.
9. **Barton DL, et al.** Prospective evaluation of vitamin E for hot flashes in breast cancer survivors. J Clin Oncol 1998; 16: 495–500.
10. **Beer TM, et al.** Double-blinded randomized study of high-dose calcitriol plus docetaxel compared with placebo plus docetaxel in androgen-independent prostate cancer, Report from the Ascent Investigators. J Clin Oncol 2007; 25: 669–674.
11. **Beuth J, et al.** Impact of complementary oral enzyme application on the postoperative treatment results of breast cancer patients. Cancer Chemother Pharmacol 2001; 47: 45–54.
12. **Borrelli F, Ernst E.** Black cohosh (Cimicifuga racemosa) for menopausal symptoms: A systematic review of its efficacy. Pharmacol Res 2008; 58: 8–14.
13. **Bruns F, et al.** Selenium in the treatment of head and neck lymphedema. Med Princ Pract 2004; 13: 185–190.
14. **Brzozowska A, et al.** Supplement use and mortality: the SENECA study. Eur J Nutr 2008; 47: 131–137.

15. **Carroll D, et al.** Relaxation for the relief of chronic pain, J Adv Nurs 1998; 27: 476–487.
16. **Cascinu S, et al.** Neuroprotective effect of reduced glutathione on cisplatin-based chemotherapy in advanced gastric cancer. J Clin Oncol 1995; 13: 26–32.
17. **Cascinu S, et al.** Neuroprotective effect of reduced glutathione on oxaliplatin-based chemotherapy in advanced colorectal cance. J Clin Oncol 2002; 20: 3478–3483.
18. **Chen TX, et al.** Concentration dependent promotin effects of sodium L-ascorbate with the same total dose in a rat two-stage urinary bladder carcinogenesis. Cancer Lett 1999; 146: 67–71.
19. **Cherchietti MD, et al.** Double-blinded, placebo-controlled trial on intravenous L-alanyl-L-glutamine in the incidence of oral mucositis following chemoradiotherapy in patients with head-and-neck cancer. Int J Radiat Oncol Biol Phys 2006; 65: 1330–1337.
20. **Choi EJ, et al.** Pro-apoptotic effect and cytotoxicity of genistein and genistin in human ovarian cancer SK-OV-3 cells. Life Sci 2007; 80: 1403–1408.
21. **Cohen SM, et al.** Can acupuncture ease the symptoms of menopause? Holist Nurs Pract 2003; 17: 95–99.
22. **Colomer R, et al.** N-3 fatty acids, cancer and cachexia. Br J Nutr 2007; 97: 823–831.
23. **Cook NR, et al.** A randomized factorial trial of vitamin C and E and beta carotene in the secondary prevention of cardiovascular events in women – results from the women's antioxidant cardiovascular study. Arch Intern Med 2007; 167: 1610–1618.
24. **Crebelli R, et al.** Urinary and faecal mutagenicity in Sprague-Dawley rats dosed with the food mutagen quercetin and rutin. Food Chem Toxicol 1987; 26: 9–15.
25. **Cruciani RA, et al.** L-carnitine supplementation for the treatment of fatigue and depressed mood in cancer patients with carnitine deficiency. Ann NY Acad Sci 2004; 1033: 168–176.
26. **Denaro A, et al.** Immunologic study on patients with head and neck cancer treated with thymopentin associated with surgery, chemotherapy and radiotherapy. Acta Otorhinolaryngol Ital 1994; 14; 611–625.
27. **Dewey A, et al.** Eicosapentaenoic acid for the treatment of cancer cachexia. Cochrane Database Syst Rev 2007; CD004597.
28. **Di Re F, et al.** High-dose cisplatin and cyclophosphamide with glutathione in the treatment of advanced ovarian cancer. Ann Oncol 1993; 4: 55–61.
29. **Dimitrov NV, et al.** Abrogation of adriamycin-induced cardiotoxicity by selenium in rabbits, Am J Pathol 1987; 126: 376–383.
30. **Ding EL, et al.** Interaction of extrogen therapy with calcium and vitamin D supplementation on colorectal cancer risk: reanalysis of Women's Health Initiative randomized trial. Int J Cancer 2008; 122: 1690–1694.
31. **Donadelli M, et al.** Zinc depletion efficiently inhibits pancreatic cancer cell growth by increasing the ratio of antiproliferative/proliferative genes. J Cell Biochem 2008; 104: 202–212.
32. **Dörr W, et al.** Efficacy of Wobe-Mugos® E for reduction of oral mucositis after radiotherapy. Strahlenther Onkol 2007; 183: 121–127.
33. **Duffield-Lillico AJ, et al.** Selenium supplementation and secondary prevention of nonmelanoma skin cancer in a randomized trail, J Natl Cancer Inst 2004; 96: 333–334.
34. **Duthie SJ, et al.** The effect of dietary flavonoids on DNA damage (strand breaks and oxidised pyrimidines) and growth in human cells. Mutat Res 1997; 390: 141.
35. **Ernst E, et al.** Mistletoe for cancer ? Int J Cancer 2003; 107: 262–267.
36. **Ezzo JM, et al.** Acupuncture-point stimulation for chemotherapy-induced nausea or vomiting. Cochrane Database Syst Rev 2006; CD002285.
37. **Fearon KC, et al.** Effect of a protein and energy dense n-3 fatty acid enriched oral supplement on loss of weight and lean tissue in cancer cachexia. Gut 2003; 52: 1479–1486.
38. **Ferenci P, et al.** Randomized controlled trail of silymarin treatment in patients with cirrhosis of the liver. J Hepatol 1989; 9: 105–113.
39. **Ferreira PR, et al.** Protective effect of alpha-tocopherol in head and neck cancer radiation-induced mucositis Head Neck 2004; 26: 313–321.
40. **Geissbuhler P, et al.** Circulating concentrations of folate and vitamin B12 in relation to prostate cancer risk: results from the European Prospective Investigation into Cancer and Nutrition study. Cancer Epidemiol Biomarkers Prev 2008; 17: 279–285.
41. **Geissbuhler P, et al.** Elevated serum vitamin B12 levels associated with CRP as a predictive factor of tumorprogression in palliative care cancer patients: a prospective study over four years. J Pain Symptom Management 2000; 20: 93–103.

213

42. **Geller SE, et al.** Botanical and dietary supplements for menopausal symptoms. J Womens Health 2005; 14: 634–649.

43. **Goebell PJ, et al.** Evaluation of an unconventional treatment modality with mistletoe lectin to prevent recurrence of superficial bladden cancer. J Urol 2002; 168: 72–75.

44. **Grossarth-Maticek R, et al.** Use of Iscador®, an extract of European mistletoe (Viscum album) in cancer treatment: prospective nonrandomized and randomized matched-pair stuies nested within a cohort study. Altern Ther Health Med 2001; 7: 57–78.

45. **Haimov-Kochman R, et al.** Hot flashes revisited: pharmacological and herbal options for hot flashes management. Acta Obstet Gynecol Scand 2005; 84: 972–979.

46. **Hall W, et al.** Cannabinoids and cancer: causation, remediation and palliation. Lancet Oncology 2005; 6: 35–42.

47. **Han XQ, et al.** Effect of decreased GSH on sensitivity of breast cancer cells to ADM, Sichuan Da Xue Xue Bao Yi Xue Ban 2007; 38: 770–774.

48. **Heiny BM, et al.** Mistletoe extract standardized for the galactoside-specific lectin [ML-1] induces beta-endorphin release and immunopotentiation in breast cancer patients. Anticancer Res 1994; 14: 1339.

49. **Hercberg S, et al.** Antioxidant supplementation increases the risk of skin cancers in women but not in men. J Nutr 2007; 137, 2098–2105.

49a. **Hoffer LJ, et al.** Phase I clinical trial of i.v. ascorbic acid in advanced malignancy. Ann Oncol 2008; 19: 1969–1974.

50. **Jatoi A, et al.** A tomato-based, lycopene-containing intervention for androgen-independent prostate cancer, results of a phase II study from the North Central Cancer Treatment Group. Urology 2007; 69: 289–294.

51. **Jebb SA, et al.** 5-Fluorouracil and folinic acid-induced mucositis. Br J Cancer 1994; 70: 732–735.

52. **Johansson M, et al.** Circulating concentrations of folate and vitamin B12 in relation to prostate cancer risk: results from the European Prospective Investigation into Cancer and Nutrition study. Cancer Epidemiol Biomarkers Prev 2008; 17: 279–285.

53. **Kagara N, et al.** Zinc and its transporter ZIP10 are involved in invasive behaviour of breast cancer cells Cancer Sci 2007; 98: 692–697.

54. **Kanadys WM, et al.** Efficacy and safety of Black cohosh (Actaea/Cimicifuga racemosa) in the treatment of vasomotor symptoms-review of clinical trials. Ginekol Pol 2008 Apr;79(4):287–296.

55. **Kasseroller RG, et al.** Sodium selenite as prophylaxis against erysipelas in secondary lymphedema. Anticancer Res 1998; 18: 2227–2230.

56. **Kasseroller RG, et al.** Treatment of secondary lymphedema of the arm with physical decongestive therapy and sodium selenite. Am J Ther 2000; 7: 273–279.

57. **Kim JH, et al.** Effects of sun ginseng on subjective quality of life in cancer patients, a double-blind, placebo-controlled pilot trial. J Clin Pharm Ther 2006; 31: 331–334.

58. **Kjaer M, et al.** Mistletoe therapy in stage IV renal adenocarcinom. Acta Oncol 1989; 28: 489–494.

59. **Kleeberg UR, et al.** Final result of the EORTC 8871/DKG 80-1 randomised phase II trial. Eur J Cancer 2004; 40: 390–402.

60. **Korpan MI, et al.** Wobenzyme and diuretic therapy in lymphedema after breast operation Wien Med Wschr 1996; 146: 67–72.

61. **Kosaka A, et al.** Synergistic action of lentinan with endocrine therapy of breast cancer in rats and humans, Gan to Kagaku Ryoho 1987; 14: 516–522.

62. **Kronenberg F, et al.** Complementary and alternative medicine for menopausal symptoms, a review of randomized, controlled trials. Complementary Alternative Medicine Series 2002; 137: 805–813.

63. **Lenartz D, et al.** Survival of glioma patients after complementary treatment. Anticancer Res 2000; 20: 2073–2076.

64. **Lenartz D, et al.** Überlebenszeit von Gliompatienten nach komplementärer Behandlung mit galaktosidspezifischem Lektin aus der Mistel. Wissenschaft & Forschung 2001; 33: 1–5.

65. **Leroi R.** Postoperative Viscum album therapy after surgery of breast neoplasms. Helv Chir Acta 1977; 44: 403–414.

66. **Levine ME, et al.** Protein and ginger for the treatment of chemotherapy-induced delayed nausea. J Altern Complement Med 2008; 14: 545–551.

67. **Locatelli MC, et al.** A phase II study of combination chemotherapy in advanced ovarian carcinoma with cisplatin and cyclophosphamide plus reduced glutathione as potential protective

agent against cisplatin toxicity. Tumori 1993; 79: 37–39.

68. **Lu M, et al.** Dietary linolenic acid intake is poitively associated with five-year change in eye lens nuclear density. J Am Coll Nutr 2007; 26: 133–140.

69. **Lund EL, et al.** Effect of radiation therapy on small-cell lung cancer ist reduced by ubiquinone intake. Folia Microbiol (Praha) 1998; 43: 505–506.

70. **Mabed M, et al.** Phase II study of viscum fraxini-2 in patients with advanced hepato-cellular carcinoma. Br J Cancer 2004; 90: 65–69.

71. **Mallmann P, et al.** The effect of adjuvant combined chemo/immunotherapy on immu-nological parameters and clinical course in pa-tients with breast carcinoma, Zentralbl Gynäkol 1991; 113: 697–706.

72. **Manusirivithaya S, et al.** Antiemetic effect of ginger in gynecologie oncology patients re-ceiving cisplatin. Int J Gynecol Cancer 2004; 14: 1063–1069.

73. **Martin T, et al.** Does prophylactic treatment with proteolytic enzymes reduce acute toxicity of adjuvant pelvic irradiation? Radiother Oncol 2002; 65: 17–22.

74. **May C, et al.** Randomized open controlled clinical study on the efficacy and tolerance of an oral enzyme preparation in lymphadenec-tomy patients. Intern J Immunother 2001; 17: 149–152.

75. **Menar S, et al.** Bcl-2 and glutathione depletion sensitizes B16 meloma to combination therapy and eliminates metastatic disease. Clin Cancer Res 2007; 13: 2658–2666.

76. **Micke O, et al.** Selenium in the treatment of radiation-associated secondary lymphedema. Int J Radiat Oncol Biol Phys 2003; 56: 40–49.

77. **Miller ER, et al.** Meta-analysis, high-dosage vitamin E supplementation may increase all-cause mortality. Ann Intern Med 2005; 142: 37–46.

78. **Nakano T, et al.** Antitumor activity of Lang-erhans cells in radiation therapy for cervical cancer and its moudlation with SPG administra-tion. In vivo 1993; 7: 257–263.

79. **Narang VS, et al.** Sulfasalazine-induced reduc-tion of glutathione levels in breast cancer cells. Chemotherapy 2007; 53: 210–217.

80. **Nedstrand E, et al.** Applied relaxation and oral estradiol treatment of vasomotor symptoms in postmenopausal women Maturitas 2005; 51: 154–162.

81. **Noyes R, et al.** The analgesic properties of delta-9-tetrahydrocannabinol and codeine, Clin Pharmacol Ther 1975; 18: 84–89.

82. **Okuno SH, et al.** Phase III controlled evalu-ation of glutamine for decreasing stomatitis in patients receiving fluorouracil (5-FU)-based chemotherapy. Am J Clin Oncol 1999; 22: 258–261.

83. **Osbild S, et al.** Resistance to cisplatin and adriamycin is associated with the inhibition of glutathione efflux in MCF-7-derived cells. An-ticancer Res 2006; 26: 3595–3600.

84. **Pace A, et al.** Neuroprotective effect of vita-min E supplementation in patients treated with cisplatin chemotherapy. J Clin Oncol 2003; 21: 927–931.

85. **Peterson DE, et al.** Randomized, placebo-controlled trial of Saforis for prevention and treatment of oral mucositis in breast cancer pa-tients receiving anthrycycline-based chemo-therapy. Cancer 2007; 109: 322–331.

86. **Petrioli R, et al.** Weekly high-dose calcitriol and docetaxel in patients with metastatic hor-mone-refractory prostrate cancer previously exposed to docetaxel. BJU Int 2007; 100: 775–779.

87. **Philips N, et al.** Reciprocal effects of ascorbate on cancer cell growth and the expression of matrix metalloproteinases and transforming growth factor-beta. Cancer Lett 2007; 256: 49–55.

88. **Plummer M, et al.** Chemoprevention of pre-cancerous gastric lesions with antioxidant vita-min supplementation. J Natl Cancer Inst 2007; 99: 137–146.

89. **Porzio G, et al.** Acupuncture in the treatment of menopause-related symptoms in women tak-ing tamoxifen. Tumori 2002; 88: 128–130.

90. **Sakalova A, et al.** Retrolective cohort study of an additive therapy with an oral enzyme preparation in patiens with multiple myeloma. Cancer Chemother Pharmacol 2001; 47, Suppl. 1: 38–44.

91. **Sakano K, et al.** Metal-mediated DNA dam-age induced by curcumin in the presence of human cytochrome P450 isozymes. Arch Bio-chem Biophys 2002; 405: 223–230.

92. **Saller R, et al.** The use of silymarin in the treatment of liver diseases. Drugs 2001; 61: 2053–2063.

93. **Salvati F, et al.** Combined treatment with thymosin-alpha1 and low-dose interferon-alpha after ifosamide in non-small cell lung cancer. Anticancer Res 1996; 16: 1001–1004.

94. **Salzer G, et al.** Prevention of recurrence of brandical carcinomas after surgery. Onkologie 1978; 1: 264–267.
95. **Savarese DM, et al.** Prevention of chemotherapy and radiation toxicity with glutamine. Cancer Treat Rev 2003; 29: 501–513.
96. **Sharma R, et al.** Management of chemotherapy-induced nausea, vomiting, oral mucocitis, and diarrhoea Lancet Oncol 2005; 6: 93–102.
97. **Sieja K, et al.** Selenium as an element in the treatment of ovarian cancer in women receiving chemotherapy. Gynecol Oncol 2004; 93: 320–327.
98. **Slatore CG, et al.** Long-term use of supplement multivitamins, vitamin C, vitamin E, and folate does not reduce the risk of lung cancer. Am J Respir Crit Care Med 2008; 177: 524–530.
99. **Smyth JF, et al.** Glutathione reduces the toxicity and improves quality of life of women diagnosed with ovarian cancer treated with cis-platin. Ann Oncol 1997; 8: 569–573.
100. **Staquet M, et al.** Effect of a nitrogen analog of tetrahydrocannabinol on cancer pain, Clin Pharmacol Ther 1978; 23: 397–401.
101. **Steuer-Vogt MK, et al.** Influence of ML-1 standardized mistletoe extract on the quality of life in head and neck cancer patients. HNO 2006; 54: 277–286.
102. **Steuer-Vogt MK, et al.** The effect of an adjuvant mistletoe treatment programme in resected head and neck cancer patients. Eur J Cancer 2001; 37: 9–11.
103. **Stubblefield MD, et al.** Glutamine as a neuroprotective agent in high-dose paclitaxel-induced peripheral neuropathy. Clin Oncol 2005; 17: 271–276.
104. **Stumpf C, et al.** Retrospektive Untersuchung zur Therapie mit Mistelextrakten bei Patienten mit kolorektalem Karzinom. Dt Zschr f Onkol 2007; 39: 12–22.
105. **Sun SL, et al.** Free Zn(2+) enhances inhibitory effects of EGCG on the growth of PC-3 cells. Mol Nutr Food Res 2008; 52: 465–471.
106. **Tramer MR, et al.** Cannabinoids for control of chemotherapy induced nausea and vomiting, quantitative systematic review. Br Med J 2001; 323: 1–8.
107. **Uzzo RG, et al.** Zinc inhibits nuclear factor-kappa B activation. Clin Cancer Res 2002; 8: 3579–3583.
108. **Vahdat L, et al.** Reduction of paclitaxel-induced peripheral neuropathy with glutamine. Clin Cancer Res 2001; 7: 1192–1197.
109. **Vaishampayan U, et al.** Lycopene and soy isoflavones in the treatment of prostate cancer. Nutr Cancer 2007; 59: 1–7.
110. **Wadleigh RG, et al.** Vitamin E in the treatment of chemotherapy-induced mucositis. Am J Med 1992; 92: 481–484.
111. **Wang WS, et al.** Oral glutamine is effective for preventing oxaliplatin-induced neuropathy in colorectal cancer patients. Oncologist 2007; 12: 312–319.
112. **Worthington HV, et al.** Interventions for preventing oral mucositis for patients with cancer receiving treatment. Cochrane Database Syst Rev 2007; Oct 17, 4: CD000978.
113. **Wyon Y, et al.** A comparison of acupuncture and oral estradiol treatment of vasomotor symptoms in postmenopausal women. Climacteric 2004; 7: 153–164.
114. **Yavuzsen T, et al.** Systemativ review of the treatment of cancer-associated anorexia and weight loss. J Clin Oncol 2005; 23: 8500–8511.
115. **Yeom CH, et al.** Changes of terminal cancer patients´ health-related quality of life after high dose vitamin C administration. J Korean Med Sci 2007; 22: 7–11.

19 Rehabilitative Maßnahmen bei onkologischen Patienten

HANS HELGE BARTSCH

Einleitung

Vor dem Hintergrund der stetig steigenden Inzidenz maligner Erkrankungen und der prognostizierten demographischen Entwicklung unserer Bevölkerung ist zu befürchten, dass sich in den nächsten Jahren die Anzahl der Krebspatienten verdoppeln wird. In diesem Zeitraum ist damit zu rechnen, dass Krebserkrankungen zur Todesursache Nummer eins werden. Aufgrund der Inzidenzzahlen und mittleren Überlebenszeiten der wichtigsten und häufigsten Krebserkrankungen kann davon ausgegangen werden, dass beispielsweise in der Bundesrepublik Deutschland derzeit ca. eine Million Personen tumorkrank sind. Obwohl zum Zeitpunkt der Diagnosestellung nur etwa 50 % der Patienten kurativ behandelbar sind, ist die Mortalitätsrate für einige Krebsarten in den letzten Jahren zurückgegangen [26].

Daraus ergibt sich, dass neben vielen kurativ behandelten Tumorpatienten, die z. T. mit erheblichen Therapiefolgestörungen leben müssen, eine große Zahl Patienten in palliativer Behandlungssituation lebt. Dabei beeinträchtigen sowohl die zugrunde liegende Tumorerkrankung als auch die mehr oder weniger ausgeprägten Behandlungsfolgen deren körperliche wie psychosoziale Funktionen. Für die Lebensqualität sowohl der kurativ wie palliativ behandelten Krebspatienten ist daher die Kompensation von bzw. Adaptation an gesundheitliche Defizite ein ganz wesentlicher Aspekt im Alltag.

Das Konzept der funktionalen Gesundheit

Mit dem internationalen Klassifikationssystem ICD-10 (International Classification of Diseases) werden Gesundheitsstörungen als Diagnosen verschlüsselt und für statistische Zwecke sowie Abrechnungen von therapeutischen Leistungen eingesetzt. Neben diesem Dokumentationssystem wurde seit vielen Jahren von der WHO das Klassifikationssystem für Funktionsfähigkeit, Behinderung und Gesundheit (ICF) entwickelt [12, 33]. Damit werden Auswirkungen von Krankheiten und ggf. Behandlungsmaßnahmen im Hinblick auf funktionale Probleme für die Betroffenen beschrieben und in einer Systematik dokumentiert [27, 29]. Eine zentrale Rolle in dieser Systematik spielen die Konzepte der

❱❱ Körperfunktionen
❱❱ Körperstrukturen
❱❱ Aktivitäten
❱❱ Teilhabe
❱❱ Kontextfaktoren

Die Körperfunktionen werden durch die physiologischen und psychologischen Abläufe bestimmt, die Körperstrukturen werden durch die anatomischen Voraussetzungen repräsentiert. Schädigungen oder Beeinträchtigungen in jedem dieser

Bereiche haben erhebliche funktionale Folgen für die Betroffenen.

Das Konzept der Aktivitäten sieht den Menschen als handelndes Subjekt. Dabei spielen Aspekte der Leistungsfähigkeit bzw. deren Einschränkung im Zusammenhang mit weiteren Faktoren eine wichtige Rolle. Entsprechend kann eine Beeinträchtigung der Teilhabe im beruflichen, sozialen oder persönlichen Umfeld resultieren. In diesem Sinne spiegelt die ICF ein biopsychosoziales Konzept wider, mit dessen Hilfe die Alltagsrelevanz von gesundheitlichen Beeinträchtigungen beschrieben wird, um entsprechende Hilfen anzuwenden, die eine bestmögliche, selbständige Aktivität und Teilhabe im Sinne der Mobilität, Kommunikation und Interaktion mit anderen Menschen u.v.m. ermöglicht. Ebenso können damit die Veränderungen im Verlauf einer Rehabilitationsmaßnahme beurteilt werden [22].

Allgemeine Zielsetzung rehabilitativer Maßnahmen

Rehabilitation ist die Behandlung Kranker, Genesender oder Behinderter mit speziellen Mitteln und Maßnahmen, um vorhandene oder absehbare gesundheitliche Schädigungen zu verringern und Restfunktionen zu verbessern. Daneben soll eine dauerhafte Integration der Patienten in Familie, Gesellschaft, Arbeit und Beruf ermöglicht werden.

Die interdisziplinär umgesetzte Rehabilitation onkologischer Patienten nimmt in Deutschland insofern eine Sonderstellung ein, als die erforderlichen Maßnahmen im überwiegenden Fall von den Rentenversicherungsträgern finanziert werden. Dies gilt im Indikationsbereich der onkologischen Erkrankungen nicht nur für berufstätige Versicherte der gesetzlichen Rentenversicherung, sondern kann ebenfalls von Altersruhegeldempfängern und Angehörigen von anspruchsberechtigten Versicherten wahrgenommen werden. Für privat versicherte Personen gelten je nach vertraglicher Regelung individuelle Rahmenbedingungen (Abb. 1).

Ziel einer Rehabilitationsmaßnahme soll in jedem Fall die Verbesserung der funktionalen Gesundheit und der oben beschriebenen Teilhabe des einzelnen Patienten sein. Damit lassen sich die Rehabilitationsziele am besten so charakterisieren:

» Rehabilitation vor Invalidität
» Rehabilitation vor Rente
» Rehabilitation vor sozialer Isolation
» Rehabilitation vor Pflege

Infrastruktur der onkologischen Rehabilitation

Für Krebspatienten steht in Deutschland ein flächendeckendes Netz onkologischer Rehabilitationseinrichtungen zur Verfügung. Dabei handelt es sich um stationäre Einrichtungen der Kostenträger (Rentenversicherung, Krankenversicherung) oder um sogenannte Vertragskliniken in öffentlicher oder privater Trägerschaft sowie auch ambulante Zentren [1, 7]. Ambulante Einrichtungen sind im Vergleich zu dem prognostizierten Bedarf noch deutlich unterrepräsentiert.

Die gesetzliche Rentenversicherung als quantitativ wesentlichster Kostenträger hat im Jahre 2005 in den von ihr belegten onkologischen Fachkliniken über 140.000 Rehabilitationsmaßnahmen durchgeführt. Allerdings wurden etwas mehr als die

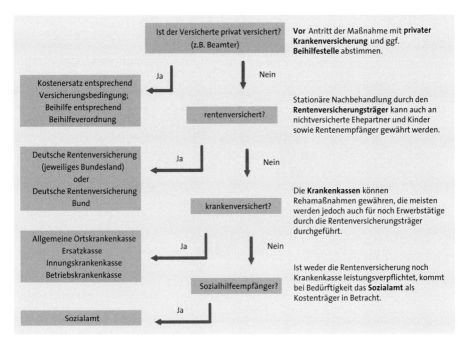

Abb. 1: **Ermittlung des Kostenträgers.**

Hälfte der Leistungen für die Gruppe der Nichtversicherten erbracht [21]. Die Rehabilitationsleistungen werden entweder im Sinne einer Anschlussheilbehandlung (AHB) in unmittelbarem zeitlichen Zusammenhang mit dem Abschluss der Primärtherapie (< 6 Wochen nach Ende der Primärtherapie) umgesetzt oder als sogenanntes allgemeines Heilverfahren (HV) in größerem Abstand zum Abschluss der Tumortherapie.

Durch ein interdisziplinäres Team, das im Vergleich zu onkologischen Akutkliniken eine geringere ärztliche und pflegerische, dafür eine bessere psychosoziale Personalausstattung aufweist, werden alle für Tumorpatienten relevanten Gebiete durch Fachpersonal abgedeckt und externe Institutionen und Personengruppen in den Prozess einbezogen [10] (Abb. 2).

Was die strukturellen Voraussetzungen zur Umsetzung onkologischer Rehabilitationsverfahren betrifft, werden keine Unterschiede zwischen kurativ und palliativ zu behandelnden Krebspatienten gemacht. Dagegen bestehen durchaus inhaltlich unterschiedliche Schwerpunktsetzungen, die ein entsprechend differenziertes rehabilitationstherapeutisches Vorgehen verlangen.

Qualitätssicherung in der onkologischen Rehabilitation

Seit 1997 sind zunächst durch die damalige Bundesversicherungsanstalt für An-

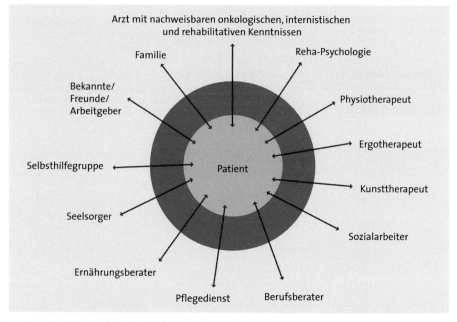

Abb. 2: **An der Rehabilitation beteiligte Personengruppen.**

gestellte (BfA), später von allen gesetzlichen Rentenversicherungen einheitliche Instrumente zur Qualitätssicherung in den stationären Rehabilitationskliniken, die im Eigentum der Rentenversicherung oder von ihr belegt sind, im Routineeinsatz [5]. Dieser Qualitätsgedanke wurde dann im Jahre 2001 im § 20 des SGB IX (Sozialgesetzbuch) festgeschrieben.

Dies betrifft sowohl die Struktur- und Prozessqualität [15] als auch z. T. die Ergebnisqualität. Es werden also zusätzlich zu den Erhebungen der Ausstattungsqualität und Personalstruktur auch systematisch Patientenbefragungen und Visitationen der Einrichtungen durchgeführt [20]. Regelmäßige Stichproben der anonymisierten Entlassungsberichte von Patienten werden unabhängigen Gutachtern

zur Beurteilung vorgelegt. (Peer-Review-Verfahren).

Die Arbeitsgemeinschaft Rehabilitation, Nachsorge und Sozialmedizin der Deutschen Krebsgesellschaft (ARNS), jetzt fusioniert mit der Arbeitsgemeinschaft supportive Maßnahmen in der Onkologie (ASO) zur ASORS, hat entsprechende Empfehlungen zur Struktur-, Prozess- und Ergebnisqualität onkologischer Rehabilitationsmaßnahmen publiziert [2, 11, 28]. Dies wird ergänzt durch Standards und Qualitätskriterien in spezifischen Bereichen wie z. B. der Rehabilitation von Patienten nach allogener Stammzelltransplantation [3, 23].

Seit einigen Jahren hat die Deutsche Rentenversicherung Bund (DRV-Bund) weitere Elemente zur Qualitätssicherung der rehabilitativen Versorgung von Krebspatienten entwickelt wie: Leitlinien zur Beurteilung der Rehabilitationsbedürftigkeit [13], eine Rehabilitationsleitlinie für Patientinnen nach Brustkrebs sowie eine Leitlinie zur Beurteilung der sozialmedizinischen Leistungsfähigkeit bei Brustkrebs [14]. Die Ergebnisse der Qualitätsbeurteilung werden den stationären und ambulanten Einrichtungen zurückgemeldet, um damit Verbesserungsmaßnahmen zu steuern.

Erfassung und Beurteilung der Rehabilitationsbedürftigkeit

Der individuelle Rehabilitationsbedarf von onkologischen Patienten wird einerseits von Art und Ausmaß der Grunderkrankung, andererseits durch die therapiebedingten Folgeprobleme definiert [8, 17, 19, 30]. Qualitativ lassen sich Aspekte des somatischen, emotionalen, kognitivneuropsychologischen, sozial-familiären, sozial-medizinischen, beruflichen und diätetischen Rehabilitationsbedarfes unterscheiden.

Die somatischen Probleme von Krebspatienten sind in der Regel gekennzeichnet durch eine allgemeine körperliche Leistungseinbuße durch Gewichtsverlust bei kataboler Stoffwechsellage und Abbau der Muskelmasse durch längere Inaktivität bzw. Immobilisierung, z. B. während der Krankenhausaufenthalte. Ebenso tragen auch z. T. deutlich eingeschränkte Organfunktionen (z. B. Dysphagie, Völlegefühl im Oberbauch, Nahrungsmittelunverträglichkeiten, Kurzdarmsyndrom, Ruhedyspnoe, Tumorschmerz) zu dieser Symptomatik bei.

Zu spezifischen Therapiefolgestörungen zählen z. B. die chemotherapiebedingte Polyneuropathie, die sowohl durch die subjektive Wahrnehmung der Betroffenen als auch ggf. durch eine neurophysiologische Untersuchung charakterisiert werden kann.

Als Beispiel eines komplexen Störungsbildes bei Tumorpatienten ist das *Fatigue-Syndrom* zu nennen [18]. Bisher scheint es noch keine unumstrittene Definition von Fatigue im Zusammenhang mit Krebserkrankungen bzw. -therapien zu geben. Es gibt vielmehr verschiedene Konzepte und Operationalisierungsvorschläge [32].

Dementsprechend kann Fatigue erstes Symptom einer Tumorerkrankung oder eines Krankheitsrezidivs sein, wenn beispielsweise eine krankheitsbedingte Anämie vorliegt, oder eine tumorverursachte Dyspnoe sowie Stoffwechselstörungen zu einer deutlichen Leistungseinschränkung der Patienten führen. Besondere Bedeutung gewinnt das Phänomen Fatigue als akute und chronische Folgestörung im Zusammenhang mit den unterschiedlichen Tumortherapie-Modalitäten. Sowohl die eigentliche Tumorbehandlung mit Operation und Strahlentherapie bzw. Chemo-, Hormon- oder Immuntherapie kann zu vorübergehenden oder langfristigen Beeinträchtigungen führen. Aber auch Supportivmaßnahmen, wie z. B. eine erforderliche Schmerztherapie mit Opiaten, haben mitunter eine erhebliche Leistungseinschränkung im körperlichen und kognitivemotionalen Bereich zur Folge [9].

Weiterhin bestehen bei Tumorpatienten enge Verbindungen zwischen den Symptomenkomplexen Fatigue und Depression. Auch wenn depressive Störungen mit ihrer Prävalenz von ca. 20 % bei Tumorpatienten nicht häufiger nachzuweisen sind als bei Patienten mit anderen chronischen Erkrankungen, müssen sie im Zusammenhang mit der Untersuchung von Fatigue mit erfasst werden. Im Rahmen onkologischer Rehabilitationsmaßnahmen wird das Phänomen des „chronischen Erschöpfungszustandes" gerade von Patienten in palliativen Situationen zwar oft erfasst, ohne dass diesem Umstand bisher in systematischer Weise wissenschaftlich nachgegangen wurde [4].

In der Ätiologie *psychosozialer Probleme* stehen die bedrohliche, oft nur schwer abzuschätzende Perspektive der Grunderkrankung sowie die Belastungen durch die Tumortherapie-Maßnahmen im Vordergrund. Ebenso bewirken aber auch die chronische Erkrankungssituation und die

damit häufig vergesellschafteten sozialen Isolierungstendenzen ein depressives Reaktionsmuster. In Tabelle 1 sind verschiedene spezifische psychosoziale Problembereiche für onkologische Patienten zusammengefasst.

Im Hinblick auf eine psychosoziale Rehabilitationsbedürftigkeit spielen natürlich sowohl die vorbestehenden Persönlichkeitsmerkmale des Patienten als auch die Unterstützungsmöglichkeiten aus dem familiären oder sonstigen sozialen Umfeld eine Rolle. Dabei besteht oft eine Situation, die am ehesten gekennzeichnet ist durch ein wechselndes Ausmaß an Antriebslosigkeit und psychischer Erschöpfung, neben depressiven und zum Teil angstneurotischen Zustandsbildern.

Erst in den letzten Jahren deutlicher identifizierbar sind spezifische kognitiv-

Tab. 1: **Psychosoziale Problemfelder.**

Bereich	Problem
Emotionale Probleme	Angst Depression Verunsicherung Regression Erschöpfung
Somatisierungsstörungen	Inappetenz, Übelkeit und Erbrechen Gewichtsverlust Diarrhoe Schlafstörungen Compliance ??
Neuropsychologische Defizite	Konzentrationsausdauer Gedächtnis
Soziale, familiäre Probleme	Krankheits- und therapieassoziierte Einflüsse auf soziales Netz, Sexualität, Kommunikation in der Partnerschaft
Berufliche Veränderung	Änderung der Einkommenssituation Anpassung der beruflichen Situation

neuropsychologisch-intellektuelle Defizite im Sinne von Konzentrationsstörungen sowie Einschränkungen der Merk- und Gedächtnisfähigkeit. Bei diesen Störungen sind vorangegangene Tumortherapien (Chemotherapie, Radiatio) als wesentliche Mitverursacher zu berücksichtigen [23, 24, 25].

Oft sind durch die lange andauernde Erkrankung und entsprechende Aufenthalte in Kliniken soziale Rückzugstendenzen zu erkennen, die einer konsequenten Einbindung in ein rehabilitatives Programm im Wege stehen können. Nicht selten besteht eine große Unsicherheit und Hilflosigkeit der direkten Angehörigen oder der Freunde im Umgang mit den Erkrankten. Vor diesem Hintergrund kommt der Einbeziehung Angehöriger in die Beurteilung der Motivation und Rehabilitationsbedürftigkeit eine wesentliche Bedeutung zu.

Für die systematische Erfassung des Rehabilitationsbedarfes und -verlaufes kann der IRES-3-(Indikatoren des Reha-Status)-Fragebogen eingesetzt werden [6]. Dabei handelt es sich um ein Instrument zur Erfassung des Rehabilitationsstatus von Individuen und Gruppen für diagnostische und evaluative Zwecke. Es beinhaltet acht Dimensionen:

» somatische Gesundheit
» Schmerz
» Gesundheitsverhalten
» Informationsstand
» körperliche und berufliche Funktionsfähigkeit
» psychisches Befinden
» Krankheitsbewältigung
» soziale Integration

Im Vergleich zu Messinstrumenten der Lebensqualität (z. B. EORTC QoL C30, SF-36) werden mit dem IRES-3-Instrument, welches an die ICF (Internationale Klassifikation funktionaler Gesundheit) angenähert ist, insbesondere auch Risikofaktoren und berufliche Detailaspekte mit berücksichtigt.

Definition der Rehabilitationsziele

Die Rehabilitationsziele müssen abhängig vom Zeitpunkt der rehabilitativen Maßnahme, dem Ausmaß der Grunderkrankung, den Begleiterkrankungen und Problemen sowie weiterer Einflussfaktoren, für jeden Patienten nach einem individuellen Assessment definiert werden.

Im Vordergrund der somatischen Ziele stehen die Verbesserung der körperlichen Leistungsfähigkeit, die Minderung krankheits- und/oder therapiebedingter Störungen, die Beeinflussung von Schmerzen auch über die Pharmakotherapie hinaus, und der Versuch, eine drohende Unselbständigkeit (d.h. Pflegebedürftigkeit) zu verhindern.

Im psychosozialen und emotionalen Bereich sind eine Verbesserung der Krankheitsverarbeitung sowie die Einflussnahme auf die oft zahlreichen somatisierten Störungen, aber auch Hilfe bei der Überwindung der sozialen Isolation Ziel der Behandlung. Weiterhin kann die kognitive Leistungsfähigkeit verbessert werden, deren Einschränkung vom Patienten oft als besonderes Defizit erlebt wird.

Im sozialmedizinischen Bereich gilt die Zielsetzung einer sorgfältigen Analyse der bisherigen beruflichen Anforderungen und der – soweit schon absehbaren – Leistungsminderungen des Patienten (Tab.

2). Eine grundsätzliche Testierung der Erwerbsunfähigkeit, bedingt durch eine palliative Erkrankungssituation, sollte ohne ausführliche Diskussion mit dem Patienten über seine Wünsche und Vorstellungen auf keinen Fall erfolgen. Gerade die Berufstätigkeit, meist zeitlich reduziert bzw. mit einem hohen Maß an Flexibilität, kann für viele Tumorpatienten noch für längere Zeit das entscheidende Stück „Normalität", Stabilisierung im Alltag und soziale Anbindung bedeuten.

Als weiteres wesentliches Ziel kann im Rahmen von Rehabilitationsstrategien die ausführliche Information und Beratung der Patienten über medizinische, psychologische und sozialrechtliche Themen erfolgen. Diese Angebote werden durch Schulungseinheiten in verschiedenen direkt krankheitsbezogenen oder allgemein gesundheitsrelevanten Bereichen ergänzt.

Dies setzt selbstverständlich ein hohes Maß an Fachkompetenz voraus, wie es sicher am ehesten in entsprechenden onkologischen Fachkliniken vorzufinden ist. Daher ist fraglich, ob es sinnvoll ist, Tumorpatienten z. B. in orthopädischen oder rein psychosomatisch ausgerichteten Kliniken zu betreuen.

Rehabilitationsstrategien

Diagnostik

Die während des Rehabilitationsaufenthaltes durchgeführten diagnostischen Maßnahmen konzentrieren sich ganz ausschließlich auf die Erkennung von funktionellen Störungen oder drohenden

Tab. 2: **Assessment zur beruflichen Rehabilitation Krebskranker.**

> ❯❯ Besteht ein Arbeitsverhältnis?

> ❯❯ Kann der Patient seine zuletzt ausgeübte berufliche Tätigkeit wieder aufnehmen, bzw. wird hierbei mit Beschwerden zu rechnen sein?

> ❯❯ Ist zu erwarten, dass der Patient später einmal seine zuletzt ausgeübte berufliche Tätigkeit wieder aufnehmen kann?

> ❯❯ Welche Probleme könnten bei einer Wiederaufnahme der Arbeit auftreten?

> ❯❯ Ist eine Arbeitsplatzumsetzung sinnvoll?

> ❯❯ Ist eine stufenweise Wiederaufnahme der Arbeit möglich bzw. sinnvoll?

> ❯❯ Erscheint eine berufliche Neuorientierung sinnvoll?

> ❯❯ Wie sieht der Patient selbst seine berufliche Zukunft?

> ❯❯ Hat der Patient einen Lehrberuf? Übte er diesen zuletzt aus? Handelt es sich um eine Anlerntätigkeit?

> ❯❯ Sollte eine Erwerbsunfähigkeitsrente in Erwägung gezogen werden?

> ❯❯ Sollte eine Erwerbsunfähigkeitsrente auf Zeit in Erwägung gezogen werden?

> ❯❯ Sind beruflich-rehabilitative Hilfen sinnvoll, möglich und erfolgversprechend?

> ❯❯ Wurden schon beruflich-rehabilitative Hilfen eingeleitet? (Schwerbehindertenausweis, Betriebsarzt, Arbeitsplatzumsetzung, Rentenantrag?)

Komplikationen (z. B. Anämie, drohende pathologische Fraktur, drohende Obstruktion von Bronchus, Choledochus oder Dünn- bzw. Dickdarm, Malabsorption, etc.), die für den Rehabilitationsverlauf relevant sein können.

Im Hinblick auf eine tumorbedingte Anämie als ein möglicher Faktor bei bestehender Fatigue-Symptomatik gilt es abzuklären, inwieweit eine Substitution durch Erythrozytenkonzentrate bzw. medikamentöse Erythropoietin-Behandlung sinnvoll erscheint. Gleiches gilt für die Diagnostik rezidivierender Infekte, z. B. bei fortgeschrittenem Lungenkarzinom oder Blasen-/Darmfistel.

Die Quantifizierung von Einschränkungen im körperlichen Leistungsbereich durch Ergometrie, Bodyplethysmografie sowie Kraftmessung einzelner Muskelgruppen kann für die Gestaltung des individuellen Rehabilitationsplanes wichtige Voraussetzung sein. Dies gilt ebenso für die Erfassung und graduelle Einschätzung psychosozialer Belastungsfaktoren. In Ergänzung zu den o. g. Instrumenten zur Beurteilung der Rehabilitationsbedürftigkeit (IRES-3) können weitere Assessment-Instrumente Aufschluss über Probleme wie Angst und Depression (HADS), Fatigue (MFI-20) oder neurokognitive Defizite liefern. Nur unter diesen Voraussetzungen lässt sich auch ein Rehabilitationserfolg quantitativ beschreiben. Insofern sind besondere strukturelle Voraussetzungen erforderlich, die weiter unten dargestellt werden.

Therapie

Korrespondierend zu den oben genannten Rehabilitationsbedürfnissen erstrecken sich die therapeutischen Strategien auf eine ganze Reihe somatischer und psychosozialer Problemfelder. Am Anfang der Therapieplanung ist, wie oben ausgeführt, eine ausführliche Bestandsaufnahme der individuellen körperlichen und psychosozialen Situation erforderlich. Im Vordergrund der *somatischen Strategien* steht zunächst die ärztliche und physiotherapeutische Einschätzung vor dem Hintergrund eingeschränkter Organfunktionen, einer Ernährungsproblematik, Schmerzsymptomatik und häufig vorliegenden Multimorbidität.

Die Selbsteinschätzung der Patienten sowie der bisherige Stellenwert ihrer körperlichen Aktivitäten müssen in die Analyse mit einbezogen werden. Das Therapieprogramm soll ausgewogen sein und sich sowohl im Hinblick auf Inhalt wie auch Frequenz an den Fähigkeiten und Wünschen im Sinne einer „individuellen Normleistung" des Patienten orientieren. Aufgrund der individuellen Leistungsunterschiede sollten neben speziellen krankengymnastischen Einzelbehandlungen Möglichkeiten zur Steigerung von Kraft und Ausdauerleistung angeboten werden, z. B. mit Hilfe von Trainingsgeräten, auf dem Laufband oder auch Fahrradergometer, wie auch mittels Gehtraining.

Im Mittelpunkt der *psychosozialen Maßnahmen* stehen für die Patienten die Unterstützung in der Auseinandersetzung mit der Erkrankungssituation durch Stärkung der eigenen Kompetenz, die Entwicklung von Perspektiven und deren Umsetzungsmöglichkeiten, der Abbau von zum Teil erheblichen Belastungsfaktoren und die Planung der weitergehenden Betreuung, soweit erforderlich.

Beim Erstkontakt mit einem psychosozial tätigen Mitarbeiter werden, vergleichbar mit dem somatischen Assessment, sowohl die Selbsteinschätzung als auch die Fremdbeurteilung als Planungsbasis für psychologisch kreativ-therapeutische Maßnahmen genutzt. Dabei werden insbesondere Bereiche wie emotionale Belastung, neuropsychologisch-kognitive Einschränkungen, familiäre Belastungen und körperliche Einschränkungen berücksichtigt.

An therapeutischen Möglichkeiten stehen Einzelbetreuung, Gruppenbetreuung, Entspannungsübungen, themenspezifische Gesprächsgruppen und Gesprächskreise zur Verbesserung sozialer Kontakte zur Verfügung. Wesentlich bei allen therapeutischen Maßnahmen sowohl des somatischen wie psychosozialen Bereiches ist die intensive interdisziplinäre Abstimmung, um einerseits die noch vorhandenen Ressourcen der Patienten optimal zu nutzen, zum anderen entsprechend der individuellen Bedürfnisse inhaltlich und zeitlich abgestimmte Schwerpunkte setzen zu können. Ähnlich komplexe Strategien werden z. T. auch im Ausland mit Erfolg versucht [19] (Abb. 2).

Information/Motivation/Schulung

Der Informationsbedarf von onkologischen Patienten generell, besonders aber auch in palliativen Behandlungssituationen, ist außerordentlich hoch. Im Vordergrund stehen verständlicherweise Fragen zu Therapieoptionen sowie deren Auswirkungen auf das körperliche Befinden und die allgemeine Lebensqualität [31], aber auch psychosoziale Auswirkungen auf Partnerschaft, Familie, Freundeskreis und Berufsleben, sowie Empfehlungen zum Verhalten zu Hause und außer Haus. Ein weiteres Themengebiet bilden sozialmedizinische und sozialrechtliche Fragen.

Im Rahmen intensiver Gespräche müssen Informationen zu den jeweiligen Grunderkrankungen, deren weiterer eingeschätzter Verlauf und die voraussichtliche Beeinflussbarkeit durch eine Behandlung vermittelt werden [16]. Neben der damit grundsätzlich möglichen Verbesserung der Krankheitsverarbeitung soll dies auch dem Abbau erheblicher Zweifel und damit möglicherweise übertriebenem Diagnostikbedürfnis dienen.

Ein Bereich, in dem sich diese Problematik widerspiegelt, sind Fragen zur Ernährung. Einerseits bestehen oft gravierende Einschränkungen des Appetits, z. T. aber auch funktionelle Störungen im Digestionstrakt, andererseits setzen sich die Patienten mit abstrusen Diätvorschlägen und zahllosen Supplementierungsvorschlägen auseinander. Hier kann nur eine sehr individuelle Ernährungsberatung und Schulung auf der Grundlage der Wünsche des Patienten, seiner Gesamtverfassung und vorgegebener Funktionsbeeinträchtigungen des Verdauungstraktes erfolgen. Der Beratung der jeweiligen Partner, von deren Seite gerade in fortgeschrittenen Erkrankungssituationen oft ein nicht unerheblicher Druck auf die Patienten ausgeübt wird, kommt dabei eine ebenso große Bedeutung zu.

Im Rahmen der psychologisch/psychosozialen Informationsangebote muss auf die Situation nach Ende der Rehabilitationsmaßnahme eingegangen werden. Hier geht es einerseits um Vermittlung von Sachinformationen im Sinne der Sozialberatung, andererseits aber auch um Kontaktherstellung zu weiterbetreuenden psychosozialen Einrichtungen, z. B. ambulanter Psychotherapie, Pflegediensten und ggf. Hospizeinrichtungen.

Der Erfolg rehabilitativer Maßnahmen hängt neben der Rehabilitationsfähigkeit des Patienten ebenso von dessen Motivation ab. Das Spektrum der Motivation sowohl im physiotherapeutischen, aber auch psychosozialen Bereich ist bei Patienten mit Tumorerkrankungen sehr variabel, d. h. ein Teil der Patienten neigt zur Selbstüberforderung, während andere keinerlei Sinn und Perspektive in derartigen Bemühungen sehen und somit nur schwer zu mobilisieren sind. Neben der individuellen Leistungsmotivation ist die subjektive Selbsteinschätzung von großer Relevanz. Im Einzelfall können Selbst- und Fremdeinschätzung erheblich differieren. Mit dem Patienten gemeinsam erarbeitete realistische Therapieziele beugen Überforderungen und Frustrationen vor.

Eine nicht geringe Zahl von Patienten benötigt ein hohes Maß an aktivierender Zuwendung und an Impulsen, da sie zu verstärktem sozialen Rückzug neigen. Hilfreich sind strukturierte Angebote wie psychologische Einzel- oder Gruppengespräche, themenspezifische Informationsgruppen und die Einbeziehung von Angehörigen. Zur professionellen Unterstützung des therapeutischen Teams sollten Angebote im Sinne einer Supervision, Balintgruppe oder vergleichbarer Strategien etabliert werden. Das Ausmaß der Fluktuation unter dem therapeutischen Personal kann mit als Gradmesser einer Burn-out-Problematik angesehen werden.

Fazit

Das bereits vorhandene inhaltliche und strukturelle Angebot an onkologischen Rehabilitationseinrichtungen ist ein besonderes qualitatives Merkmal unseres Gesundheitssystems. Hiervon profitieren Patienten sowohl nach kurativen als auch nach palliativen Tumortherapien. Vor dem Hintergrund einer in den letzten Jahren deutlichen Reduzierung der Liegezeiten in Akutkliniken unter DRG-Bedingungen bedarf es allerdings immer wieder einer kritischen Einschätzung der Rehabilitationsfähigkeit der Patienten, damit die Vorteile dieses Versorgungssektors überhaupt genutzt werden können.

Literatur

1. **Bartsch HH.** Indikationsbezogene Überlegungen zur Flexibilisierung von Rehabilitationsleistungen bei onkologischen Patienten. In: BfA (Hrsg) : BfA-aktuell, Rehabilitation. Berlin, 1995: 93–102.
2. **Bartsch HH, Delbrück H, Kruck P, Schmid L.** Zur Prozessqualität in der onkologischen Rehabilitation. Rehabilitation 2000; 39: 355–358.
3. **Bartsch HH, Mumm A, Delbrück H, Orth HB.** Rehabilitation von Patienten nach allogener hämatologischer Stammzelltransplantation. Standards und Qualitätskriterien. Onkologe 2000; 6: 44–51.
4. **Bartsch HH, Moser MT, Weis J, Adam G, Kruck P.** Prävalenz von Fatigue bei Krebspatienten in der stationären Rehabilitation: Verteilungsmuster und Einflußfaktoren. In: Weis J, Bartsch HH (Hrsg): Fatigue bei Tumorpatienten. Basel, Freiburg, Paris: Karger, 2000: 81–95.
5. **Beckmann U, Klosterhuis H, Mitschele A.** Qualitätsentwicklung durch Qualitätssicherung – Erfahrungen aus zehn Jahren Qualitätssicherung der Rehabilitation. DAngVers 2005; 9: 431–438.
6. **Bührlen B, Gerdes N, Jäckel WH.** Entwicklung und psychometrische Testung eines Patientenfragebogens für die medizinische Rehabilitation (IRES-3). Rehabilitation 2005; 44: 63–74.

7. **Bundesarbeitsgemeinschaft für Rehabilitation.** Rahmenempfehlungen zur ambulanten medizinischen Rehabilitation, vom 02. November 1995. Rehabilitation 1996; 35: 86–92.
8. **Cole R P, Scialla S J, Bednarz L.** Functional recovery in cancer rehabilitation. Arch Phys Med Rehabil 2000; 81: 623–627.
9. **Curt GA, Breitbart W, Cella DF, et al.** Impact of cancer-related fatigue on the lives of patients. Proc ASCO 1999; 18: 2214.
10. **Delbrück H.** Standards und Qualitätskriterien in der onkologischen Rehabilitation. Germering: Zuckschwerdt, 1997.
11. **Delbrück H, Schmid L, Bartsch HH, Kruck P.** Zur Ergebnisqualität in der onkologischen Rehabilitation. Rehabilitation 2000; 39: 359–362.
12. **Deutsches Institut für Medizinische Dokumentation und Information (DIMDI).** Internationale Klassifikation der Funktionsfähigkeit, Behinderung und Gesundheit. Deutschsprachige Übersetzung der ICF. Köln: DIMDI, 2005.
13. **Deutsche Rentenversicherung Bund**, Geschäftsbereich Sozialmedizin und Rehabilitationswissenschaften, Bereich Sozialmedizin (Hrsg): Leitlinien zur Rehabilitationsbedürftigkeit bei onkologischen Erkrankungen – für den Beratungsärztlichen Dienst der Deutschen Rentenversicherung Bund, 2005.
14. **Deutsche Rentenversicherung Bund**, Geschäftsbereich Sozialmedizin und Rehabilitationswissenschaften, Bereich Sozialmedizin (Hrsg): Leitlinien zur sozialmedizinischen Beurteilung der Leistungsfähigkeit bei Mammakarzinom–für den Beratungsärztlichen Dienst der Deutschen Rentenversicherung Bund, 2006.
15. **Egner U, Gerwinn H, Schliehe F.** Das bundesweite Reha-Qualitätssicherungsprogramm der gesetzlichen Rentenversicherung – Erfahrungen aus einem mehrjährigen Umsetzungsprozess. Zeitschrift für ärztliche Fortbildung und Qualitätssicherung 2002; 96: 4–9.
16. **Friedrichsen MJ, Strang PM, Carlsson ME.** Cancer patients' perceptions of their participation and own resources after receiving information about discontinuation of active tumour treatment. Acta Oncologica 2000; 39: 919–925.
17. **Fulton C.** Patients with metastatic breast cancer: their physical and psychological rehabilitation needs. Int J Rehabil Res 1999; 22: 291–301.
18. **Glaus A.** Fatigue in patients with cancer. Analysis and assessment. Recent Results Cancer Res 1998: 145, I-XI, 1–172.
19. **Harten van WH, Noort van O, Warmerdam R, Hendricks H, Seidel E.** Assessment of rehabilitation needs in cancer patients. Int J Rehabil Res 1998; 21: 247–257.
20. **Heim ME.** Qualitätssicherung in der onkologischen Rehabilitation. FORUM 2007; 1, 22: 49–52.
21. **Korsukéwitz C.** Onkologische Rehabilitation – Sozialmedizinische und ökonomische Aspekte. FORUM 2007; 1, 22: 41–44.
22. **Leitner A, Kaluscha R, Jacobi E.** Praktische Nutzung der ICF: Erprobung eines neuen Ansatzes in vier Kliniken. Rehabilitation 2008; 47: 226–235.
23. **Poppelreuter M.** Neuropsychologische Diagnostik und Therapie nach Hochdosis-Therapien. In: Bartsch HH, Finke J, Mumm A (Hrsg): Hämatopoetische Stammzelltransplantation. Basel,: Karger, 2001: 146–162.
24. **Poppelreuter M, Weis J, Bartsch HH.** Behandlung therapiebedingter kognitiver Folgestörungen bei Tumorpatienten. Verhaltenstherapie, Verhaltensmedizin 2006; 27: 3: 310–337.
25. **Poppelreuter M, Weis J, Mumm A, Orth HB, Bartsch HH.** Rehabilitation of therapy-related cognitive deficits in patients after hematopoietic stem cell transplantation. Bone Marrow Transplantation 2008; 41: 79–90.
26. **Robert Koch-Institut und die Gesellschaft der epidemiologischen Krebsregister in Deutschland e.V. (Hrsg).** Krebs in Deutschland 2003-2004. Häufigkeiten und Trends. 6. überarbeitete Auflage. Berlin, 2008
27. **Schliehe F.** Das Klassifikationssystem der ICF. Rehabilitation 2006; 45: 258–271.
28. **Schmid L, Delbrück H, Bartsch HH, Kruck P.** Zur Strukturqualität in der onkologischen Rehabilitation. Rehabilitation 2000; 39: 350–4.
29. **Schuntermann MF.** Einführung in die ICF. Landsberg: Ecomed, 2005.
30. **Weis J, Moser MT, Fachinger D, Bartsch HH.** Zielorientierte Evaluation von Maßnahmen der stationären onkologischen Rehabilitation – Multizenterstudie ZESOR. In: Bengel J, Jäckel WH (Hrsg): Zielorientierung in der Rehabilitation. Regensburg: Roderer, 2000: 177–188.
31. **Weis J, Moser MT, Fachinger D, et al.** Lebensqualität als Evaluationskriterium in der stationären onkologischen Rehabilitation. In: Bullinger M, Siegrist J, Ravens-Sieberer U (Hrsg). Lebensqualitätsforschung aus medizinpsychologischer und -soziologischer Perspektive. Jahrbuch der Medizinischen Psychologie 18, Göttingen: Hogrefe 2000: 43–58.

32. **Weis J, Bartsch HH (Hrsg).** Fatigue bei Tumorpatienten – Eine Herausforderung für Therapie und Rehabilitation. Basel, Freiburg, Paris: Karger, 2000.

33. **World Health Organisation (Hrsg).** ICF – International Classification of Functioning, Disability and Health. Genf: WHO, 2001.

20 Palliativmedizin

ANDREAS S. LÜBBE

Einführung

Der Begriff Palliativmedizin kennzeichnet einen Bereich in der Medizin, der alt und neu zugleich ist. Es gab ihn immer, erst recht zu Zeiten, in denen die Beseitigung lebensbedrohlicher Krankheiten unmöglich oder dem Zufall vorbehalten war. Was konnte man früher schon tun, außer Beschwerden zu lindern, Patienten zu trösten und die Angehörigen zu unterstützen? Neu ist Palliativmedizin insofern, als sie sich in einer Zeit der rasanten Fortentwicklung der Medizin, die heilen will und nicht selten den Tod als ein Versagen der Medizin ansieht, neu entfalten konnte. Denn trotz der modernen Medizin, und nicht selten sogar wegen ihr, wurden bei dennoch auftretendem Leiden (vielleicht später, möglicherweise anders), Linderung und Vorbereitung auf die Zeit des Sterbens und Beistand mehr denn je notwendig.

Die modernen Möglichkeiten der Symptomkontrolle einerseits und das neu entstandene Selbstverständnis derjenigen, die den Patienten und Angehörigen mit besonderer Haltung gegenübertreten, begründen ebenso den Aufschwung, den die Palliativmedizin nun endlich auch in Deutschland genommen hat. Aber es sind weniger die hübschen neuen Palliativstationen und sich entfaltenden ambulanten palliativmedizinischen Netzwerke, die Hospizdienste und innovativen Medikamente oder ihre neuartigen Zubereitungsformen, sondern vielmehr ein Umdenken bei Ärzten und Pflegekräften, in der Politik und im Krankenhaus, bei Laien und Interessierten, die die Palliativmedizin mit Leben erfüllen und dem einzelnen, vom Schicksal betroffenen Patienten zugute kommen.

Die Anerkennung der Endlichkeit, aber auch die damit verbundene authentische Handlung, also die Bereitschaft zum Gespräch über den Tod oder das endliche Leben, wird von uns Palliativmedizinern vorausgesetzt. Der Tod darf kein Tabu mehr sein. Die Wünsche des Patienten, die sich nur unter den Bedingungen der Wahrhaftigkeit entfalten können, wenn er eine Vorstellung von der nächsten Zeit und dem näher rückenden Ende hat, müssen erfragt, von den Lippen abgelesen und dann – so gut es geht – erfüllt werden.

Diese neue Grundhaltung Sterbenden und unheilbar Kranken gegenüber ist das überragende Merkmal der Palliativmedizin. Dazu gehört die bedingungslose Rückbesinnung auf das, was dem Menschen in dieser Zeit des Leides wichtig ist und das vorbehaltlose Annehmen des Gegenübers.

Die folgenden fundamentalen Grundsätze betreffen die Personengruppen, für die sich die Palliativmedizin in besonderer Weise zuständig fühlt: Es gilt, denen
▶ die noch nicht sterben müssen, leben zu helfen, und zwar so vollständig, wie

es ihnen möglich ist (möglicher Zeitraum Wochen bis viele Monate);

» die nicht mehr länger leben können, zu helfen, zur rechten Zeit zu sterben, nicht zu früh und nicht zu spät (möglicher Zeitraum Tage bis Wochen);

» die jetzt sterben müssen und die im Sterben liegen, zu helfen, mit Würde und in Frieden zu sterben (möglicher Zeitraum Stunden bis Tage);

» die nach dem Tod eines geliebten Menschen vom Verlustgefühl überwältigt werden, zu helfen, durch ihre Trauer zu wachsen und zu reifen.

Definition der WHO zur Palliativmedizin

Im Folgenden soll die etablierte letzte Definition der WHO zur Palliativmedizin in ihren Bestandteilen erläutert werden, um weitere Besonderheiten und Merkmale der Palliativmedizin aufzuzeigen.

> Palliativmedizin ist ein Ansatz zur Verbesserung der Lebensqualität von Patients und ihren Familien, die mit den Problemen konfrontiert sind, die mit einer lebensbedrohlichen Erkrankung einhergehen, und zwar durch Vorbeugen und Lindern von Leiden durch frühzeitiges Erkennen, untadelige Einschätzung und Behandlung von Schmerzen sowie anderen belastenden Beschwerden körperlicher, psychosozialer und spiritueller Art.

Was kann „Verbesserung der Lebensqualität von Patienten und ihren Familien" bedeuten?

Lebensqualität ist ein Konstrukt, das die höchst individuelle Wahrnehmung und Gestaltung des persönlichen Lebens und seiner Inhalte beschreibt. Insofern kann sie nicht ohne weiteres erfragt, gemessen, erfasst und dadurch beurteilt werden. Was heißt also Lebensqualität? Bedingt, wie allgemein angenommen, Symptomfreiheit gute Lebensqualität? Keineswegs, manche Patienten sind bereit, Schmerzen oder anderes zu erdulden, um andere Ziele, die in dieser Zeit für sie wichtiger sind, zu erreichen. Die Lebensqualität kann auch bei bester Gesundheit sehr schlecht sein, wenn ich gerade mein Kind verloren habe oder ich nicht weiß, wo ich die nächste Nacht schlafen soll, auch wenn ich keine körperlichen Beschwerden habe.

Aber vielleicht gibt es allgemein gültige Dinge, die für uns alle zur guten Lebensqualität gehören. Schlimme Luftnot kann existenziell bedrohlich sein. Dieser Zustand dominiert das Bewusstsein und ist mit guter Lebensqualität nicht vereinbar.

Kann man es vor diesem allgemeinen Hintergrund wagen, Lebensqualität zu messen, um auf dieser Basis Entscheidungen zu treffen? Zwar existieren international validierte Lebensqualitäts-Erhebungsbögen, wie beispielsweise der QLQ-C30 (Quality of Life Questionnaire – Core mit 30 Fragen) der EORTC (European Organisation for Research and Treatment of Cancer), in dem entsprechende Dimensionen des Lebens (Beschwerdefreiheit, psychisches Wohlbefinden, spirituelle Zufriedenheit, etc.) abgefragt, bzw. vom Patienten selbst bewertet werden müssen, doch bleibt es eine Tatsache, dass, um die Lebensqualität eines Patienten zu erfassen, in aller Regel Messmethoden notwendig sind, die auch Raum lassen für individuelle Besonderheiten wie z. B. Wünsche,

Hoffnungen, Einstellungen und Bewertungen (Werteanamnese). Somit ist beinahe jede Methode der Erfassung der Lebensqualität prinzipiell angreifbar, eben auch bei Anwendung in der Palliativmedizin.

Zwar sind speziell für palliativmedizinisch zu behandelnde Patienten Messinstrumente von unterschiedlichen Organisationen erstellt worden, doch ist ihre praktische Umsetzung kritisch zu bewerten; insbesondere, weil gerade am Lebensende das, was einem früher wichtig war, an Bedeutung verlieren, und scheinbar unbedeutende Dinge, die vorher die Lebensqualität nicht beeinflusst haben, an Bedeutung gewinnen können.

Aus diesem Grund ist beispielsweise der SEI-QL (Schedule for the Evaluation of Individual Quality of Life), also ein qualitatives Verfahren, das den Patienten nach den im Moment wichtigen Lebenselementen befragt, vielleicht eher geeignet, um die realistische Situation der Gegenwart auf die vielleicht vorhandenen Wünsche und Werte abzustimmen, und um therapeutische Möglichkeiten zu finden, hier dem Patienten Unterstützung zu geben.

In der sogenannten Akutmedizin steht vor allen Dingen die Krankheit des Menschen im Vordergrund. Sie gilt es zu heilen. Ist dies nicht möglich, so soll sie wenigstens gelindert werden. Aber in aller Regel ordnet sich der Behandlung der Krankheit alles andere unter, auch der Kranke, und nicht selten wird von dem Patienten verlangt, therapiebedingte Krankheitserscheinungen in Kauf zu nehmen. Und nicht selten ist sogar der Tod (z. B. bei Hochdosis-Therapieverfahren) mit einzukalkulieren, um die Krankheit

zu „besiegen". So nehmen die persönlichen Belange, der Mensch, also die Person mit ihrer „ganzheitlichen Beschaffenheit", und auch die Angehörigen eine sekundäre oder tertiäre Rolle ein.

Anders in der Palliativmedizin: Die Lebensqualität von „Patienten und ihren Familien", d.h. deren persönliche Bedürfnisse und all das, was das Leben für diese Menschen lebenswert macht, ist vorrangig und der zentrale Fokus in der Palliativmedizin. Die Krankheit der Patienten ist hier nicht nur fortschreitend, sondern das krankheitsbedingte Lebensende bewirkend.

Durch die progrediente Krankheit sind also neuartige oder an Schwere zunehmende Symptome zu erwarten. Diese gilt es zu lindern oder zu beseitigen, zumindest aber zu thematisieren. Die Maßnahmen, die erforderlich sind, um die körperlichen, aber auch kognitiven und seelischen Beschwerden zu behandeln, umfassen das gesamte Spektrum, über das die moderne Medizin verfügt, angefangen von Arzneimitteltherapie und Operation über die Strahlen- und Chemotherapie bis hin zu antihormonellen Therapieverfahren sowie physikalischen, logopädischen, ernährungstherapeutischen und psychoonkologischen, spirituellen, musiktherapeutischen, kunsttherapeutischen und weiteren Möglichkeiten.

Ziel der Palliativmedizin kann und soll nicht sein, das Leben des Patienten zu verlängern, was durch palliativtherapeutische Verfahren (also eine palliative Therapie, nicht selten mit Palliativmedizin verwechselt) als Auftrag verstanden wird. Auf zu heilende Krankheiten wird im Bereich der Onkologie mit multimodalen (kurativen) Therapieverfahren geantwortet. Ihr Ziel ist es, die Krankheit zu beseitigen. Ist dies nicht der Fall, liegt eine Metastasierung oder ein lokal fortgeschrittenes und nicht zu sanierendes Tumorleiden vor, werden palliativtherapeutische Verfahren eingesetzt, die eine Überlebenszeitverlängerung (bei selbstverständlich guter Lebensqualität) im Fokus haben.

In der Zeit der Lebensverlängerung steht das Prinzip Benefizienz (Nutzen für den Patienten) nicht selten im Konflikt mit dem Prinzip Non-Malefizienz (dem Patienten keinen Schaden zufügen). Denn woran bemisst sich der Nutzen, wer bestimmt ihn, wer wägt ab, wie wichtig das verbrachte Leben im Krankenhaus oder in onkologischen Praxen gegenüber einer Lebensverlängerung um Wochen ist? Entscheidet der Patient das oder entscheidet man stillschweigend fürsorglich (paternalistisch) für den Patienten?

Was heißt „Mit Problemen konfrontiert, die mit einer lebensbedrohlichen Erkrankung einhergehen"?

Die Tatsache, dass es sich um eine lebensbedrohliche Erkrankung handelt, wird interessanterweise noch nicht einmal jedem Patienten mitgeteilt. Der betroffene Patient und auch der Laie verknüpft normalerweise mit einer Krebserkrankung eine bedrohliche, auch lebensbedrohliche Erkrankung. Auf der anderen Seite wird seitens der Ärzte diese Sorge allzu häufig nicht ernst genommen. Mut zu machen und Hoffnung zu belassen wird häufig genug als Begründung angeführt, mit dem Patienten nicht wahrhaftig das fortgeschrittene Tumorleiden, die ungünstigen Heilungsraten, die voraussichtlich verkürzte Lebenserwartung zu besprechen.

Wir Ärzte haben ja nicht gelernt, unangenehme Nachrichten zu übermitteln und überhaupt mit Patienten zu kommunizieren. Da fällt es leicht, schwierigen Gesprächsinhalten aus dem Weg zu gehen. Nicht selten wird mangelnde Zeit als Begründung angeführt. Ergebnis ist, dass viele Patienten von einer Heilung ausgehen und die Bedrohung durch diese Krankheit weit weg schieben.

Somit kommen wir zu einer der Kardinaltugenden und Aufgaben in der palliativmedizinischen Versorgung überhaupt: der professionellen Kommunikation.

Weil vielen Patienten nicht klargemacht wird, dass sie an einer lebensbedrohlichen Erkrankung leiden, wird zunächst alle Hoffnung auf eine Heilung gesetzt. Tritt dann die Krankheit wieder auf, wird mit dem Angebot einer Strahlen- oder Chemotherapie dem Patienten der Eindruck vermittelt, man habe noch sehr viel in der Hand. Es wird dem Patienten suggeriert, man könne vielleicht die Krankheit nicht heilen, aber ein langes, ungestörtes Leben sei dennoch möglich.

Die Kunst in der Palliativmedizin ist es demnach auch, möglichst frühzeitig und authentisch mit dem Patienten zu kommunizieren, ohne ihm die Hoffnung zu nehmen, aber dennoch die Realität nicht zu beschönigen. Verschlimmert sich die Situation dann, kann auf die gemachten Äußerungen zurückgegriffen werden. „Hoping for the best and preparing for the worst" gibt sehr gut wieder, dass alle Hoffnung berechtigt sein mag. Und doch können die Rahmenbedingungen im Einzelfall so ungünstig gestaltet sein, dass eben nicht automatisch von einer Heilung oder deutlichen Besserung ausgegangen werden sollte. Und so mag einbezogen werden, dass die Krankheit einen ungünstigen Verlauf nehmen wird.

Wie kann ich denn mein Leben planen, wenn ich nicht weiß, wie lange ich noch zu leben habe? Auch wenn es schwierig sein mag, so ist es grundfalsch, die Prognose zur verbleibenden Lebenszeit nicht abzugeben, und daher unmoralisch, sich mit der Begründung herauszuhalten, man könne nicht in die Zukunft sehen. Vielmehr ist es wichtig, mit dem Patienten ins Gespräch zu kommen und Zeiten des freien Denkvermögens, also der Beschwerdefreiheit, dazu zu benutzen, zu erfragen, was der Patient denn glaubt, wie es weiter gehen könnte.

Was bedeutet „Vorbeugen und Lindern von Leiden durch frühzeitiges Erkennen"?

Vorbeugen und Lindern von Leiden und antizipatives, vorausschauendes Verhalten beinhaltet unterschiedliche Sichtweisen und Aspekte. Das kann sich auf die vorausschauende Bedarfsmedikation bei Durchbruchschmerzen beziehen, wenn der Patient ansonsten mittels einer Dauermedikation hinsichtlich seiner Schmerzen stabil eingestellt ist. Das betrifft aber ebenso in anderem Kontext das vorausschauende Gespräch mit dem Patienten darüber, was im Falle einer Verschlechterung zu tun ist. Das Thema Vorsorgevollmacht und Patientenverfügung sollte ja frühzeitig mit ins Spiel gebracht werden, und damit die Vorbereitung auf schlechtere Zeiten. Das schließt nicht aus, dass man an bessere Zeiten glauben will und glauben darf. Indem man dem Patienten vermittelt, dass man immer noch eine Menge an Möglichkeiten besitzt, sollte sich sein Zustand verschlechtern, kann

man ihm Hoffnung geben. „Frühzeitiges Erkennen" in diesem Zusammenhang bedeutet auch das wachsame Auge auf bekannte oder wahrscheinliche Komplikationen. Es beinhaltet aber auch die vorausschauende Ausstattung der häuslichen Umgebung mit Hilfsmitteln, das Initialisieren einer ambulanten palliativmedizinischen Versorgung, aber z. B. auch das Telefonat mit der entfernt wohnenden Tochter.

Was bedeutet „untadelige Einschätzung"?

Was kann „untadelige Einschätzung" bedeuten? Wie fehlbar sind wir Ärzte und an welchen Tugenden orientieren wir uns? Welche Tugenden können unseren Patienten in ihrer Situation Halt und Hilfe geben? Zu den klassischen Tugenden gehören:

» Glaube – hier in unserem Zusammenhang vielleicht der Glaube an die Kunst der Ärzte, an die Liebe und Barmherzigkeit der Mitmenschen, an einen Gott, an ein besseres Leben nach dem Tod

» Liebe – als verschenkbare, tiefste Zuneigung anderen Menschen gegenüber

» Hoffnung – auf Heilung, auf Lebensverlängerung, auf Beschwerdefreiheit, auf Liebe und Unterstützung, zu Lebzeiten und danach

» Bescheidenheit und Gerechtigkeit – gegenüber anderen. Gerechtigkeit beschreibt das Verhältnis einer von einem selbst gelebten Moral im Vergleich zu anderen

» Demut – und das „Nicht zuviel Verlangen", das „nicht zu maßlos sein", die Zufriedenheit mit Wenigem, die

Einsicht, dass wir nicht allein sind auf der Welt

» Treue – als Vertrauen und Bindung an andere Menschen und Institutionen, auf die ich mich einlassen will und denen ich mich verpflichtet fühle

» Weisheit – als Zustand infolge von Wissen und Erfahrung, um wohlbegründete Urteile und Entscheidungen, auch sich selbst betreffend, fällen zu können

» Geduld – in Bezug auf Mitmenschen: Vermeidung von planloser Hektik; erwarten können, dass Maßnahmen greifen; die Einsicht, dass alles seine Zeit benötigt

» Mut – eine Krankheit durchzustehen, sich auf Unbekanntes einzulassen

» Tapferkeit – in der Auseinandersetzung mit der Krankheit, mit dem Leid, mit dem verkürzten Leben

» Besonnenheit – das Bestreben, in Ausdruck und Handlung das richtige Maß zu finden zwischen Zuviel und Zuwenig

» Berechenbarkeit – für andere als Mensch wahrhaftig zur Verfügung zu stehen, authentisch sein

» Standfestigkeit – nicht wankend, sondern berechenbar und verlässlich zu bleiben

» Höflichkeit – als sittliche Eigenschaft, dem Gegenüber Respekt zu erweisen

» Zurückhaltung – in allen Dingen anderen den Vortritt zu lassen, sich nicht in den Vordergrund zu spielen

» Klugheit – als Resultat von Wissen, Intelligenz, Bildung, um besonnen sein und handeln zu können

Neben den Tugenden gilt es, das sogenannte bioethische Quartett zu berücksichtigen:

» Benefizienz (Gutes tun, das Beste für den Patienten wollen)

» Non-Malefizienz (den Patienten nicht schaden wollen)

» Gerechtigkeit (u. a. gesundheitsökonomische Aspekte, Zeit-Allokation)

» Patientenselbstbestimmung (Autonomie)

Selbstverständlich will jeder Arzt seinem Patienten helfen, ihm nicht schaden, dessen Selbstbestimmungsrecht würdigen und gerecht handeln. Und doch stellt sich die Frage, wann welche Maßnahme für welchen Patienten in Bezug auf eine Nutzen-Schaden-Abwägung die beste ist. Wann hört man auf, dem Patienten Nahrung zuzuführen? Wann gibt man ihm Flüssigkeit? Wann lässt man eine PEG legen? Unter welchen Umständen werden Blutkonserven verabreicht? Welche Indikationen gibt es in der Palliativmedizin für die Gabe von Antibiotika?

Eine untadelige Einschätzung berücksichtigt die Bedürfnisse des Patienten auf gleicher Augenhöhe. Dessen Wünsche mögen nach (authentischer) Aufklärung und im Stadium der Willensfreiheit und Willensfähigkeit von den unserigen abweichen. Dennoch unsererseits den Patientenwunsch zu beachten, bedeutet auch, die Würde des Patienten zu achten. Er sollte selbst in der Lage sein, Informationen zu bewerten, und weil unser Patient meist kein Experte auf dem Gebiet der Medizin ist und möglicherweise nicht in der Lage ist, die „richtigen" Fragen zu stellen, müssen wir von uns aus dem Patienten diese Fragen vorlegen und ihm mögliche Konfliktsituationen plastisch vor Augen führen – sofern er zu erkennen gibt, dass er das will.

Nicht immer wollen Patienten aufgeklärt werden oder Gesprächsinhalte präsentiert bekommen, die von der Natur der Sache her unangenehm, belastend, bedrohlich, kompliziert und schwer verständlich sind. Doch dieses wollen wir versuchen herauszufinden, um je nach Patienten „untadelig" vorzugehen.

Was ist unter „Behandlung von Schmerzen und anderen belastenden Beschwerden körperlicher Art" zu verstehen?

Neben der professionellen Kommunikationskompetenz unter Berücksichtigung psychosozialer und spiritueller Anliegen gehört die Behandlung von Schmerzen, internistischen und neuropsychiatrischen Symptome zu den Hauptaufgaben in der Palliativmedizin. Die häufigsten Symptome, die bei fortgeschrittenen Leiden auftreten, sind körperliche Schwäche, Luftnot, Schmerzen, Appetitlosigkeit, Angst, Depression, Delir, Mundtrockenheit, Durst, Hungergefühl. Diese Liste ließe sich problemlos auf bis zu 100 Symptome erweitern.

Symptome sind subjektiv vom Patienten erfahrene Missempfindungen, die, obwohl sie in aller Regel nicht messtechnisch erfasst und insofern objektiviert werden können, ernst genommen werden müssen. Körperliche Beschwerden können extrem belasten, müssen es aber nicht. Das Gebiet der Symptomatologie beschäftigt sich damit, wie vielfältig die menschliche Natur sich zum Ausdruck bringen kann und wie kultur- und herkunftsabhängig Menschen mit scheinbar identischen Beschwerden umgehen.

Symptome mögen ausgeprägt und doch nicht belastend sein. Andererseits können bereits geringe Symptome quälen. Die Kombination bestimmter Symptome kann die Lebenssituation unerträglich machen. Insofern ist sehr individuell zu erfassen, welche Beschwerden wann genau vorliegen, wodurch sie verringert oder verschlimmert werden können.

Symptome können mehr oder weniger existenzielle Bedeutung oder aggressiven Charakter haben oder im Hintergrund schwingen. Sie mögen kurzzeitig exazerbieren und einander beeinflussen. Die Behandlung von Beschwerden setzt nicht nur ein optimales Know-How und Management medikamentöser, strahlentherapeutischer, operativer und anderer Verfahren voraus, sondern gerade und ausdrücklich eben auch die Fähigkeit, mit dem Patienten die Symptome und ihre Linderung zu besprechen und ihn empathisch zu unterstützen. Nicht umsonst wirkt die Droge Arzt und sind Plazebos effektiv.

Die folgenden wichtigen Beschwerde- und Symptomkomplexe sollen hinsichtlich ihrer Behandlung kurz skizziert und einige Grundprinzipien dargestellt werden.

Schmerztherapie

Schmerz ist ein komplexes multimodales Symptom, das nicht nur analgetisch, sondern auch durch physikalisch-therapeutische, psychoonkologische, onkologische und pflegerische Maßnahmen behandelt werden kann. Bei einem chronischen Dauerschmerz sollte nach dem WHO-Stufenschema zunächst mit Nicht-Opioiden begonnen werden, bevor dann bei Schmerzpersistenz Opioide zusätzlich appliziert werden. (Ausführlicher wird dies im Kapitel über Schmerztherapie in diesem Buch behandelt, s. S. 125).

236

Nebenwirkungen der Opioide können – außer der Obstipation – auch Sedierung und Beeinträchtigungen der kognitiven Leistungsfähigkeit sein. Dies sollte regelmäßig vom Patienten erfragt werden, damit seine Lebensqualität unter Opioiden auch tatsächlich aufrechterhalten werden kann.

Es gibt kein Standard-Opioid, das einzusetzen ist. Aber aus unterschiedlichen Gründen erweist sich noch immer Morphinsulfat als das am besten geeignete Präparat. Gerade bei älteren und in ihrer Nierenfunktion eingeschränkten Patienten mag das Rotieren oder primäre Einstellen auf Hydromorphon oder der Einsatz von topischen Pflastern bei schluckgestörten Patienten sinnvoller sein.

Nicht immer führt die Erhöhung von Opioiden bei zunehmenden Schmerzen zu einer Besserung. Gelegentlich ist eine Opioidreduktion oder, in bestimmten höheren Dosierungsbereichen, die Applikation eines zweiten Opioids sinnvoll.

Die Beherrschung gastrointestinaler Symptome

Zu den gastrointestinalen Symptomen gehört ein Cluster von Beschwerden, die mit Problemen im Mundbereich, also beispielsweise Xerostomie, Mukositis, Geschmacksbeeinträchtigungen oder Brennen bei Candidabefall beginnen können, sich über Übelkeit, Erbrechen, aber eben auch Appetitlosigkeit und Verdauungsstörungen wie Obstipation oder Diarrhö fortsetzen. Natürlich gehört zu gastrointestinalen Symptomen auch der Schmerz, der beispielsweise durch intestinale Obstruktion hervorgerufen wird, oder ein so lästiges Symptom wie Schluckauf. Durch Aszites bedingte Beeinträchti-gungen der Lebensqualität oder Tenesmen bei der Defäkation, Symptome wie Dyspepsie oder Palpitationen und abnorme Schwitzneigung bei gastrointestinaler Blutung ergänzen das Spektrum. Auch die mit der Appetitlosigkeit verbundene Kachexie bzw. das Fatigue-Syndrom gehören in diese Gruppe der Symptome.

Entscheidend bei der Behandlung gastrointestinaler Beschwerden ist, ähnlich wie bei Schmerzen auch, die genaue Anamneseerhebung und die Inspektion der entsprechenden Lokalitäten. Hierzu sei auf die Literatur verwiesen [2, 5], sowie auf die entsprechenden Kapitel in diesem Buch.

In der Liste der zehn wichtigsten Medikamente, die in der Palliativmedizin eingesetzt werden, haben sich sowohl Metoclopramid und Haloperidol als auch Dexamethason etabliert, die, jedes für sich, in unterschiedlicher Art und Weise gastrointestinale Symptome zu lindern vermögen. Man möge gerade von Dexamethason großzügig Gebrauch machen, und wenn es nur für die Dauer von 7–14 Tagen ist, denn durch die Vielfältigkeit der Effekte von Dexamethason können gleichzeitig bestimmte Cluster von gemeinsam vorkommenden gastrointestinalen Symptomen behandelt werden (z. B. Appetitlosigkeit, allgemeines Wohlbefinden, Schmerzen: durch 4 mg Dexamethason morgens).

Luftnot und Probleme bei der Atmung

Dyspnoe, aber auch Tachypnoe gehören zu den dramatischen und alles andere in den Schatten stellenden Beschwerdemustern in der Palliativmedizin. Sie haben vielfältige Ursachen, die es für jeden Patienten herauszufinden gilt. Bei den Maßnahmen dagegen sind ursächliche von rein symptomlindernden zu unterscheiden.

Zu ersterer Gruppe gehören Pleurapunktionen bei nachgewiesenen Pleuraergüssen, die Behandlung einer Lymphangiosis carcinomatosa durch Kortikoide, eventuell Diuretika (Wirksamkeit nicht bewiesen), Bronchodilatatoren oder antitumorale Maßnahmen. Auch die Behandlung einer Obstruktion größerer oder mittelgroßer Luftwege durch Stents, lasertherapeutische oder brachytherapeutische Verfahren können Möglichkeiten der ursächlichen Behandlung darstellen, wie auch die Gabe von gut verträglichen Zytostatika (z. B. Gemcitabin).

Zur Symptomlinderung haben Opioide in Kombination mit Luft- oder Sauerstoffzufuhr die beste Wirksamkeit bei Dyspnoe gezeigt. Hierbei senkt die Gabe von Opioiden, häufig in niedriger Dosierung ausreichend, sowohl die subjektiv empfundene Luftnot als auch den Sauerstoffbedarf des Organismus, sediert gleichsam den Patienten und nimmt ihm die Angst und das Gefühl existenzieller Bedrohung, das von Dyspnoe nicht selten ausgeht. Die Zufuhr von Luft oder Sauerstoff dient nur bei manchen Patienten der Erhöhung des PO_2 und damit der Hämoglobinsättigung. Auch bei normalen diesbezüglichen Werten kann die Gabe von Sauerstoff deswegen über eine Nasensonde effektiv sein, weil hierdurch über bestimmte Reflexbögen auch subjektive Linderung erzielt werden kann.

Fatigue-Syndrom und abnorme körperliche Schwäche

Das Fatigue-Syndrom, zu dem nicht nur das Gefühl ungewöhnlicher Müdigkeit und nachlassender Leistungsfähigkeit als physische Dimension gehört, sondern auch herabgesetzte Motivation und Stimmungslage, Energieverlust als affektive Empfindung sowie eine Einschränkung der Konzentrationsfähigkeit und mentalen Agilität, ist ein in seiner ursächlichen Dimension komplexes Geschehen. Es ist gleichwohl das führende Symptom in der Palliativmedizin. Weil dies so ist, sollten unterschiedliche Fragestellungen in der Ernährungstherapie (Appetit, Dysphagie, Nahrungsmittelunverträglichkeiten, etc.), der hormonellen Imbalance, metabolischer Probleme etc. herausgearbeitet werden, die beim jeweiligen Patienten besondere Bedeutung aufweisen und daher behandelt werden können. Auch sollten unerwünschte Wirkungen möglicherweise nicht mehr indizierter Arzneimittel bedacht werden, die einen Beitrag zum Fatigue-Syndrom leisten können, z. B. blutdrucksenkende Mittel. Wichtige Medikamente, die das Fatigue-Syndrom mindern können, sind Kortikoide, Gestagene, Cannabinoide, Thalidomid, aber auch Melatonin, Anabolika, Methylphenidat, Modafinil oder Erythropoetin, sofern das Hämoglobin niedrig ist und man Eisenpräparate hinzusetzt.

Neben arzneimitteltherapeutischen Interventionen ist moderates Training, z. B. im Sinne von Gymnastik oder Ergometertraining, anerkannt in der Verbesserung des Fatigue-Syndroms. Mehr dazu im Kapitel „Fatigue" auf S. 188.

Neuropsychiatrische Beschwerden

Zu den wichtigen neuropsychiatrischen Problemen gehören neben der Schlaflosigkeit Krampfleiden, delirante Zustände (Unruhe, Bettflucht), aber auch demenzielle Komponenten und die Depression.

Weil gerade delirante Probleme häufig vorkommen und durch eine Reihe von pathophysiologischen Abnormalitäten hervorgerufen werden können (Hyperkalzämie, Hypoglykämie, Hyponatriämie, Nierenversagen, Leberversagen, Opioidnebenwirkungen, etc.), ist hier sorgfältig die zugrunde liegende Ursache auszuschließen.

Die Erfassung eines „Minimental Score" ist hilfreich, um bei dementen Patienten die Einwilligungsfähigkeit zu eruieren. Screeningverfahren bieten sich auch bei der Evaluation der Depression an. Hier sind die „Edinburgh Depression Scale" oder der „HADS-Fragebogen" etablierte Instrumente, um sich selbst Sicherheit zu verschaffen. Man unterscheide Depressivität und Traurigkeit von der behandlungsbedürftigen Depression und überlege sich sehr genau, unter welchen Umständen eine antidepressive Behandlung sinnvoll ist. Die allgemeine Erfahrung lehrt, dass eine antidepressive Behandlung in der Palliativmedizin eher zu selten als zu häufig durchgeführt wird.

Störungen des Tag-Nacht- und damit Schlafrhythmus, Ein- und Durchschlafstörungen sind wichtige, die Lebensqualität beeinträchtigende Problembereiche. Prinzipien einer guten Schlafhygiene sowie nicht-pharmakologische und pharmakologische Interventionen können hier in aller Regel gute Hilfe leisten. Auch hier ist für die speziellen Maßnahmen auf die empfohlenen Standardwerke [2, 5] zurückzugreifen.

Weitere Symptome
Die Behandlung von abnormer Schwitzneigung, Hautproblemen, Problemen der Miktion, aber auch des Schluckens und Sprechens sind wichtige, nicht selten vernachlässigte Spezialprobleme, deren Behandlung im Vergleich zu den vorgenannten Symptomen gleichrangig wichtig ist. Auch hierzu sei auf die Literatur [2, 5] sowie auf die entsprechenden Kapitel in diesem Buch verwiesen, z. B. Kap. „Hauttoxizität, S. 86.

Welche Rolle spielen „psychosoziale Beschwerden"?
Der Mensch existiert in einem sozialen Umfeld und reagiert nicht nur rational, sondern auch emotional auf seine Situation, sein Umfeld, seine Zukunft. Die Unterstützung innerhalb der Palliativmedizin durch Psychologen, Sozialarbeiter und andere Professionen ist in diesem Zusammenhang von fundamentaler Bedeutung.

Häufige Indikationen für psychosoziale Unterstützungsangebote sind Probleme mit der Krankheitsverarbeitung, Unterstützung der Angehörigen und problematisches Sozialverhalten wie Rückzug, Abschied von bisherigen Rollen im Leben, in der Gesellschaft, in der Familie, früh einsetzende Trauer über ein abgebrochenes Leben, Ängste und Depressionen (s. Kap. „Psychoonkologie", S. 244). Aufgabe hierbei ist es, durch geschultes Personal wie Psychoonkologen und Seelsorger Behandlungsangebote zu entwickeln, die der Situation des einzelnen Patienten gerecht werden.

Der Bereich der Sozialarbeit spielt eine wichtige Rolle bei der Hilfe in rechtlichen Angelegenheiten (Schwerbehindertenrecht, Pflegestufenbeantragung, Hilfsmittelversorgung usw.).

Ein Bereich hierbei, der gerade erheblichen politischen Debatten ausgesetzt ist,

ist der Bereich der Vorsorgevollmacht und Patientenverfügung. Wie können die Patienteninteressen und Wünsche zu Zeiten wahrgenommen werden, in denen Nichteinwilligungsfähigkeit besteht? Was wollen Menschen tatsächlich in guten Zeiten für Zeiten festlegen, in denen es ihnen schlecht geht? Und was wollen Menschen, wenn es ihnen schlecht geht, tatsächlich? Hier klafft eine große Lücke, und wie man es auch dreht und wendet, bisher ist es trotz aller Initiativen nicht geglückt, dass mehr als 8–10 % aller Erwachsenen in der Bundesrepublik Deutschland Patientenverfügungen ausgefüllt haben.

Die etwa 100 unterschiedlichen existierenden Patientenverfügungen beinhalten Möglichkeiten, für sich selbst für den Fall der Nichteinwilligungsfähigkeit Rahmenbedingungen bis hin zu konkreten Entscheidungen im Voraus festzulegen. Die Fragestellungen, die die Patienten am meisten, am häufigsten und am existenziellsten berühren, werden durch die meisten existierenden Patientenverfügungen nicht thematisiert. Und genau diese Fragen sind es, denen wir uns als Palliativmediziner zu stellen haben:

» Wo will ich sein, wenn es mir schlecht geht oder ich sterben muss?

» Wer soll bei mir sein, wenn es mir schlecht geht und ich sterben muss?

Die überwältigende Anzahl von Patienten, aber auch von Gesunden, antwortet auf diese beiden Fragen: „Ich möchte zu Hause sein, umgeben von meinen Liebsten, und deren ungeteilte Aufmerksamkeit haben." Wie häufig jedoch werden Sterbende oder unheilbar Kranke entgegen ihren Wünschen in fremde Institutionen verlegt oder dorthin überwiesen, und wie häufig kommt es tatsächlich vor, dass die

Liebsten in dieser Institution dann ihre ungeteilte Aufmerksamkeit geben können?

Sollte man tatsächlich, wie es die jetzige Gesetzgebung fordert, einen gesetzlichen Anspruch auf die Erfüllung dessen haben, was in der Patientenverfügung schriftlich zum Ausdruck gebracht wurde, würde es einer Kulturrevolution gleichkommen, nämlich: Dem Anspruch auf das Sterben zu Hause. Dieser häufigste Wunsch in Patientenverfügungen findet allzu selten Berücksichtigung in der Realität [4].

Auch wenn in der Gesellschaft die Notwendigkeit erkannt worden ist, die ambulante palliativmedizinische Versorgung auf festere Säulen zu stellen und auch Finanzierungsmöglichkeiten hierzu anzubieten, so ist der Weg dahin jedoch ein langer und steiniger. Denn es muss gegen etablierte Strukturen etwas Neues aufgebaut werden. Das ist schwierig, denn in der Vergangenheit hat ja immer alles „wunderbar" funktioniert.

Was ist unter „Beschwerden spiritueller Art" zu verstehen?

Spiritualität ist nicht nur eine Frage der Religionsbindung und -zugehörigkeit und nicht damit erledigt, z. B. eine Krankensalbung oder den Kontakt mit einem Klinikseelsorger zu ermöglichen. In diesem Zusammenhang werden häufig auch Sinnfragen gestellt: „Wie konnte mir das passieren? Warum muss ich jetzt so leiden?". Es werden ebenso Fragen aufgeworfen, die das Resumé des Lebens betreffen. Nicht selten wird eine Lebensbilanz aufgestellt und gleichzeitig die Frage formuliert: „Was kommt nach dem Sterben?"

Aber es sind ebenso auch transkulturelle, existenzielle, ins Jenseits ausgerichtete und insofern auch nicht selten philosophische und transzendentale Aspekte, die nun, wenn es auf das Lebensende zugeht, eine große Rolle spielen. Diesen Fragestellungen können nicht nur Seelsorger, sondern alle Menschen, die auf der Palliativstation oder im ambulanten Versorgungsumfeld tätig sind, mehr oder weniger gut begegnen.

Es ist sicherlich eine besondere Erkenntnis als Palliativmediziner, immer wieder auch erfahren zu müssen, dass erstaunlich wenig existenzielle, transzendentale, philosophische Fragen vom Patienten selbst geäußert werden. Auch das aktive Angebot derartiger Inhalte befriedigt die Mehrheit der Patienten anscheinend nicht. Dennoch ist es unsere Pflicht, diese Angebote der interessierten Minderheit der Patienten zu unterbreiten und allen Patienten wenigstens Fragen nach ihrer Gläubigkeit und den Gedanken zu Spiritualität zu stellen.

Organisationsformen

Wie oben dargestellt nimmt der Anteil ambulanter palliativmedizinischer Versorgungsstrukturen in Deutschland deutlich zu und unterliegt einer Dynamik. Denn es ist politisch gewollt, dem Wunsch des Patienten nachzukommen, möglichst zu Hause sterben zu können.

Wie nun die Hausärzte, die den Patienten am besten kennen, und die Palliativmediziner mit ihrem besseren Wissenstand bezüglich deren Versorgung, gemeinsam in dieses Aufgabengebiet eingeführt und integriert werden können, ist eine umstrittene und in der Praxis nicht leicht zu lösende Aufgabe. Die Erfüllung

dieser Aufgabe setzt Offenheit und Kollegialität voraus, und auch den Wunsch, etwas besser und anders zu machen, sich den modernen medizinischen Entwicklungen zu stellen und eigene Grenzen zu erkennen.

Ob die Palliative-Care-Teams aus Arzt, Krankenschwester und Sozialarbeiter, wie in Großstädten möglicherweise sinnvoll, in ländlichen Regionen auch die praktikable Versorgungsstruktur darstellen, ist fraglich. Hier müssen andere Lösungsmöglichkeiten, wie zum Beispiel im Paderborner Palliativnetz e.V. (www.palliativnetz-paderborn.de) gefunden werden. Unterschiedliche Versorgungssysteme und -strukturen können am Ende doch im Sinne der Sache gut zusammenarbeiten, wenn man Rücksicht auf die jeweiligen Bedürfnisse, Befindlichkeiten und Erfahrungen zu nehmen in der Lage ist. Stationäre Hospize, ambulante Hospizgruppen mit anderer Finanzierung aus dem SGB können mit ambulanten Pflegediensten, Altersheimen, Ärzteorganisationen (Hausärzte, Fachärzte, Palliativmediziner) zum Wohle des Patienten kooperieren.

Anzustreben ist, dass in der Bundesrepublik Deutschland eine angemessene und vernünftige palliativmedizinische Versorgung sowohl im ambulanten als auch im stationären Bereich ermöglicht wird.

Der Sättigungsgrad in der Bundesrepublik mit Palliativstationen ist vermutlich bald erreicht, denn unter Berücksichtigung der Versorgungsstrukturen ist tatsächlich im stationären Bereich die notwendige Ausstattung mit hochqualifizierten Palliativstationen nahezu erfüllt. Vielmehr ist es nun wichtig, im Bereich der Pflegeheime und anderer Unterbringungsinstitutionen dafür zu sorgen, dass die ambulante Behandlung aus Sicht der Palliativmedizin weiter optimiert wird.

In einer Gesellschaft, die nicht nur älter, sondern sozial ärmer wird (Singlehaushalte), ist ohnehin zu hinterfragen, unter welchen Umständen in Zukunft Menschen in Deutschland alt werden. Nicht immer sind Altersheime hier die am besten geeigneten Institutionen. Wohngruppenbezogene Institutionen wie z. B. die nach dem Vorbild von Professor Dörner [1] sind hier gleichermaßen zu berücksichtigen und auszubauen.

Palliativmedizin in der Medizinerausbildung

Palliativmedizin sollte in der Medizinerausbildung eine viel größere Rolle spielen. Es muss zur Pflicht werden, diese kurrikularen Elemente der neuen Approbationsordnung möglichst vielen Studenten nahezubringen.

Wir werden es mit einer älter werdenden Gesellschaft zu tun haben. Palliativmedizin ist also Kerngebiet der Medizin und gehört in erheblichem Maße in die Ausbildung von Humanmedizinern. Dies ist bisher erst in Ansätzen zu spüren. Die Forderung nach mehr Lehrstühlen für Palliativmedizin und die erneute Anpassung der Approbationsordnung sind wesentliche Ansätze, um dem Rechnung zu tragen. Auch nach der Approbation sollte der Facharzt für Palliativmedizin mit hohen Anforderungen, wie in anderen Ländern bereits üblich, in Deutschland eingeführt werden, nachdem nunmehr immerhin eine Zusatzbezeichnung für Palliativmedizin durch die verschiedenen Ärztekammern ermöglicht wird.

Leider jedoch verkommt die Ausbildung zum Erlangen der Zusatzbezeichnung Palliativmedizin in einigen Ausbildungsstätten zu einer „Absitzveranstaltung", und es gehört sich anscheinend nicht, Kollegen bei den Prüfungen durchfallen zu lassen, auch wenn sie erkennen lassen, dass sie für die Palliativmedizin einfach nicht geeignet sind. Auch hier müssen neue Wege beschritten werden, um die praktische Tauglichkeit eines Arztes für die Palliativmedizin noch besser unter die Lupe zu nehmen.

In diesem Zusammenhang ist es unerlässlich, während der Ausbildung, ob als Medizinstudent oder bereits fertiger Arzt, professionelle Kommunikation zu erlernen, wie sie *Leslie Fellowfield* schon seit zwei Jahrzehnten in England anbietet. Sie hat dabei die interessante Erkenntnis gewonnen, dass auch jene, die glaubten, gut kommunizieren zu können, erheblichen Nachholbedarf bei sich erkannt haben. Und auch diejenigen, die glaubten, es einfach nicht lernen zu können, werden am Ende doch in die Lage versetzt, professionelle Kommunikation angemessen zu praktizieren [3]. Erlernt werden kann sie u. a. in Rollenspielen mit Laienschauspielern oder Menschen aus der Bevölkerung (was an einzelnen Fakultäten zögerlich beginnt, Beispiel: Münster).

Neben der Kommunikationskompetenz sollte die Kompetenz im Bereich der Symptomkontrolle erweitert werden. Schließlich wird die kommende Ärztegeneration aufgrund der Altersentwicklung hier zunehmend gefordert sein. Das entsprechende Rüstzeug für die Behandlung und Betreuung dieser Patienten sollte daher frühzeitig vermittelt werden.

Fazit

Palliativmedizin und -pflege ist die Bemühung eines Teams aus Ärzten, Pflegepersonal, Sozialarbeitern, Seelsorgern, Physiotherapeuten, ehrenamtlichen Helfern, Psychologen und anderen. Palliativmedizin ist mehr als nur Schmerztherapie. Diese ist nur ein Teil der konzeptionellen Palliativmedizin. Die Beherrschung anderer internistischer Symptome (Luftnot, gastrointestinale Beschwerden, etc.), die Behandlung neuropsychiatrischer Symptome (Angst, Agitiertheit, Demenz, kognitive Leistungsstörungen, Halluzinationen, etc.), die Aspekte der psychosozialen Betreuung, der Spiritualität und nicht zuletzt, sondern alles umfassend, das Element der professionellen Kommunikation sind gleichrangige Kernelemente.

Literatur

1. **Dörner K.** Leben und sterben, wo ich hingehöre. 4. Aufl. Neumünster: Paranus-Verlag, 2007.
2. **Doyle D, Hanks G, Cherny NI, Calman K (eds).** Oxford Textbook of Palliative Medicine. Oxford: Oxford Universitiy Press, 2004
3. **Fellowfield L.** How to improve the communication skills of oncologists. Ann Oncol 2000; 11: 63–66.
4. **Lübbe AS.** Die Unterbringung Alter und Sterbender – der Wunsch und Wille des Patienten. Dt Ärztebl 2008; 105 (46): A 2462–2463.
5. **Watson M, Lucas C, Hoy A, Back J.** Oxford Handbook of Palliative Care. Oxford: Oxford Universitiy Press, 2008.

21 Psychoonkologie

JOACHIM WEIS, JÜRGEN M. GIESLER

Einführung: Gegenstand und Aufgabe der Psychoonkologie

Die Psychoonkologie stellt ein Praxis-, Wissens- und Forschungsfeld innerhalb der Onkologie dar, das sich durch Interdisziplinarität und multiprofessionelle Zusammenarbeit von Ärzten, Pflegenden, Psychologen, Soziologen, Sozialarbeitern u. a. auszeichnet. Ihr Gegenstand ist das Erleben und Verhalten der von einer Krebserkrankung und ihrer Behandlung Betroffenen. Ihre vorrangige Aufgabe ist es, die Bedeutung psychologischer und sozialer Faktoren für die Entstehung, die Behandlung und den Verlauf von Tumorerkrankungen im Kindes-, Jugend- und Erwachsenenalter zu untersuchen und die entsprechenden Erkenntnisse über das gesamte Spektrum von Prävention, Früherkennung, Diagnostik, Akutbehandlung, Rehabilitation und ambulanter Nachbetreuung bis hin zu palliativer Versorgung und Sterbebegleitung nutzbar zu machen. Ein zentraler Beitrag der Psychoonkologie besteht hierbei in der Entwicklung wirksamer Methoden der psychosozialen Unterstützung bzw. psychotherapeutischen Behandlung von Tumorpatienten und ihren Angehörigen.

Die Psychoonkologie hat sich als eine Teildisziplin der Onkologie im Laufe der letzten 30 Jahre sehr stark entwickelt. Ausgehend von Untersuchungen zum Einfluss psychologischer Faktoren (v.a. Verluster-eignisse, Persönlichkeitsfaktoren) auf die Entstehung oder den Verlauf einer Tumorerkrankung [2, 5, 7] entwickelte sich die Erforschung der Krankheitsverarbeitung und der Lebensqualität bei spezifischen Behandlungskonzepten. Wenngleich immer noch große Versorgungsdefizite festzustellen sind, ist die Psychoonkologie zunehmend zu einem integralen Bestandteil der onkologischen Versorgung geworden. Dies findet seinen Niederschlag auch darin, dass in fast allen diagnosespezifischen Behandlungsleitlinien der Deutschen Krebsgesellschaft [20] eine psychoonkologische Beratung und/oder Behandlung gefordert wird. Entsprechend dem Leitgedanken der Interdisziplinarität sollten darüber hinaus alle Berufsgruppen in der Onkologie, vor allem aber Ärzte und Pflegende, über psychoonkologische Basiskompetenzen verfügen, die über entsprechende Fortbildungen erworben werden können. Schwerpunkte sind hierbei Fertigkeiten in der Gesprächsführung, der Patientenaufklärung, der Befundmittelung oder in Bezug auf die Bewältigung akuter Krisensituationen.

Der vorliegende Beitrag konzentriert sich ausschließlich auf die psychoonkologischen Aspekte bei Krebserkrankungen im Erwachsenenalter und fokussiert hierbei ausgewählte Themen der Psychoonkologie, die im Rahmen der supportiven Betreuung von Tumorpatienten wesentlich sind.

Psychosoziale Belastungen und Lebensqualität als Zielparameter

Zu jedem Zeitpunkt im Verlauf einer Krebserkrankung und ihrer Behandlung können psychische Beeinträchtigungen unterschiedlichster Art und Intensität auftreten. Um eine optimale und umfassende Versorgung der Patienten gewährleisten zu können, ist es deshalb erforderlich, diese Beeinträchtigungen so früh wie möglich zu erkennen und geeignete Maßnahmen zu ihrer Behandlung zu ergreifen.

Belastung und Komorbidität

Zu den im Laufe einer Krebserkrankung und ihrer Behandlung auftretenden psychischen Beeinträchtigungen gehören Störungen der emotionalen Befindlichkeit, Selbstwert- und Identitätsprobleme, aber auch psychische Störungen im Sinne einer psychiatrischen Diagnose. Zudem können Behandlung und Erkrankung funktionelle Störungen hervorrufen, wie z. B. Schmerz, Einschränkungen der körperlichen oder kognitiven Leistungsfähigkeit, der Sexualität, der Sensibilität etc. Schließlich wirken sich Erkrankung und Behandlung vielfach auch auf die Partner- und Familienbeziehungen der Patienten aus. Hier können eventuell erforderliche Veränderungen im familiären Rollengefüge Probleme in Kommunikation und Interaktion hervorrufen. Viele der Einschränkungen sind vorübergehend. Häufig ist jedoch eine restitutio ad integrum in einzelnen Teilbereichen nicht möglich.

Wie groß der Anteil derjenigen Tumorpatienten ist, die unter einer Störung der Befindlichkeit leiden oder eine psychiatrische Komorbidität zeigen, lässt sich derzeit noch nicht präzise angeben, da die einschlägigen epidemiologischen Studien auf Stichproben verschiedener Tumorerkrankungen beruhen und unterschiedliche Erhebungsmethoden anwenden, so dass sie nur eingeschränkt vergleichbar sind. Zudem variieren Auftreten und Ausmaß psychischer Beeinträchtigungen in Abhängigkeit von Art, Schwere und Stadium der Erkrankung sowie Art und Stadium der Behandlung [22]. Betrachtet man die Streubreite der in verschiedenen Studien berichteten Schätzungen, weisen zwischen 1 und 50 % der Tumorpatienten Beeinträchtigungen der psychischen Befindlichkeit auf. Hierbei stehen Anpassungsstörungen, Angststörungen sowie depressive Störungen im Vordergrund. So berichten etwa *Härter* et al. [9] eine Vier-Wochen-Prävalenz psychischer Störungen von 28 % für 120 in einem Interview befragte Krebspatienten. Hierbei wiesen 17 % der Befragten eine Angst- und 12 % eine depressive Störung auf. Für posttraumatische Belastungsstörungen, die erst in jüngerer Zeit als komorbide psychische Störungen bei Krebs ins Blickfeld rückten [11], werden in Abhängigkeit von der jeweils eingesetzten Untersuchungsmethode ebenfalls Prävalenzen bis zu 15 % bei Brust- bzw. Prostatakrebs berichtet.

Zusammengefasst legen die referierten Befunde nahe, dass ein großer Teil der von einer Krebserkrankung Betroffenen sehr wohl in der Lage ist, krankheits- und behandlungsbedingte Belastungen aufgrund eigener verfügbarer Ressourcen zu bewältigen, dass aber auch eine nicht unerhebliche Zahl von Patienten stärkere Beeinträchtigungen des Erlebens und Verhaltens zeigt.

Lebensqualität

Lebensqualität ist ein mehrdimensionales, wissenschaftliches Konstrukt mit mindestens drei Dimensionen (körperlich/funktional, psychisch/mental, sozial). Seit ihrer Einführung in die Onkologie in den frühen 70er Jahren des vergangenen Jahrhunderts ist sie zu einem wichtigen Forschungsbereich geworden, der zunehmend als Anwendungsgebiet in der Medizin auf verschiedenen Ebenen integriert und fest verankert ist [6].

Das Konstrukt der gesundheitsbezogenen Lebensqualität orientiert sich primär an der Erfassung von Symptomen und Funktionsparametern, hat jedoch konzeptionell eine starke Erweiterung in den letzten Jahren erfahren, in deren Verlauf auch Aspekte wie Patientenzufriedenheit, Informationsbedürfnis oder Spiritualität aufgenommen worden sind. Die Vielfalt an standardisierten Messverfahren erlaubt heute eine in Bezug auf die gängigen Testgütekriterien methodisch gut abgesicherte Erfassung der Lebensqualität [17].

Die Lebensqualität hat zahlreiche Anwendungsgebiete im Bereich der klinischen Studien, in der Evaluation psychosozialer Interventionen oder Nachsorgeprogramme sowie in der klinischen Routinedokumentation. Die Erfassung der Lebensqualität hat durch computergestützte Techniken eine qualitative Verbesserung erfahren, die es ermöglicht, die Daten schnell zu verarbeiten und dadurch auch im klinischen Routinealltag nutzbar zu machen. Durch diese Verbesserung konnte bisher eine recht gute Akzeptanz bei den Betroffenen erreicht werden. Informationen über die gesundheitsbezogene Lebensqualität der Patienten können für den Arzt wichtige ergänzende Hinweise für Behandlungsent-scheidungen liefern oder helfen, zusätzlichen Behandlungsbedarf für bisher nicht erkannte Beschwerden zu identfizieren. Dies setzt jedoch eine Schulung der Ärzte in Bezug auf den Umgang mit den entsprechenden Befunden und deren Interpretation voraus.

Psychoonkologische Diagnostik

Die psychoonkologische Diagnostik umfasst die Zielbereiche
» Krankheitsverarbeitung
» psychosoziale Belastungen
» psychiatrische Komorbidität
» Lebensqualität

Die Diagnostik der Krankheitsverarbeitung hat dabei einen hohen Stellenwert in der Abklärung von normalen Reaktionsformen und Anpassungsstrategien des Individuums sowie in der differenzialdiagnostischen Abgrenzung zu möglichen psychischen Störungen im Sinne der ICD-Klassifikation. Sie ist dadurch auch für die Planung und Indikationsstellung von gezielten psychoonkologischen Interventionen bedeutsam. Grundsätzlich gilt für die Diagnostik der Krankheitsverarbeitung, dass die individuellen Sichtweisen und Bewertungen des betroffenen Patienten über die Selbstauskunft den wesentlichen Zugangsweg darstellen. Hierfür steht heute eine Vielzahl von Instrumenten (Interviews sowie Fragebögen) zur Verfügung. Die im deutschsprachigen Raum am häufigsten eingesetzten Fragebogenverfahren sind der Freiburger Fragebogen zur Krankheitsverarbeitung (FKV) sowie die Trierer Skalen zur Krankheitsverarbeitung (TSK) (Übersicht zu Messverfahren: [12, 21]). In der klinischen Routine hat sich die Urteilsbildung über das Patientengespräch bewährt, wobei zur

Ergänzung die Beurteilungen durch andere Berufsgruppen oder die Angehörigen hilfreich sind und wichtige zusätzliche Informationen liefern können. Da die Krankheitsverarbeitung vom aktuellen körperlichen und seelischen Wohlbefinden sowie dessen Schwankungen abhängt, sollte die Diagnostik der Krankheitsverarbeitung immer prozessorientiert erfolgen.

Zur Erfassung der Art und Schwere psychosozialer Beeinträchtigungen bei Krebs steht eine Vielzahl zuverlässiger und valider psychoonkologischer Messverfahren zur Verfügung. Diese basieren zumeist auf standardisierten Einschätzungen entsprechender Symptome durch den Patienten selbst, teilweise aber auch auf Fremdeinschätzungen durch Behandler oder andere in die Versorgung des Patienten einbezogene Personen.

Die allgemeine psychische Belastung z. B. kann durch die deutschsprachige Adaptation des sogenannten Distress-Thermometers gemessen werden, mit dem der Patient Ausmaß und Art seiner Belastung einstufen kann. Weitere Optionen hierfür bieten der Hornheider Fragebogen sowie die Psychoonkologische Basisdokumentation (PO-Bado), die als Fremdeinschätzungsverfahren konzipiert ist.

Häufig eingesetzte Fragebogenverfahren zur Diagnose von Angst und Depression sind die Hospital Anxiety and Depression Scale (HADS) oder der PHQ, für die u. a. auch Vergleichswerte für Tumorpatienten vorliegen. Eventuell bestehende komorbide psychiatrische Störungen lassen sich am besten mit Hilfe von Interview-Verfahren wie z. B. dem Strukturierten Klinischen Interview für DSM-IV (SKID) ermitteln.

Die Lebensqualität kann diagnostisch mit Hilfe von standardisierten Messverfahren (wie dem EORTC QLQ-C30 oder dem FACIT) erfasst werden. Darüber hinaus gibt es spezifische Fragebögen zur Erfassung von Symptombereichen wie z. B. Fatigue oder Schmerzerleben sowie Module für spezifische Diagnosegruppen. Eine aktuelle zusammenfassende Darstellung dieser und weiterer Verfahren zur Erfassung psychosozialer Belastungen im Kontext von Krebserkrankungen geben *Mehnert* et al. [12]

Von den genannten Verfahren eignen sich v.a. das Distress-Thermometer, der Hornheider Fragebogen sowie die HADS für einen Einsatz im Rahmen eines psychoonkologischen Screenings, mit dem die Patienten routinemäßig auf das Vorliegen psychosozialer Belastungen im Kontext der Krebserkrankung untersucht werden können. Überschreitet der dabei für einen Patienten ermittelte Testwert einen bestimmten, empirisch abgeleiteten Schwellenwert, kann über das weitere ggf. noch erforderliche diagnostische Vorgehen und über die Art der eventuell einzusetzenden psychoonkologischen Intervention begründet entschieden werden.

Die Implementierung derartiger Screenings ist vor allem deshalb wünschenswert, weil sie dem behandelnden Arzt ermöglichen, den psychosozialen Behandlungsbedarf zu eruieren und vorliegende psychosoziale Belastungen von Tumorpatienten mit großer Wahrscheinlichkeit zu entdecken. Da nicht in allen Einrichtungen genügend psychoonkologische Fachkräfte vorhanden sind, können die zur Diagnostik und Behandlung verfügbaren knappen Ressourcen so optimal eingesetzt werden.

Das Vorliegen von individuellen Test-werten, die einen empirisch begründeten Schwellenwert überschreiten, zeigt jedoch nur eine *mögliche* psychoonkologische Behandlungsbedürftigkeit des Patienten an. Einschätzungen durch den Patienten selbst oder durch den Behandler können davon durchaus abweichen. Die definitive Entscheidung über die Aufnahme einer psychoonkologischen Behandlung muss deshalb letztlich immer im Dialog zwischen dem Arzt bzw. Psychologen und dem Patienten getroffen werden, wie dies in der Idee der partizipativen Entscheidungsfindung [8] impliziert ist.

Interventionen

Das Spektrum psychoonkologischer Interventionen ist sehr breit gefächert und reicht von Informationsvermittlung und Beratung über Krisenintervention bis zu explizit psychotherapeutischen Vorgehensweisen [20]. Welche Art der Intervention indiziert ist, hängt dabei sowohl von der Schwere der psychosozialen Belastungen und Beeinträchtigungen als auch vom konkreten Setting der medizinischen Behandlung (z. B. Akut- oder Rehabilitationsklinik, Palliativeinrichtung) ab. Grundsätzlich verstehen sich psychoonkologische Interventionen als supportive Maßnahmen, die die medizinische Behandlung ergänzen.

Konzept und Vorgehen der psychoonkologischen Psychotherapie unterscheiden sich dabei in mehreren Punkten von traditionellen psychotherapeutischen Vorgehensweisen. Die psychischen Beeinträchtigungen der Patienten werden in der Regel als Ausdruck krankheitsbedingter Belastungen und weniger als Ausdruck

neurotischer oder biographischer Konflikte gesehen. Dennoch können aufgrund der Krebserkrankung auch lebensgeschichtliche Konflikte aktualisiert werden, so dass im Einzelfall die Grenzen gegenüber ‚klassischer' Psychotherapie gelegentlich fließend sein können.

Psychische Abwehrmechanismen von Patienten werden als normale Reaktionen auf die Schwere der krankheitsbedingten Belastungen angesehen und haben je nach Krankheitsphase eine wichtige stabilisierende Funktion. Sie werden daher zunächst als solche nicht gezielt bearbeitet. Durch die primär körperlich bedingten Einschränkungen müssen differenzialdiagnostisch die Wechselwirkungen zwischen somatischen und psychischen Faktoren abgeklärt werden. Die Möglichkeit plötzlicher Veränderungen im Gesundheitszustand der Patienten und institutionelle Rahmenbedingungen (zeitlich begrenzter Aufenthalt im Krankenhaus, Unterbringung in Zwei- oder Mehrbettzimmern, Terminverschiebungen etc.) erfordern ein grundsätzlich hohes Maß an Flexibilität des Psychoonkologen. Dieser zeigt vielfach eine sehr aktive Haltung, die ein Vermitteln von Hoffnung und ein Aufzeigen von Perspektiven einschließt.

Behandlungsziele
Es lassen sich drei übergreifende Ziele psychoonkologischer Interventionen nennen:

>> Verbesserung der subjektiven Befindlichkeit und Lebensqualität sowie Linderung oder Beseitigung psychischer und/oder psychosomatischer Symptome
>> Verbesserung der Krankheitsverarbeitung

» Förderung personaler und sozialer Ressourcen

Spezifische Behandlungsziele in Bezug auf die subjektive Befindlichkeit sind die Verminderung von Angst, Depression oder Hoffnungslosigkeit, die Reduktion von spezifischen Funktionsstörungen (neuropsychologische Störungen, Schlafstörungen, Fatigue) und Trauma-Symptomen sowie die Behandlung eventuell vorhandener komorbider psychischer Störungen. Darüber hinaus kann auch die psychologische Mitbehandlung krankheits- bzw. behandlungsbedingter Symptome wie Schmerz oder Übelkeit in enger Zusammenarbeit mit dem Onkologen ein wichtiger Zielbereich psychoonkologischer Interventionen sein.

Im Bereich der Krankheitsbewältigung stellen die Entlastung der Patienten durch Unterstützung in Bezug auf den Ausdruck von Gefühlen, die Erhöhung des Selbstwertgefühls, die Vermittlung von Selbstkontrollstrategien, die Klärung biografischer Konfliktsituationen, die Neubewertung vorhandener bzw. Entwicklung neuer Lebensziele sowie die Ermöglichung der Auseinandersetzung mit spirituellen Fragen spezifische Behandlungsziele dar.

Bezogen auf soziale Unterstützung und Integration bestehen spezifische Behandlungsziele in der Verbesserung der sozialen Beziehungen des Patienten zu Partnern und Angehörigen, Ärzten und anderen an der Behandlung Beteiligten sowie in der Förderung der beruflichen Integration.

Behandlungsformen

Die wesentlichen psychoonkologischen Interventionsformen lassen sich in vier Kategorien einteilen:

» psychoonkologische Einzelbehandlung
» psychoonkologische Gruppeninterventionen
» Entspannungs- und Imaginationstechniken
» kunsttherapeutische Ansätze

Einzelbehandlung

Psychoonkologische Einzelbehandlung ist in der Regel dem Konzept der supportiven Psychotherapie verpflichtet. Je nach individueller Problemkonstellation kann sie jedoch auch die eingehende Bearbeitung individueller Konflikte mit einschließen. Psychoonkologische Einzeltherapie ist in der Regel indiziert, wenn die Erarbeitung individueller Lösungen für persönliche und zwischenmenschliche Konflikte im Kontext der Krebserkrankung oder darüber hinaus angestrebt wird. So wird z. B. von Patienten die Krebserkrankung nicht selten in Zusammenhang mit belastend erlebten Beziehungen gesehen und es werden dadurch direkte oder indirekte Schuldzuweisungen vorgenommen. Durch die Einzeltherapie können die subjektiven Überzeugungen hinterfragt werden und Hilfestellungen für die Klärung der als problematisch erlebten Beziehungen gegeben werden.

Ein weiteres Beispiel lässt sich in der häufig unklaren Kommunikation über die Erkrankung zwischen dem Patienten und seinem Lebenspartner aufzeigen. So haben die meisten Patienten Ängste, offen mit ihrem Partner über die Erkrankung und ihre Phantasien bezüglich des weiteren Verlaufs oder der Angst vor dem Sterben zu sprechen. Hier kann die Einzeltherapie helfen, die Ängste zu klären und den Weg für ein Paargespräch zu ebnen.

Davon abgegrenzt stellt die Einzelberatung ein niederschwelliges Angebot zur ersten Orientierung und Hilfestellung für die individuelle Verarbeitung der krankheits- oder behandlungsbedingten Einschränkungen dar, das bei Bedarf in eine weitergehende psychoonkologische Betreuung einmünden kann.

Zentrale Themen der psychoonkologischen Einzelbehandlung sind:

» Bedeutung der Krebserkrankung für die eigene Lebensgeschichte
» Auseinandersetzung mit Fragen des Lebenssinns
» Auseinandersetzung mit den eigenen subjektiven Theorien zu Ursachen der Krebserkrankung
» Fragen der persönlichen Neuorientierung
» Bedeutung der Erkrankung für die eigenen Werte
» Bedeutung der Erkrankung für die Beziehungen zu anderen
» Stärkung eigener Ressourcen
» Suche nach Perspektiven und Quellen der Hoffnung
» Auseinandersetzung mit Sterben und Tod

Speziell mit Blick auf Beeinträchtigungen durch Angst und Depression haben sich die folgenden Techniken aus dem Repertoire der kognitiv-behavioralen Therapie als hilfreich erwiesen:

» Erlernen von Ablenkungsstrategien
» Aufbau positiver Selbstinstruktionen
» kognitive Umstrukturierung/Einnahme alternativer Perspektiven
» kontrollierte Überprüfung von Befürchtungen an der Realität

Gruppeninterventionen

Gruppeninterventionen bieten sich in der Psychoonkologie vor allem aus zwei Gründen an. Zum einen kann auf diese Weise die Behandlung einer größeren Anzahl von Patienten erreicht werden. Zum anderen stellt der hier mögliche Austausch unter den Betroffenen eine förderliche Bedingung dafür dar, eigene Wege im Umgang mit der Krebserkrankung zu entwickeln.

Das therapeutische Setting psychoonkologischer Gruppeninterventionen sieht in der Regel einen zeitlichen Umfang von sechs bis zwölf Sitzungen vor. Bezogen auf das therapeutische Konzept lassen sich hierbei zwei Arten von Ansätzen unterscheiden: strukturierte psychoedukative Ansätze sowie offene, auf den Emotionsausdruck und den Gruppenprozess abzielende Verfahren.

Psychoedukative Ansätze verbinden psychotherapeutische Strategien mit Schulungselementen und Aspekten der Gesundheitsförderung. Sie beinhalten in der Regel folgende Komponenten:

» Vermittlung von psychosozialen Informationen über Erkrankung und Behandlung
» Vermittlung von Problemlösestrategien
» Vermittlung von Stressbewältigungsfertigkeiten und Entspannungstechniken
» Förderung gesundheitsbezogener Einstellungen und Verhaltensweisen

Häufig werden Patientenschulungen auch interdisziplinär zusammen mit Onkologen durchgeführt, um auch medizinische Sachthemen integrieren zu können.

Beispiele für psychoedukative Programme stellen das Bochumer Gesundheitstraining [1] oder das in unserer Arbeitsgruppe entwickelte psychoedukative Gruppenprogramm dar [19].

Zu den stärker am Emotionsausdruck orientierten Ansätzen gehört z. B. die sogenannte supportiv-expressive Gruppentherapie (SEGT), die auf die Tradition der existenziellen Psychotherapie zurückgeht [18]. Anders als bei psychoedukativen Ansätzen sind hier die Themen der einzelnen Therapiesitzungen nicht fest vorgegeben, sondern werden aus dem Gruppenprozess heraus entwickelt. Die wesentlichen existenziellen Themen, die im Rahmen der SEGT angesprochen werden, sind:

》 Bewusstsein der eigenen Sterblichkeit
》 Verantwortlichkeit des Menschen für das eigene Leben
》 Unvorhersehbarkeit des Lebens
》 Frage nach dem Lebenssinn

Entspannung und Imagination

Neben den beschriebenen Ansätzen gehören spezifische Entspannungstechniken wie z. B. autogenes Training, progressive Muskelrelaxation und gelenkte Imagination zu den allgemeinen psychotherapeutischen Methoden, die bei psychischen Belastungen im Kontext einer Krebserkrankung sinnvoll eingesetzt werden können. Sie ermöglichen es dem Patienten, belastende Situationen im Kontext seiner Erkrankung besser zu bewältigen. Die Basis von Techniken der gelenkten Imagination stellt die Arbeit mit inneren Bildern der Patienten dar. Allgemein wird nach heutigem Wissensstand davon ausgegangen, dass Imaginationstechniken keinen direkten Einfluss auf die Tumor-

erkrankung haben, dass sie aber dazu beitragen können,

》 die kreativen Ressourcen der Patienten im Umgang mit Problemen zu stärken,
》 emotional belastende Themen zu bearbeiten,
》 geistig-spirituelle Aspekte der Krankheitsverarbeitung anzuregen,
》 spezifische Symptome wie Schmerz, Schlaflosigkeit, Übelkeit und Erbrechen sowie Ängste positiv zu beeinflussen.

Diese Techniken haben ein sehr breites Anwendungsgebiet und können u. a. bei belastenden Diagnosemaßnahmen (z. B. MRT), als Einschlafhilfe, zur psychologischen Schmerzbeeinflussung oder allgemein als stressreduzierendes Mittel eingesetzt werden. Sie basieren auf regelmäßiger Übung und sollten zumindest in der Anfangsphase täglich (ca. 20 Minuten), später dann mehrfach wöchentlich geübt werden, um die gewünschten Effekte erzielen zu können.

Kunst- und Ergotherapie

Der Begriff der Kunsttherapie umschreibt ein breites Spektrum therapeutischer Ansätze, die in Abhängigkeit von dem jeweils verwendeten Medium als Mal-, Musik-, Tanz- und Bewegungstherapie, therapeutisches Plastizieren sowie als Poesie- und Bibliotherapie bezeichnet werden können.

Das all diesen Verfahren gemeinsame Ziel ist, das persönliche Wachstum und die Weiterentwicklung der Patienten mit Hilfe verschiedener kreativer Medien zu fördern. Damit wird das kreative Potenzial der Einzelnen angesprochen und die Auseinandersetzung mit Problemen und Belastungen im Kontext der Krebserkrankung unterstützt. Ein wesentlicher Ansatzpunkt hierbei ist die Förderung der Selbstwahrnehmung der Patienten.

Das spezifische Potenzial kunsttherapeutischer Ansätze liegt im Medium der künstlerischen Gestaltung, die es ermöglicht, über das praktisch-künstlerische Handeln psychische Entlastung zu schaffen und das Potenzial der Krankheitsverarbeitung zu erweitern. Auf der Basis klinischer Erfahrung lassen sich einzelnen kunsttherapeutischen Interventionen spezifische Therapieziele zuordnen, wenngleich Fragen der differenziellen Indikation und Wirksamkeit noch nicht hinreichend empirisch geklärt sind:

» Rezeptive Musiktherapie kann Entspannungsfähigkeit fördern und zu Schmerzlinderung beitragen.

» Gestalterische Ansätze wie Plastizieren oder Malen lassen sich nutzen, um seelischen Konflikten und Prozessen einen bildnerischen Ausdruck zu verleihen.

» Tanz- und Bewegungstherapie können hilfreich sein im Hinblick auf das durch die Krebserkrankung bzw. die Behandlung veränderte Körpererleben und damit einhergehende Beeinträchtigungen des Selbstwerterlebens und der emotionalen Befindlichkeit.

» Poesie- und Bibliotherapie setzen an der verbalen Ausdrucksfähigkeit der Patienten an und nutzen diese als Weg zur Bearbeitung von Konflikten und zur Initiierung von Veränderungsprozessen, indem sie Anregungen zum Lesen und kreativen Schreiben geben.

» Funktionelle Ergotherapie zielt darauf ab, mit Hilfe verschiedener künstlerischer Materialien sensorische, perzeptive, kognitive oder motorische Funktionen positiv zu beeinflussen.

Wirksamkeitsnachweise

Insgesamt kommen die vorliegenden Übersichtsarbeiten zu uneinheitlichen Bewertungen. Die Wirksamkeit verhaltenstherapeutischer Ansätze ist durch randomisiert-kontrollierte Studien für ein breites Spektrum von körperlicher und psychosozialer Beeinträchtigungen belegt, das von Symptomen wie Übelkeit und Erbrechen bis hin zu Angst, Depression und Aspekten der Lebensqualität reicht.

Für gruppentherapeutische Ansätze zeigen vorliegende Meta-Analysen in Bezug auf die Symptombelastung und die Verbesserung der gesundheitsbezogenen Lebensqualität durchschnittlich kleine bis mittelstarke Effekte, die aber als klinisch relevant gelten können [13, 14].

Ansätze aus dem Bereich künstlerischer Therapien bedürfen dagegen erst noch eingehender Prüfung in randomisiert-kontrollierten Studien. Dass psychosoziale Interventionen Krankheitsverlauf und Überlebenszeit günstig beeinflussen, wird inzwischen eher zurückhaltend beurteilt [4, 16]. Differenzierte Vorschläge zur Erhöhung der methodischen Qualität von Wirksamkeitsstudien im gesamten Bereich der Interventionsforschung finden sich bei *Newell et al.* [14].

Obwohl die Evidenz zur Wirksamkeit psychologischer Interventionen bei Krebskranken noch immer intensiv diskutiert wird [3], wurde psychoonkologischen Interventionen sowohl in der australischen Leitlinie zur Behandlung psychischer Belastung bei Krebskranken [15] als auch in der US-amerikanischen Konsensuskonferenz [10] der höchste Evidenzgrad I zugesprochen.

Behandlungsbedarf und differenzielle Indikationsstellung

Aufgrund der oben ausgeführten psychosozialen Problemlagen ist eine frühzeitige Information und eine bedarfsgerechte psychosoziale Beratung und Behandlung integraler Bestandteil der onkologischen Behandlung. Die Feststellung des Bedarfs für eine psychoonkologische Behandlung erfolgt in der Praxis entweder durch das medizinische Fachpersonal, die Patienten selbst oder die Angehörigen. Hierbei spielen viele Einflussgrößen wie die Frage der experten- oder patientendefinierten Einschätzung, patientenseitige Inanspruchnahme-Barrieren sowie Zugänglichkeit und Verfügbarkeit von Angeboten eine Rolle.

Wegen der immer noch sehr heterogenen Forschungsergebnisse haben wir heute noch keine definitive Klarheit hinsichtlich der *differenziellen* Indikationsstellung der verschiedenen psychoonkologischen Interventionsformen. Der Behandlungsbedarf hängt von einer Reihe von Faktoren ab und zeigt nicht selten Diskrepanzen zwischen der Einschätzung der professionellen Helfer und der Patienten selbst. Hierbei haben auch Inanspruchnahme-Barrieren wie die Angst, als psychisch krank abgestempelt zu werden, oder Unwissen über Inhalte und Ziele derartiger Interventionen einen erheblichen Einfluss.

In jedem Fall besteht Einigkeit darüber, dass vor der Entscheidung für oder gegen eine Intervention eine Erhebung des Belastungsgrades durch ein Screeningverfahren oder ein ausführliches klinisches Interview erfolgen sollte. Bei den Gruppeninterventionen ist anzunehmen, dass primär erkrankte Patienten mit einem geringen Belastungswert eher von psychoedukativen Maßnahmen profitieren, während in der palliativen Behandlungssituation die psychodynamischen Konzepte eher hilfreich sein dürften. Eine Einzelpsychotherapie ist im Sinne der klassischen Richtlinienpsychotherapie bei psychischen Folgestörungen im Sinne der ICD-Klassifikation indiziert.

Fazit

Eine psychoonkologische Beratung und Behandlung ist heute als ein integrierter Bestandteil der onkologischen Behandlung einzufordern. Trotz vieler Fortschritte ist dies jedoch noch nicht in allen Versorgungsbereichen realisiert. Entsprechende Informationen sollten allen Patienten frühestmöglich zu Beginn der medizinischen Behandlung angeboten werden. Je nach Belastungsgrad sollten die Patienten eine psychoonkologische Beratung oder je nach Bedarf auch eine Behandlung erhalten. Hierfür können diagnostische Verfahren oder Belastungsscreenings eingesetzt werden. Ein psychoonkologischer Beratungs- oder Behandlungsbedarf kann im gesamten Verlauf der Erkrankung auftreten, insbesondere jedoch unmittelbar nach Diagnosestellung, in der Nachsorge, nach Auftreten von Rezidiven oder Metastasen sowie im terminalen Stadium. Ziele psychoonkologischer Behandlung sind die Förderung der Krankheitsverarbeitung, die Verbesserung der psychischen Befindlichkeit und Lebensqualität sowie die Stärkung der patienteneigenen Ressourcen.

Weiterführende Informationen: Konkrete Hilfestellungen und weiterführende

Information zu Fragen der psychoonkologischen Betreuung kann man über die beiden Fachgesellschaften PSO (Arbeitsgemeinschaft für Psychoonkologie der Deutschen Krebsgesellschaft e.V.; www.pso-ag.de) sowie dapo (Deutsche Arbeitsgemeinschaft für Psychosoziale Onkologie; www.dapo-ev.de) erhalten. Konkrete Hinweise zu psychosozialen Beratungsstellen sowie Psychotherapeuten mit psychoonkologischem Arbeitsschwerpunkt vermitteln bundesweit der Krebsinformationsdienst (KID) des Deutschen Krebsforschungszentrums (DKFZ) in Heidelberg (www.krebsinformationsdienst.de) oder für die einzelnen Bundesländer die jeweiligen Länderkrebsgesellschaften (www.krebsgesellschaft.de/wub_ip_krebs_beratung_hilfe,78277.html).

Literatur

1. **Beitel E.** Bochumer Gesundheitstraining – ein ganzheitliches Übungsprogramm (3. Aufl.). Dortmund: Verlag modernes lernen, 2007.

2. **Dalton SO, Boesen EH, Ross L, Schapiro IR, Johansen C.** Mind and cancer: do psychological factors cause cancer? Eur J Cancer 2002; 38: 1313–1313.

3. **Coyne J C, Stefanek M, Palmer S.** Psychotherapy and survival in cancer: The conflict between hope and evidence. Psychological Bulletin,2007; 133: 367–394.

4. **Edwards A, Hailey S, Maxwell M.** Psychological support for women with metastatic breast cancer. Cochrane Database of Systematic Reviews 2004; 2: CD004253.

5. **Faller H.** Beeinflussen psychologische Faktoren den Verlauf einer Krebserkrankung? Ergebnisse, Methoden, Mechanismen. Z Med Psychol 2004; 13: 99–108.

6. **Fayers P, Hays R.** Assessing quality of life in clinical trials, 2nd Edition. New York: Oxford University Press, 2005.

7. **Garssen B.** Psychological factors in cancer development: evidence after 30 years of research. Clin Psychol Review 2004; 24: 315–338.

8. **Härter M, Loh A, Spies C (Hrsg.).** Gemeinsam entscheiden – erfolgreich behandeln. Neue Wege für Ärzte und Patienten im Gesundheitswesen. Köln: Deutscher Ärzte-Verlag, 2005.

9. **Härter M, Reuter K, Aschenbrenner A, et al.** Psychiatric disorders and associated factors in cancer: Results of an interview study with patients in inpatient, rehabilitation and outpatient treatment. European Journal of Cancer 2001; 37: 1385–1393.

10. **Hewitt M, Herdman R, Holland J (Hrsg).** Meeting psychosocial needs of women with breast cancer. Washington (DC): National Academic Press, 2004.

11. **Mehnert A.** Akute und posttraumatische Belastungsstörungen bei Patientinnen mit Brustkrebs. Münster: LIT Verlag, 2005.

12. **Mehnert A, Lehmann C, Cao P, Koch U.** Die Erfassung psychosozialer Belastungen und Ressourcen in der Onkologie – Ein Literaturüberblick zu Screeningmethoden und Entwicklungstrends. Psychother Psychosom Med Psychol 2006; 56: 462–479.

13. **Meyer TJ, Mark MV.** Effects of psychological interventions with adult cancer patients: a meta-analysis of randomized experiments. Health Psychol 1995; 14: 101–108.

14. **Newell SA, Sanson-Fisher RW, Savolainen NJ.** Systematic review of psychological therapies for cancer patients. Overview and recommendations for future research. J Natl Cancer Inst 2002; 94: 558–584.

15. **National Health and Medical Research Council (NHMRC).** Clinical Practice Guidelines for the Psychosocial Care of Adults with Cancer. Commonwealth of Australia, 2003 (www.nhmrc.gov.au).

16. **Ross L, Boesen EH, Dalton SO, Johansen C.** Mind and cancer: does psychosocial intervention improve survival and psychological well-being? Eur J Cancer 2002; 38: 1447–1457.

17. **Schumacher J, Klaiberg A, Brähler E.** Diagnostische Verfahren zu Lebensqualität und Wohlbefinden.Göttingen: Hogrefe, 2003.

18. **Spiegel D, Classen C.** Group therapy for cancer patients: a research based handbook of psychosocial care. New York: Basic Books, 2000.

19. **Weis J, Heckl U, Brocai D, Seuthe-Witz S.** Psychoedukation mit Krebspatienten: Therapiemanual für eine strukturierte Gruppenintervention. Stuttgart: Schattauer, 2006.

20. **Weis J, Keller M, Singer S, Wickert M, Werner A, Schwarz R.** Diagnoseübergreifende Leitlinien psychoonkologischer Beratung und Behandlung erwachsener Krebspatienten. In: Deutsche Krebsgesellschaft (Hrsg.). Kurzgefasste

interdisziplinäre Leitlinien 2008, München: Zuckschwerdt Verlag, 2008: 10–15.

21. **Westhoff G. (Hrsg).** Handbuch psychosozialer Messinstrumente. Ein Kompendium für epidemiologische und klinische Forschung zu chronischer Krankheit. Göttingen: Hogrefe, 1993.

22. **Zabora J, Brintzenhofeszoc K, Curbow B, Hooker C, Piantadosi S.** The prevalence of psychological distress by cancer site. Psychooncology 2001; 10: 19–28.

22 Ethik in der supportiven Onkologie

EVA C. WINKLER, WOLFGANG HIDDEMANN

Ethische Fragen in der supportiven Onkologie

Ethik in der Supportivtherapie und damit in der Onkologie ist keine Sonderethik für Onkologen, sondern eine Ethik, die das Handeln in schwierigen Situationen im onkologischen Klinikalltag reflektiert. Besonders in existenziellen Grenzsituationen, wie sie in der Onkologie deutlich hervortreten, wird die Leitfrage der Ethik „Was sollen wir tun?" von den an der Entscheidung Beteiligten je nach Wertbild unterschiedlich beantwortet.

Aufgabe der medizinischen Ethik ist es, zum einen unter Angabe von Gründen in solchen Entscheidungssituationen Orientierung zu gewinnen und zum zweiten vermittelnd und moderierend die jeweiligen Akteure zu einer konsensfähigen Handlungsweise zu befähigen. Als dritte theoriebildende und praxisfernere Aufgabe hat medizinische Ethik zum Ziel, die der klinischen Praxis inhärente Moral zu beschreiben und ihren argumentativen Stellenwert zu prüfen.

Ethisch schwierig werden Entscheidungssituationen dann, wenn die an der Entscheidung Beteiligten unterschiedliche Vorgehensweisen für moralisch geboten halten.

Typische Situationen dieser Art sind die Aufklärung und Wahrhaftigkeit bei Patienten mit infauster Prognose, die Umstellung von einem kurativen auf ein palliatives Therapieziel oder die Entscheidung zur Therapiebegrenzung am Lebensende. Im Folgenden sollen drei schwierige Fragenkomplexe – Aufklärung, Sterbebegleitung und supportive Schmerztherapie – aufgegriffen werden, weil sie im klinischen Alltag der Onkologie häufig als ethisch problematisch empfunden werden.

> **Definition „Ethik" und „Moral":**
> Ethik" (von ethos – die Sitten) und „Moral" (von mores – die Sitten) sind wortgeschichtlich praktisch gleichbedeutend und werden in der Umgangssprache auch häufig synonym verwendet. Fachsprachlich bezeichnet man mehrheitlich mit „Moral" die Gesamtheit der Werte, Normen und Tugenden, die in einer Gemeinschaft als gültig angesehen werden, und mit Ethik das Nachdenken, Reflektieren über Moral. Danach ist Ethik also die Theorie der Moral.

Soll der Arzt den Patienten mit infauster Prognose wahrhaftig aufklären?

Noch vor 40 Jahren ließen Onkologen die meisten ihrer Patienten im Unklaren über ihre Diagnose [14]. Heute wissen zwar nahezu alle Patienten mit Malignomen um ihre Diagnose, aber über deren Bedeutung für die ihnen verbleibende Lebenszeit, also über die langfristige Prognoseeinschätzung ihrer Erkrankung, sind sie häufig nicht oder nur unzureichend aufgeklärt.

Eine interessante Untersuchung von *Christakis* und *Lamont* zeigt, dass Ärzte in einem Hospiz die mittlere Überlebenszeit ihrer Patienten, die tatsächlich bei 26 Tagen lag, mit 75 Tagen deutlich zu optimistisch einschätzten. Gegenüber ihren Patienten haben sie sogar noch optimistischere Schätzungen von im Schnitt 90 Tagen kommuniziert [3]. Ein Grund hierfür ist sicher die Unsicherheit bei der Übertragung statistischer Überlebenszeiten auf den Einzelfall. Auch die Konfrontation des Arztes mit den Grenzen der Hochleistungsmedizin und eventuell der eigenen Endlichkeit mag Grund für die Zurückhaltung bei der Aufklärung über eine infauste Prognose sein [8]. Als Hauptargument gegen eine offene Aufklärung wird jedoch in der Praxis wie in der Literatur die Befürchtung angeführt, dass die Wahrheit den Patienten schadet und sie durch die Beschönigung der Fakten oder eine „gnädige" Lüge geschont werden müssen [20].

Zu den typischen Coping-Mechanismen und Reaktionen von Sterbenden auf die massive Todesbedrohung gehört die Abwehr und Verleugnung der Realität. Dies ist zunächst ein natürlicher Selbstschutz vor einer Realität, die der Patient noch nicht in seiner ganzen Bedeutung ertragen kann.

Erst mit der Zeit und mit der bewussten und unbewussten Krankheitsbewältigung und Orientierung hin zu möglichen Ressourcen im persönlichen Umfeld gelingt mehr und mehr die realitätsbezogene Auseinandersetzung mit der Krankheit. Bis dahin kann sich der Patient für das „Nicht-Wahrhaben-Wollen" entscheiden. Den Ärzten sollte es dann darum gehen, im individuellen Fall festzustellen, was für den Patienten in seiner aktuellen Belastungssituation hilfreich ist und nicht seine Abwehr „mit Gewalt" zu durchbrechen, um ihn zu einer wirklichkeitsbezogenen Krankheitsverarbeitung zu verhelfen. Medizinethisch gesprochen gebietet das die Fürsorge für den Patienten und der Respekt vor der selbstbestimmten Entscheidung des Patienten im Umgang mit einer existenziellen Bedrohung.

Zahlreiche Untersuchungen zeigen jedoch, dass die Mehrheit der Patienten mit Malignomen möglichst viele und detaillierte Informationen wünscht [5]. Im Sinne der Patientenautonomie sind die Betroffenen auf ehrliche Aussagen angewiesen, um Entscheidungen für den letzten Abschnitt ihres Lebens so zu treffen, wie es ihren Vorstellungen am nächsten kommt. Erst die behutsame, aber wahrhaftige Information ermöglicht es dem Patienten, die Kontrolle über sein Leben und Schicksal zu behalten [11]. Teilwahrheiten oder begrenzte Information bergen die Gefahr, den Patienten zu isolieren und lassen ihn mit seinen Sorgen und Ängsten allein. Dies kann zu einer andauernden Angstsituation führen. In einer Studie bei Patienten mit inoperablen Tumoren waren Schmerzmittelbedarf, Ängste und Depressionen unter denen am höchsten, die nicht ehrlich über ihre Situation aufgeklärt wurden [6].

Daher ist es wichtig, mit den Patienten zu besprechen, wie weitgehend sie über die Prognose ihrer Erkrankung aufgeklärt werden wollen. Verdrängung der fatalen Konsequenzen einer Krebserkrankung ist eine legitime Art des Umgangs mit der Erkrankung oder auch eine Phase der Krankheitsverarbeitung. Patienten, die diese Strategie anwenden, können damit sogar dann erfolgreich sein, wenn sie die Wahrheit erfahren.

Die Aufklärungsstrategie und -intensität sollte sich daher an dem Stadium der Krankheitsverarbeitung des Patienten orientieren und der Arzt sollte versuchen, gemeinsam mit dem Patienten sinnstiftende Momente und Beziehungen zu benennen und realistische Ziele zu definieren, die Anlass für konkrete Hoffnung sind, wie z. B. Aufenthaltsort, gemeinsame Zeit mit Angehörigen oder die Aussicht auf Symptomkontrolle. In diesem Sinne hat der Kranke, der einfühlsam und wahrhaftig über Diagnose, Prognose und Therapie informiert ist, Grund zur Hoffnung, weil er der Krankheit und der letzten Zeit des Lebens bewusster einen Sinn geben kann.

Zur Umsetzung in der klinischen Praxis sei angemerkt, dass die hierzu erforderliche Wahrhaftigkeit hohe zeitliche, persönliche, fachliche und kommunikative Anforderungen an den behandelnden Arzt stellt. Die psychoonkologische Mitbetreuung von Patienten schließt hier eine Lücke, die durch die mangelnde Ausbildung onkologisch tätiger Ärzte und Pflegekräfte in psychologischer Gesprächsführung und vor allem durch die mangelnden zeitlichen und personellen Ressourcen klafft (s. Kap. „Psychoonkologie" in diesem Buch, S. 244).

Darf der Arzt/die Ärztin die Therapie am Lebensende begrenzen und ist dafür das Einverständnis des Patienten nötig?

Eine der ersten und umfangreichsten Studien, die die Wünsche schwerkranker Patienten am Lebensende untersuchte, zeigte, dass die Ärzte über die Wünsche ihrer Patienten nach ausschließlich palliativer Behandlung nur unzureichend informiert waren [4]. Dies führte dazu, dass viele Patienten, die eine Behandlung im Sinne der Symptomkontrolle vorgezogen hätten, noch intensiv behandelt wurden: 56 % der betroffenen Menschen erhielten in den letzten drei Tagen vor ihrem Tod noch mindestens eine lebenserhaltende Maßnahme (Beatmung, Ernährung über Magensonde, Reanimationsversuch) [12]. Diese Ergebnisse haben eine anhaltende Diskussion darüber ausgelöst, wie sich Patienten vor einer Übertherapie am Lebensende schützen können – sei es durch Betreuungsbevollmächtigte oder mittels Patientenverfügungen.

Im Gegensatz dazu hat eine Studie an unserer Klinik gezeigt, dass dem Wunsch der Patienten mit palliativem Therapieziel zu über 90 % Folge geleistet wurde, während der Wunsch nach Maximaltherapie nur bei 18 % der Patienten umgesetzt wurde. Ethisch problematisch wurde es vor allem dann, wenn der Patient wünschte, „dass alles gemacht werde", während seine behandelnden Ärzte in aussichtsloser Situation eine palliative Versorgung für richtig hielten und diese teilweise auch gegen den Willen des Patienten festlegten [22]. Diese Konfliktsituation kommt sicher nicht selten vor, denn den meisten erwarteten Todesfällen schwerkranker Patienten geht eine Entscheidung zur Therapiebegrenzung voraus [2]. Ein Drittel der Patienten wünschen jedoch auch am Lebensende eine auf Lebenszeitgewinn ausgerichtete Maximaltherapie [21].

Das Recht der Patienten, unerwünschte Behandlungen abzulehnen, ist ein etablierter ethischer und rechtlicher Standard in der Medizin, der auf dem Respekt vor der Autonomie des Patienten basiert. Wo sind aber die Grenzen dieser Autonomie, wenn der Patient oder seine Familie eine Behandlung wünscht, die der Arzt oder das Behandlungsteam für unangemessen hält? Diese Frage wurde vor allem in den 90er Jahren in der Debatte unter dem Stichwort „Vergeblichkeit einer Therapie" („Futility") aufgegriffen und sie ist bis heute kontrovers [10].

Grund für die Diskussion sind die unterschiedlichen Auslegungsmöglichkeiten des Kriteriums „Vergeblichkeit": In einem engen medizinischen Sinn verstanden, könnte eine vergebliche Behandlung definiert werden als eine, die das gesteckte medizinische Ziel nicht erreichen wird – z. B. das Überleben zu verlängern oder eine Organfunktion zu erhalten. Im Gegensatz dazu meint die erweiterte Auslegung von Vergeblichkeit in einem qualitativen statt quantitativen Sinn, dass zwar mit einer Behandlung noch eine Organfunktion erhalten und das Überleben verlängert werden kann, jedoch ohne akzeptable Lebensqualität.

Während die erste, quantitative Auslegung im klinischen Alltag wenig problematisch ist, da sie tatsächlich eine rein medizinische Indikation beschreibt und kaum ein Patient eine Behandlung einfordern wird, die faktisch ihr Ziel nicht erreichen kann, ist die zweite, qualitative Auslegung berechtigterweise diskussionsbedürftig [10].

Die Frage nach dem rechten Verhältnis von Belastung durch eine Therapie und dem Nutzen der gewonnen Lebenszeit und deren Lebensqualität beinhaltet eine Bewertung, die in allererster Linie der Patient vornehmen sollte, zumal die Stu-

dienlage zeigt, dass die Bewertung des Arztes in Situationen mit marginalem Therapienutzen und hoher Belastung weit von der des Patienten abweichen kann.

Tumorpatienten sind häufig im Vergleich zu Gesunden (Ärzte und Schwestern eingeschlossen) viel eher bereit, intensive Therapien auch mit geringer Aussicht auf einen Nutzen auf sich zu nehmen [17]. Während nur 9 % (gesunder) Ärzte angaben, dass sie im Falle schwerer Erkrankung eine Chemotherapie oder Dialyse wünschen würden, wollten 55 % der Patienten diese Therapien gern in Anspruch nehmen.

Dies muss berücksichtigt werden und unterstreicht die Wichtigkeit, Patienten auch im Falle einer Therapiebegrenzung in die Entscheidung einzubeziehen. Voraussetzung hierfür ist allerdings, dass der Wunsch des Patienten nach Maximaltherapie nicht Ausdruck der Abwehr der Realität ist, sondern dass der Patient bei realistischer Prognoseeinschätzung aus konkreten Gründen einen Lebenszeitgewinn wünscht.

So wie die Begriffe „medizinische Indikation" und „Vergeblichkeit" im klinischen Alltag oft gebraucht werden, überlagern sich darin originär medizinische Einschätzungen mit normativen Einstellungen und dem pragmatischen Üblichen, das durchaus auch von ökonomischen Überlegungen geprägt sein kann. Das Ausloten der patientenseitigen wie arztseitigen Grenzbereiche der Autonomie erfordert eine beiderseitige Bereitschaft zum Gespräch und zu gegenseitigem Respekt vor Bewertungsdifferenzen und stellt damit hohe Anforderungen an die Kommunikation und die Aufklärung des Patienten.

Darf der Arzt/die Ärztin durch eine suffiziente Schmerztherapie eine Verkürzung der Lebenszeit des Patienten riskieren?

Schon die oben genannte SUPPORT-Studie zu Entscheidungen am Lebensende dokumentierte 1996, dass 4 von 10 Patienten in der Terminalphase nicht ausreichend mit Schmerzmitteln versorgt waren und die meiste Zeit starke Schmerzen hatten [12]. Eine Unterversorgung mit adäquater Schmerzmedikation vor allem von Tumorpatienten ist in vielen Ländern dokumentiert und immer wieder beklagt worden. In Deutschland waren 1995 über 90 % der Patienten mit chronischen Tumorschmerzen nicht ausreichend mit Opiaten versorgt [24], nach neueren Schätzungen sind es immer noch 21 % [16].

Die Gründe hierfür sind vielschichtig: neben fehlenden Kenntnissen in der Tumorschmerztherapie sowie Verordnungs- und Erstattungsschwierigkeiten äußern Ärzte immer wieder die Sorge, durch hochdosierte Opioide oder Sedativa den Tod des Patienten herbeizuführen [9, 18].

Wenn der Einsatz von Medikamenten zur Symptomkontrolle als Nebeneffekt die Lebensdauer verkürzen kann, so fällt das unter den Begriff „indirekte Sterbehilfe".

In diesen Fällen wird die Symptomkontrolle als das höhere Gut über den möglichen Lebenszeitgewinn bei schlechter Lebensqualität gestellt. Unter der Annahme, dass hochdosierte Opioide und Sedativa zur Schmerzkontrolle das Leben verkürzen, wurde dieses Vorgehen unter dem Prinzip der doppelten Wirkung (principle of double effect) in den letzten Jahren ethisch gerechtfertigt: Solange der Arzt tatsächlich primär die Schmerzfreiheit intendiert und den beschleunigten Todeseintritt nur billigend in Kauf nimmt, ist die Handlung moralisch unbedenklich[1].

Neuere Studien zeigen jedoch, dass korrekt eingesetzte Opiate und Sedativa das Leben entgegen früherer Ansichten nicht verkürzen, sondern sogar leicht verlängern [13]. War die suffiziente Schmerztherapie vor dieser Erkenntnis schon rechtlich und ethisch gerechtfertigt, so ist sie nun einmal mehr medizinisch geboten und fällt nicht mehr unter die Kategorie „indirekte Sterbehilfe" [7].

Definitionen der Formen von Sterbehilfe:

Passive Sterbehilfe (Sterben lassen): Unterlassung oder Beendigung lebensverlängernder Maßnahmen bei Schwerkranken (einschließlich Verzicht auf Flüssigkeit, Ernährung oder Beatmung).

Indirekte Sterbehilfe: Durch suffiziente Symptomkontrolle Leiden lindern, auch wenn als Nebeneffekt die Lebenszeit dadurch verkürzt wird.

Aktive Sterbehilfe: Töten eines Patienten, der zu diesem Zeitpunkt nicht an seiner Krankheit versterben würde.

Wie kann ein ethisches Problem gelöst werden?

Aus der Diskussion der ethischen Fragestellung oben wird schon deutlich, dass es wiederkehrende ethische Prinzipien gibt, die in schwierigen Situationen zum Tra-

---

[1] Die Denkfigur geht auf Thomas von Aquin zurück, der eine Handlung, bei der die gute und schlechte Wirkung untrennbar zusammenfallen, dann für gerechtfertigt hielt, wenn der Handelnde die gute Wirkung und nicht die schlechte intendiert, die gute Wirkung überwiegt und der Handelnde den Schaden mit größter Sorgfalt zu begrenzen sucht. Summa Theologiae, IIa–IIae Q. 64, art. 7.

gen kommen und gegeneinander abgewogen werden müssen, z. B. der Respekt vor der Selbstbestimmung des Patienten gegen die Fürsorgepflicht des Arztes. Aus der amerikanischen Bioethik kommt der einflussreiche Vorschlag, Debatten und Argumentationen in der Medizinethik mit der Anerkennung von vier „Prinzipien mittlerer Reichweite" zu beginnen. Diese sind einerseits durch den Arztethos gedeckt und sollen andererseits für Vertreter verschiedenster ethischer Theorien zustimmungsfähig sein [1] (Tab. 1).

Als institutionalisierte Form der Konfliktlösung wird an immer mehr Kliniken in Deutschland das Instrument der klinischen Ethikberatung angeboten. In den Vereinigten Staaten verfügt mittlerweile – akkreditierungsbedingt – beinahe jedes Krankenhaus über ein klinisches Ethikkomitee (KEK) oder zumindest eine Struktur, um moralische Fragen im Klinikalltag anzugehen.

Klinische Ethikkomittees haben meist drei Hauptaufgaben:

» Weiterbildung der eigenen Komiteemitglieder und des Klinikpersonals in moralischen Grenzfragen
» Formulierung von Empfehlungen zu ethisch schwierigen Entscheidungssituationen (z. B. zur Therapiebegrenzung, Hirntodfeststellung und Organtransplantation)
» ethische Fallbesprechung

Letztere wird in unterschiedlichen Formen angeboten, die aber im Wesentlichen einem der folgenden drei Formate zuordenbar sind:

» ein einzelner Ethikberater
» ein großes Komitee
» ein Team, das aus einem großen Ethikkomitee rekrutiert wird und Fälle auf Station löst [19]

Die klinische Ethikberatung wird allgemein als das Rückgrat eines klinischen Ethikprogramms angesehen und in einer Stellungnahme der Bundesärztekammer auch als solches hervorgehoben:

„Die Komitees beraten auf Anforderung der Beteiligten, ohne die Verantwor-

Tab.1: Allgemeine medizinethische Prinzipien.

Angloamerikanische Bezeichnung (Beauchamp/Childress)	Lateinische Bezeichnung	Beschreibung
respect for autonomy	voluntas aegroti (suprema lex)	Patientenwille Selbstbestimmung(srecht) Patientenautonomie
beneficence	salus aegroti (suprema lex)	Patientenwohl Gutes tun
non-maleficence	ni(hi)l nocere	nicht schaden Schadensvermeidungsprinzip
justice	iustitia	(Verteilungs-)Gerechtigkeit (Chancen-)Gleichheit

tung und Entscheidungsbefugnis der behandelnden Ärzte und anderer Berufsgruppen einzuschränken. Neben der fallbezogenen ethischen Beratung erarbeiten sie Empfehlungen zum Umgang mit wiederkehrenden ethischen Fragestellungen und bieten Fort- und Weiterbildungsveranstaltungen für alle Berufsgruppen im Krankenhaus an" [23]. Die inhaltliche Diskussion der moralischen Fragestellung kann z. B. durch die in Tab. 1 vorgestellten Prinzipien geleitet sein.

Zur Erleichterung ethischer Entscheidungen im onkologischen Alltag ist die Kenntnis ethischer Grundlagen und Prinzipien zwar notwendig und wünschenswert, Garant für deren Umsetzung ist jedoch der menschlich integere Arzt. Daher wird die Bedeutung der Tugendethik gegenüber der Prinzipienethik in der Persönlichkeitsbildung der Ärzte immer wieder betont [15]. *Meister Eckhart* (1260–1327) vertrat in der Tradition der Tugendethik im Mittelalter die Auffassung, dass „die Leute [...] nicht so sehr darüber nachdenken [sollen], was sie tun sollen, sondern was sie sein sollen. Strebe nicht danach, gut zu handeln, sondern danach, ein guter Mensch zu sein! Das gute Handeln ergibt sich dann von selbst."

Literatur

1. **Beauchamp TL, Childress JF.** Principles of Biomedical Ethics. New York: Oxford University Press, 2001.
2. **Bosshard G, Nilstun T, Bilsen J, et al.** Forgoing treatment at the end of life in 6 European countries. Arch Intern Med 2005; 165: 401–407.
3. **Christakis NA, Lamont EB.** Extent and determinants of error in doctors' prognoses in terminally ill patients: prospective cohort study. Br Med J 2000; 320: 469–472.
4. **Covinsky KE, Fuller JD, Yaffe K, et al.** Communication and decision-making in seriously ill patients: findings of the SUPPORT project. The Study to Understand Prognoses and Preferences for Outcomes and Risks of Treatments. J Am Geriatr Soc 2000; 48: S187–S193.
5. **Fallowfield L, Ford S, Lewis S.** Information preferences of patients with cancer. Lancet 1994; 344: 1576.
6. **Fallowfield LJ, Jenkins VA, Beveridge HA.** Truth may hurt but deceit hurts more: communication in palliative care. Palliat Med 2002; 16: 297–303.
7. **Forbes K, Huxtable R.** Clarifying the data on double effect. Palliat Med 2006; 20: 395–396.
8. **Hiddemann W.** Das Thema Sterben und Tod im Unterricht: Beispiel einer Vorlesung. In Reiter-Theil S (Hrsg). Vermittlung Medizinischer Ethik. Baden-Baden: Nomos, 1997.
9. **Jacobsen R, Sjogren P, Moldrup C, Christrup L.** Physician-related barriers to cancer pain management with opioid analgesics: a systematic review. J Opioid Manag 2007; 3: 207–214.
10. **Joralemon D.** Reading futility: reflections on a bioethical concept. Camb Q Healthc Ethics 2002; 11: 127–133.
11. **Kuczewski M, McCruden PJ.** Informed consent: does it take a village? The problem of culture and truth telling. Camb Q Healthc Ethics 2001; 10: 34-46.
12. **Lynn J, Teno JM, Phillips RS, et al.** Perceptions by family members of the dying experience of older and seriously ill patients. SUPPORT Investigators. Study to Understand Prognoses and Preferences for Outcomes and Risks of Treatments. Ann Intern Med 1997; 126: 97–106.
13. **Morita T, Tsunoda J, Inoue S, Chihara S.** Effects of high dose opioids and sedatives on survival in terminally ill cancer patients. J Pain Symptom Manage 2001; 21: 282–289.
14. **Novack DH, Plumer R, Smith RL, et al.** Changes in physicians' attitudes toward telling the cancer patient. JAMA 1979; 241: 897–900.
15. **Pellegrino ED.** Toward a virtue-based normative ethics for the health professions. Kennedy Inst Ethics J 1995; 5: 253–277.
16. **Rychlik R.** Gutachten über die Unterversorgung mit Arzneimitteln in Deutschland für den Verband Forschender Arzneimittelhersteller e.V. Institut für Empirische Gesundheitsökonomie, 2007.
17. **Slevin ML, Stubbs L, Plant HJ, et al.** Attitudes to chemotherapy: comparing views of patients with cancer with those of doctors, nurses, and general public. Br Med J 1990; 300: 1458–1460.

18. **Sprung CL, Ledoux D, Bulow HH, et al.** Relieving suffering or intentionally hastening death: where do you draw the line? Crit Care Med 2008; 36: 8–13.

19. **Sulmasy DP.** On the current state of clinical ethics. Pain Medicine 2001; 2: 97–105.

20. **Tobias JS, Souhami RL.** Fully informed consent can be needlessly cruel. Br Med J 1993; 307: 1199–1201.

21. **Voogt E, van der HA, Rietjens JA, et al.** Attitudes of patients with incurable cancer toward medical treatment in the last phase of life. J Clin Oncol 2005; 23: 2012–2019.

22. **Winkler EC, Reiter-Theil S, Lange D, Hiddemann W.** Patient involvement in decisions to limit treatment: the crucial role of agreement between physician and patient. J Clin Oncol 2009 (im Druck).

23. **Zentrale Ethikkomission.** Stellungnahme der Zentralen Kommission zur Wahrung ethischer Grundsätze in der Medizin und ihren Grenzgebieten bei der Bundesärztekammer zur Ethikberatung in der klinischen Medizin. Deutsches Ärzteblatt 2006: 1703–7.

24. **Zenz M, Zenz T, Tryba M, Strumpf M.** Severe undertreatment of cancer pain: a 3-year survey of the German situation. J Pain Symptom Manage 1995; 10: 187–91.

Herausgeberinnen

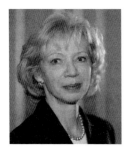

**Prof. Dr. med.
Petra Feyer**

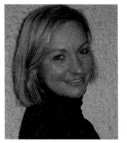

**Dr. rer. nat.
Petra Ortner**

Direktorin der Klinik für Strahlentherapie, Radioonkologie und Nuklearmedizin, Vivantes Klinikum Berlin-Neukölln.
Mitgliedschaft in zahlreichen wissenschaftlichen nationalen und internationalen Gremien.
Forschungsschwerpunkte: Supportivtherapie in der Onkologie, Lebensqualität und Bedürfnisse von Tumorpatienten, Optimierung multimodaler Therapiekonzepte, Minimierung von Nebenwirkungen der Strahlen- und Chemotherapie.
Engagement als
❱❱ Vorsitzende der ASORS innerhalb der DKG und der Multinational Association of Supportive Care in Cancer (MASCC),
❱❱ ESMO Faculty Member for Supportive Care.

Medizinjournalistin und Geschäftsführerin der POMME-med GmbH, Agentur für medizinische Kommunikation, München.
Mitgliedschaft in pharmazeutischen und medizinischen Fachgesellschaften mit Schwerpunkt Onkologie und onkologische Supportivtherapie, Schwerpunkte: Fachkommunikation und Patientenberatung.
Engagement als
❱❱ Vorstandsmitglied der ASORS innerhalb der DKG und der Multinational Association of Supportive Care in Cancer (MASCC), hier verantwortlich für Öffentlichkeitsarbeit und Kommunikation,
❱❱ Vorstandsmitglied des Arbeitskreises Onkologische Pharmazie (OPH) der Deutschen Krebsgesellschaft.

Autorinnen und Autoren

Arends, Jann, Dr. med., Klinik für Tumorbiologie, Albert-Ludwigs-Universität, Breisacher Straße 117, 79106 Freiburg

Bartsch, Hans Helge, Prof. Dr. med., Klinik für Tumorbiologie, Albert-Ludwigs-Universität, Breisacher Straße 117, 79106 Freiburg

Bokemeyer, Carsten, Prof. Dr. med., II. Medizinische Klinik, Onkologie, Hämatologie mit Sektion Pneumologie, Hubertus Wald Tumorzentrum (UCCH), Universitätsklinikum Hamburg-Eppendorf, Martinistraße 52, 20246 Hamburg

Dörr, Wolfgang, Prof. Dr. med. vet. et rer. medic. habil., Klinik und Poliklinik für Strahlentherapie und Radioonkologie, Medizinische Fakultät Carl Gustav Carus, TU Dresden, Fetscherstraße 74, 01307 Dresden

Feyer, Petra, Prof. Dr. med., Klinik für Strahlentherapie, Radioonkologie, Nuklearmedizin, Vivantes-Klinikum Neukölln, Rudower Straße 48, 12351 Berlin

Giesler, Jürgen M., Dr. phil., Klinik für Tumorbiologie, Albert-Ludwigs-Universität, Breisacher Straße 117, 79106 Freiburg

Grötz, Knut A., Prof. Dr. med., Klinik für Mund-Kiefer-Gesichtschirurgie der HSK Dr. Horst Schmidt Kliniken, Burgstraße 2–4, 65183 Wiesbaden

Hanjalic-Beck, Aida, Dr. med., Universitätsklinikum Freiburg, Abt. für Geburtshilfe und Frauenheilkunde, Hugstetter Straße 55, 79106 Freiburg

Hartmann, Jörg T., Prof. Dr. med., Südwestdeutsches Tumorzentrum, Medizinische Klinik und Poliklinik II, Eberhard-Karls-Universität, Universitätsklinikum, Otfried-Müller-Straße 10, 72076 Tübingen

Hasenburg, Anette, Prof. Dr. med.,Universitätsklinikum, Abt. für Geburtshilfe und Frauenheilkunde, Hugstetter Straße 55, 79106 Freiburg

Hiddemann, Wolfgang, Prof. Dr.med., Medizinische Klinik und Poliklinik III, Klinikum der Universität München, Campus Grosshadern, Marchioninistr. 15, 81377 München

Höller, Ulrike, Priv.-Doz. Dr. med., Klinik für Strahlentherapie, Radioonkologie, Nuklearmedizin, Vivantes-Klinikum Neukölln, Rudower Straße 48, 12351 Berlin

Hübner, Jutta, Dr. med., Habichtswald-Klinik, Wigandstr. 1, 34131 Kassel

Jordan, Karin, Dr. med., Klinik für Innere Medizin IV Onkologie/Hämatologie, Universitätsklinikum der Martin-Luther-Universität, Ernst-Grube-Straße 40, 06120 Halle

Kloke, Marianne, Dr. med., Zentrum für Palliativmedizin, Kliniken Essen Mitte, Evang. Huyssens Stiftung/Knappschafts gGmbH, Henricistr. 92, 45136 Essen, Marianne Kloke

Koeppen, Susanne, Dr. med., Neurologische Klinik und Poliklinik, Universitätsklinikum Essen, Hufelandstraße 55, 45122 Essen

Leiber, Christian, Dr. med., Abt. Urologie, Universitätsklinikum Freiburg, Hugstetter Straße 55, 79106 Freiburg

Link, Hartmut, Prof. Dr. med., Medizinische Klinik I, Westpfalz-Klinikum, Hellmut-Hartert-Straße 1, 67655 Kaiserslautern

Lipp, Hans-Peter, Dr. rer. nat., Universitäts-Apotheke, Röntgenweg 9, 72076 Tübingen

Lübbe, Andreas S., Prof. Dr. Ph.D., Cecilien-Klinik, Lindenstr. 26, 33175 Bad Lippspringe

Oechsle, Karin, Dr. med., II. Medizinische Klinik, Klinik und Poliklinik für Onkologie, Hämatologie, Knochenmarktransplantation mit der Sektion Pneumologie, Universitätsklinikum Hamburg-Eppendorf, Martinistraße 52, 20246 Hamburg

Riesenbeck, Dorothea, Dr. med., Strahlentherapeutische Praxis am Prosper Hospital Recklinghausen, Wildermannstraße 21, 45659 Recklinghausen

Rüffer, Jens, Priv.-Doz. Dr. med., Deutsche Fatigue Gesellschaft, Maria-Hilf-Straße 15, D-50677 Köln

Schmid, Peter, Priv.-Doz. Dr. med., Charing Cross and Hammersmith Hospital, Imperial College, Fulham Palace Road, GB-London, W6 8RF

Schwarz, Reinhold, † Prof. Dr. med., Universität Leipzig, Abteilung Sozialmedizin, Riemannstr. 32, 04107 Leipzig

Steingräber, Maria, Dr. med., Janusz-Korczak-Straße 12, 12627 Berlin

Ugurel, Selma, Prof. Dr. med., Klinik und Poliklinik für Dermatologie, Venerologie und Allergologie der Universität Würzburg, Josef-Schneider-Straße 2, 97080 Würzburg

Ulrich, Jens, Priv.-Doz. Dr. med., Kinik für Dermatologie und Allergologie, Klinikum Quedlinburg, Ditfurter Weg 24, 06484 Quedlinburg

Weis, Joachim, Prof. Dr. phil., Klinik für Tumorbiologie, Albert-Ludwigs-Universität, Breisacher Straße 117, 79106 Freiburg

Winkler, Eva C,. Dr. med., Medizinische Klinik und Poliklinik III, Klinikum der Universität München, Campus Grosshadern, Marchioninistr. 15, 81377 München

de Wit, Maike, Priv.-Doz. Dr. med., Klinik für Innere Medizin – Hämatologie und Onkologie, Vivantes Klinikum Neukölln, Rudower Straße 48, 12351 Berlin

Register